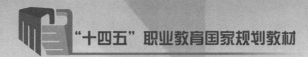
"十四五"职业教育国家规划教材

全国卫生职业教育康复治疗类应用技能型
人才培养"十三五"规划教材

供康复治疗技术、中医学、中西医临床医学、针灸推拿学及相关专业使用

骨科学

主　编　王　鹏　吴雷波　孙文才

副主编　周雪峰　孙作乾　王笑磊　李宝祥　蔡　涛

编　委　(以姓氏笔画排序)

王　鹏　河北中医学院/河北省中医院

王笑磊　南阳医学高等专科学校

文　杰　湖南农业大学/湖南农业大学医院

尹　亮　皖北卫生职业学院

刘鹏程　南华大学附属第一医院

孙文才　齐齐哈尔医学院/齐齐哈尔医学院附属第三医院

孙作乾　枣庄科技职业学院

李宝祥　沧州医学高等专科学校

杨二坤　昆明卫生职业学院

吴雷波　邢台医学高等专科学校

辛兆旭　齐齐哈尔医学院/齐齐哈尔医学院附属第三医院

张　闯　河北中医学院

周雪峰　重庆三峡医药高等专科学校

姜　鑫　齐齐哈尔医学院/齐齐哈尔医学院附属第三医院

董银平　鹤壁职业技术学院

蔡　涛　湖南环境生物职业技术学院

华中科技大学出版社
http://press.hust.edu.cn
中国·武汉

内 容 提 要

本书是高等卫生职业教育康复治疗类应用技能型人才培养"十三五"特色教材。

全书共十三章,分总论与各论两大部分。总论介绍了骨科学发展简史、分类与病因病机、临床诊查、治疗方法及创伤急救;各论分述了骨折、脱位、筋伤、内伤和骨病等骨伤常见疾病的病因病机、诊查要点、治疗、预防与调护等。本书内容以"必需""够用"为度,强化职业技能操作,实现理论与实践的有机融合,突出以学生为中心,重视实用性、启发性和科学性。

本书可供高职高专康复治疗技术及相关专业使用。

图书在版编目(CIP)数据

骨科学/王鹏,吴雷波,孙文才主编. —武汉:华中科技大学出版社,2019.2(2024.8重印)
ISBN 978-7-5680-4318-2

Ⅰ. ①骨… Ⅱ. ①王… ②吴… ③孙… Ⅲ. ①骨科学-高等职业教育-教材 Ⅳ. ①R68

中国版本图书馆 CIP 数据核字(2018)第 208491 号

骨科学　　　　　　　　　　　　　　　　王　鹏　吴雷波　孙文才　主编
Gukexue

策划编辑：罗　伟
责任编辑：罗　伟
封面设计：原色设计
责任校对：刘　竣
责任监印：周治超
出版发行：华中科技大学出版社(中国·武汉)　　电话：(027)81321913
　　　　　武汉市东湖新技术开发区华工科技园　　邮编：430223
录　　排：华中科技大学惠友文印中心
印　　刷：武汉科源印刷设计有限公司
开　　本：880mm×1230mm　1/16
印　　张：22.25
字　　数：560千字
版　　次：2024年8月第1版第7次印刷
定　　价：69.80元

全国卫生职业教育康复治疗类
应用技能型人才培养"十三五"规划教材

编委会

网络增值服务使用说明

欢迎使用华中科技大学出版社医学资源服务网yixue.hustp.com

1.教师使用流程

（1）登录网址：http://yixue.hustp.com （注册时请选择教师用户）

注册 ▶ 登录 ▶ 完善个人信息 ▶ 等待审核

（2）审核通过后，您可以在网站使用以下功能：

管理学生
建立课程　　　　　　布置作业
下载教学资源　　教师　　查询学生学习记录等

2.学员使用流程

建议学员在PC端完成注册、登录、完善个人信息的操作。

（1）PC端学员操作步骤

①登录网址：http://yixue.hustp.com （注册时请选择普通用户）

注册 ▶ 登录 ▶ 完善个人信息

② 查看课程资源

如有学习码，请在个人中心-学习码验证中先验证，再进行操作。

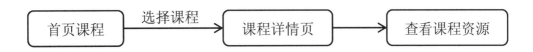

首页课程 —选择课程→ 课程详情页 → 查看课程资源

（2）手机端扫码操作步骤

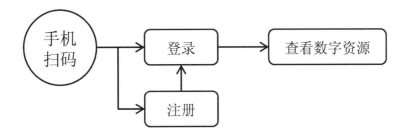

手机扫码 → 登录 → 查看数字资源
　　　　 → 注册 → 登录

随着我国经济的持续发展和教育体系、结构的重大调整,职业教育办学思想、培养目标随之发生了重大变化,人们对职业教育的认识也发生了本质性的转变。我国已将发展职业教育作为重要的国家战略之一,高等职业教育成为高等教育的重要组成部分。作为高等职业教育重要组成部分的高等卫生职业教育也取得了长足的发展,为国家输送了大批高素质技能型、应用型医疗卫生人才。

康复医学现已与保健医学、预防医学、临床医学并列成为现代医学的四大分支之一。现代康复医学在我国发展有 30 多年历史,是一个年轻但涉及众多专业的医学学科,在我国虽然起步较晚,但发展很快,势头良好,在维护人民群众身体健康、提高生存质量等方面起到了不可替代的作用。

2017 年国务院办公厅发布的《关于深化医教协同进一步推进医学教育改革与发展的意见》中明确指出,高等医学教育必须"坚持质量为上,紧紧围绕人才培养质量要素,深化教育教学改革,注重临床实践能力培养","以基层为重点,以岗位胜任能力为核心,围绕各类人才职业发展需求,分层分类制订继续医学教育指南,遴选开发优质教材"。高等卫生职业教育发展的新形势使得目前使用的教材与新形势下的教学要求不相适应的矛盾日益突出,加强高职高专医学教材建设成为各院校的迫切要求,新一轮教材建设迫在眉睫。

为了更好地顺应我国高等卫生职业教育教学与医疗卫生事业的新形势和新要求,贯彻落实《国家中长期教育改革和发展规划纲要(2010—2020 年)》中"以服务为宗旨,以就业为导向"的思想精神,以及国家《职业教育与继续教育 2017 年工作要点》的要求,充分发挥教材建设在提高人才培养质量中的基础性作用,同时,也为了配合教育部"十三五"规划教材建设,进一步提高教材质量,在认真、细致调研的基础上,在全国卫生职业教育教学指导委员会专家和部分高职高专示范院校领导的指导下,我们组织了全国近 40 所高职高专医药院校的近 200 位老师编写了这套以医教协同为特点的高等卫生职业教育康复治疗类应用技能型人才培养"十三五"特色教材,并得到了参编院校的大力支持。

本套教材充分体现新一轮教学计划的特色,强调以就业为导向、以能力为本位、以岗位需求为标准的原则,按照技能型、服务型高素质劳动者的培养目标,坚持"五性"(思想性、科学性、先进性、启发性、适用性)和"三基"(基本理论、基本知识、基本技能)要求,着重突出以下编写特点:

(1)紧扣最新专业目录、教学计划和教学大纲,科学、规范,具有鲜明的高等卫生职业教育特色。

(2)密切结合最新高等职业教育康复治疗技术专业教育基本标准,紧密围绕执业资格标准和工作岗位需要,与康复治疗师资格考试相衔接。

(3)突出体现"医教协同"的人才培养模式,以及课程建设与教学改革的最新成果。

(4)基础课教材以"必需、够用"为原则,专业课程重点强调"针对性"和"适用性"。

(5)内容体系整体优化,注重相关教材内容的联系和衔接,避免遗漏和不必要的重复。

(6)探索案例式教学方法,倡导主动学习,科学设置章节(学习情境),努力提高教材的趣味性、可读性和简约性。

(7)采用"互联网+"思维的教材编写理念,增加大量数字资源,构建信息量丰富、学习手段灵活、学习方式多元的立体化教材,实现纸媒教材与富媒体资源的融合。

这套新一轮规划教材得到了各院校的大力支持和高度关注,它将为新时期高等卫生职业教育的发展作出贡献。我们衷心希望这套教材能在相关课程的教学中发挥积极作用,并得到读者的青睐。我们也相信这套教材在使用过程中,通过教学实践的检验和实际问题的解决,能不断得到改进、完善和提高。

高等卫生职业教育康复治疗类应用技能型人才培养
"十三五"特色教材编写委员会

前　言

本教材依据《关于推动现代职业教育高质量发展的意见》、教育部《职业院校教材管理办法》(教材〔2019〕3 号)和教育部《"十四五"职业教育规划教材建设实施方案》的通知精神,推进党的二十大精神进教材,坚持为党育人、为国育才,充分发挥高等职业教育在教学改革中的引领作用,为满足我国日益增长的康复事业对高素质康复治疗技术人才的需求,由华中科技出版社组织,全国高等医药院校联合编写,供康复治疗技术及相关专业教学使用。

本教材遵循"以服务为宗旨,以就业为导向,走产学结合的发展道路"的教育教学改革要求,以培养专业应用技能型人才为核心,将知识、能力和正确价值观的培养有机结合。注重与全国卫生专业技术资格考试用书编写专家委员会编写的考试大纲衔接,推动"岗课赛证"综合育人模式,满足案例学习、模块化学习等不同学习方式要求,突出以学生为中心,遵循学生的学习特征和认知规律,重视实用性、启发性、科学性。做到理论"必需""够用",强化职业技能操作,实现理论与实践的有机融合,提升学生实践能力。教材在编写的过程中针对不同的内容融入学科传统中医文化、名人名言等思政元素,引领学生树立正确的人生观和价值观。根据党的二十大关于"推进教育数字化"的精神,教材配套有数字化资源,实现了纸质教材与数字资源的融合,借助"互联网+"的优势,满足学生随时随地的自主学习。期望通过本教材的使用,学生能对骨科康复治疗产生浓厚的学习兴趣和坚定的专业思想,扎实骨科学基本理论、基本技能和诊疗思路,同时逐渐形成一定的批判性思维,初步具备用基础知识处理临床问题的能力和思路。

本教材编委均来自全国各高等职业院校或医院的一线教师,由高级职称的专业带头人领衔编写,具有丰富的理论教学、临床经验。注重教学与临床、教学内容与职业岗位需求的联系。全书分为总论、各论。总论由孙作乾、王笑磊编写;各论由吴雷波、孙文才、周雪峰、杨二坤、尹亮、姜鑫、董银平、辛兆旭、文杰、张闯、李宝祥、王鹏编写。

在教材编写过程中,各参编院校的领导和同事们给予了大力支持和无私帮助,同时华中科技出版社做了细致繁多的组织工作,在此表示衷心的感谢。编者深知教材建设是项长期而艰巨的系统工程,要接受教学实践的检验,接受专家、师生的评判,恳请兄弟院校的专家、一线教师与学生对本教材加以关注和呵护,对问题与不足,及时地反馈给编者,以便我们今后进一步的修订完善。

编　者

目 录

MULU

上篇　总论

下篇　各论

上篇

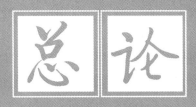

总论

ZONGLUN

第一章　骨科学发展简史

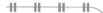

 学习目标

掌握:骨科发展史上著名医家及重要著作。

熟悉:骨科发展的历史医疗背景。

了解:中医骨伤科的历史流派。

书例引导

书例一:

《刘涓子鬼遗方》由晋朝刘涓子著,南齐人龚庆宣于公元 499 年重编,是我国现存最早的外科学专著。原书 10 卷已散佚,今存宋刻本 5 卷。全书以对痈疽的辨证治疗为主,详细论述了痈疽的鉴别诊断和辨证治疗经验。此外,还有部分金疮、瘀血、外伤治疗,包括止痛、止血、外科取出箭镞等内容,全书共载方 140 余首,多为治疗痈疽之用,用治金疮外伤等方剂有 34 首。治疗用药方面外伤多用止血、收敛、止痛类,痈疽多用清热解毒类,肠痈用大黄汤,脓成不可服等都较符合今天的临床实际。

成书故事:

昔刘涓子,晋末于丹阳郊外照射,忽见一物,高二丈许,射而中之,如雷电,声若风雨。其夜不敢前追,诘旦率门徒子弟数人,寻踪至山下,见一小儿提罐,问何往为。我主被刘涓子所射,取水洗疮。而问小儿曰:主人是谁?人云:黄父鬼。仍将小儿相随,还来至门,闻捣药之声。比及遥见三人,一人开书,一人捣药,一人卧尔。乃齐唱叫突,三人并走,遗一卷《痈疽方》并药一臼。时从宋武北征,有被疮者,以药涂之即愈。论者云:圣人所作,天必助之,以此天授武王也。于是用方为治,千无一失。姊适余从叔祖涓子寄姊书,具叙此事,并方一卷。方是丹阳白薄纸本写,今手迹尚存。从家世能为治方,我而不传。其孙道庆与余邻居,情疑异常,临终见语:家有神方,儿子幼稚,苟非其人,道不虚行。寻卷诊候,兼辨药性,欲以相传嘱余。既好方术,受而不辞。自得此方,于今五载,所治皆愈,可谓天下神验。刘氏昔寄龚方,故草写多无次第。今辄定其前后,蒛类相从,为此一部,流布乡曲,有识之士,幸以自防。(载自《刘涓子鬼遗方》序)

书例二:

《仙授理伤续断秘方》为中医骨伤科专著,又名《理伤续断方》、《蔺道人仙授理伤续断方》,刊于 846 年前后。首论整骨手法的 14 个步骤和方剂,次论伤损

Note

的治法及方剂。书中记述了关节脱臼、跌打损伤、止血以及手法复位、牵引、扩创、填塞、缝合手术操作等内容。本书成书较早,在骨伤科著作中有重要影响,对于临床研究有重要参考价值。现存明刻本,1949 年后有排印本。

　　成书故事:

　　唐朝年间有一道人在结草庵居住,已有一百四五十岁的高龄,但还精力充沛,常与彭老翁往来。有一天彭家的儿子,因砍柴从树上跌下而致颈部骨折,臂肱处挫伤,非常疼痛,呻吟不绝。道人听到后就命人买了几种药亲自配制,给他吃。不一会,疼痛即止,几天之后就完全病愈。从此乡人才知道这位道士会治病,都来请求治疗。道人却十分讨厌这些人来打扰他,于是就把方剂授予彭老翁,并闭门不接见任何人,还是照常与彭老翁二人吃酒高歌,不久就仙逝而去。从歌中才知此人姓蔺,因此把他留下的方剂取名为《仙授理伤续断秘方》。

　　医学是最古老、最基本的科学,在西方文明和中华文明的历史长河中,医学始终贯穿于整个人类发展史(表 1-1)。骨科学作为医学的重要一门,由来已久。

表 1-1　中西医发展形成简表

公元前 500 年	古中国	古印度、古巴比伦和亚述、古埃及
公元前 450 年—公元前 1 世纪	周、秦、汉	古希腊
公元前 1 世纪—公元 4 世纪末	汉、三国、晋	古罗马
公元 5—15 世纪(中世纪)	南北朝、隋唐、宋、金、元	阿拉伯→意大利、拜占庭
公元 15—17 世纪	明、清	欧洲各国
公元 18—21 世纪	中医学	西医学

第一节　中医骨伤科发展简史

一、中医骨伤科的渊源

　　中医骨伤科学是一门防治骨、关节及其周围筋肉损伤与疾病的学科。古属"疡医"范畴,又称"正骨"、"骨伤"、"接骨"、"正体"等。中华民族是世界上最古老最富有创造性的民族之一,中医骨伤科历史悠久,伴随人类进化史,源远流长。

　　早在 170 万年前,"元谋人"就在我国西南地区的土地上生活着。71 万年前,"北京猿人"已能制造粗糙的石器和原始骨器工具,在原始人居住的山洞里发现很厚的灰烬与用火烧过的兽骨,证明"北京猿人"已学会用火。20 万年前"河套人"制作的石器有了很大进步,并已发明了人工取火。在烘火取暖和烤炙食物的基础上,人们发现热物贴身可以解除某些病痛,产生了原始的热熨疗法。原始人在对付大自然灾害及抗击猛兽袭击时,经常造成创伤,人们在伤处抚摸、按压以减轻症状,经过长期实践,摸索出一些简易的理伤按摩手法;对伤口用树叶、草茎及矿石粉等裹敷,逐渐发现具有止血、排脓、生肌、止痛、消肿、敛疮作用的外用药物,这便是外治法的起源。

二、中医骨伤科基础理论的形成

战国、秦汉时代,我国从奴隶社会进入封建社会,政治、经济、文化都有显著的进步,学术思想十分活跃,出现"诸子蜂起,百家争鸣"的局面,促进了医学的发展,中医骨伤科基础理论亦初步形成。

《黄帝内经》是我国最早的一部医学典籍,较全面、系统地阐述了人体解剖、生理、病因、病机、诊断、治疗等基础理论,奠定了中医理论体系。《内经》已有系统的人体解剖学知识,如《灵枢·骨度》对人体头颅、躯干、四肢各部骨骼的长短、大小、广狭标记出测量的尺寸。同时,通过尸体解剖获取这方面知识,如《灵枢·经水》曰:"若夫八尺之士,皮肉在此,外可度量切循而得之,其死可解剖而视之。"《内经》还阐述了骨病的病因病机,如《灵枢·刺节真邪》曰:"热胜其寒,则烂肉腐肌为脓,内伤骨为骨蚀……有所结,深中骨,气因于骨,骨与气并,日以益大,则为骨疽",为后世骨科理论奠定了基础。

三、中医骨伤科诊疗技术的发展

三国、晋朝至隋唐、五代,是我国历史上战乱频繁时期,骨伤科疾病更多见,从而积累了临床经验,促进了骨科诊疗技术的进步。晋朝葛洪著有《肘后备急方》(图1-1),在世界上最早记载了下颌关节脱臼手法整复方法:"令人两手牵其颐已,暂推之,急出大指,或咋伤也。"书中还首次记载用竹片夹板固定骨折:"疗腕折、四肢骨破碎及筋伤蹉跌方:烂捣生地黄熬之,以裹折伤处,以竹片夹裹之。令遍病上,急缚,勿令转动。"同时,他论述了开放性创口早期处理的重要性,对腹部创伤肠断裂采用桑白皮线进行肠缝合术,书中还记载了烧灼止血法,并首创以口对口吹气法抢救猝死患者的复苏术。

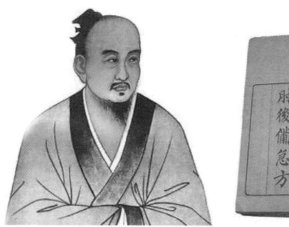
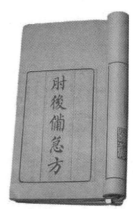

图1-1 葛洪和《肘后备急方》

唐朝孙思邈所著《千金方》是中医临床的百科全书(图1-2),在骨伤科方面总结了补髓、生肌、坚筋、固骨类药物,介绍了人工呼吸复苏、止血、镇痛、补血、活血化瘀等疗法,载录了下颌关节脱位手法复位后采用蜡疗、热敷、针灸等外治法,丰富了骨科治疗法。

蔺道人著有《仙授理伤续断秘方》,是我国现存最早的一部骨伤科专著,分述骨折、脱位、内伤三大类证型,总结了一套诊疗骨折、脱位的手法,如相度损处、拔伸、用力收入骨、捺正等,提出了正确复位、夹板固定、内外用药和功能锻炼的治疗方法,对筋骨并重、动静结合的理论也作了进一步阐发,该书指出:"凡曲转,如手腕脚凹手指之类,要转动……时时为之方可。"对于难以手法复位的闭合性或开放性骨折,主张采用手术整复:"凡伤损重

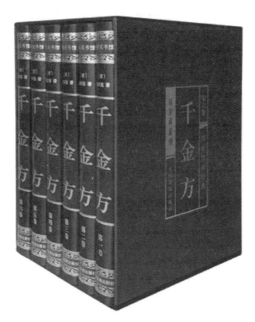

图 1-2　《千金方》

者,大概要拔伸捺正,或取开捺正""凡皮破骨出差爻,拔伸不入,撙捺相近,争一二分,用快刀割些捺入骨。"该书首次记载了髋关节脱臼,并分前、后脱臼两类,采用手牵足蹬整复手法治疗髋关节后脱位;利用杠杆原理,采用"椅背复位法"治疗肩关节脱位。他还介绍了杉树皮夹板固定方法,"凡用杉皮,浸约如指大片,疏排令周匝,用小绳三度紧缚";对内伤症治疗,采用"七步"治疗法;提出了伤损按早、中、晚三期治疗的方案。所载方 50 首,药 139 味,包括内服及煎洗、填疮、敷贴等外用方剂,体现了骨科内外兼治的整体观。

元代危亦林所著《世医得效方》按元代十三科分类,其中"金镞正骨科"不仅继承前人治骨科经验,而且对骨折、脱位的整复手法和固定技术有所创新。危氏在世界上最早施用"悬吊复位法"治疗脊柱骨折,书中载:"凡锉脊骨,不可用手整顿,须用软绳从脚吊起,坠下身直,其骨自归窠。未直则未归窠,须要坠下,待其骨直归窠。然后用大桑皮一片,放在背皮上,杉树皮两三片,安在桑皮上,用软物缠夹定,莫令屈,用药治之。"对开放性骨折,危氏主张扩创复位加外固定治疗。麻醉方面,危氏创制了"草乌散"(又名麻药方),对其组成、功用、剂量及注意事项都有详细记载。

四、中医骨伤科的兴盛

明初,太医院设有十三科,其中属骨科范畴的有"接骨"、"金镞"两科。隆庆五年(1571 年)改名为正骨科(又名正体科)。公元 1644 年,太医院设九科,其中有"疮疡科"和"正骨科"。

明代《金疮秘传禁方》记载了用骨擦音作为检查骨折的方法;对开放性骨折,主张把穿出皮肤已被污染的骨折端切除,以防感染等。

清代吴谦等著有《医宗金鉴·正骨心法要旨》,较系统地总结了清代以前的伤科经验,对人体各部的骨度、损伤的治法记录周详,既有理论,亦重实践,图文并茂。该书将正骨手法归纳为摸、接、端、提、推、拿、按、摩八法,并介绍了腰腿痛等疾病的手法治疗,以及运用攀索叠砖法、腰部垫枕法整复腰椎骨折脱位等。在固定方面,主张"爰因身体上下正侧之象,制器以正之,用辅手法之所不逮,以冀分者复合,欹者复正,高者就其平,陷者升

Note

其位",并改进了多种固定器具,如脊柱中段损伤采用通木固定,下腰损伤采用腰柱固定,四肢长骨干骨折采用竹帘、杉篱固定,髌骨骨折采用抱膝圈固定等。

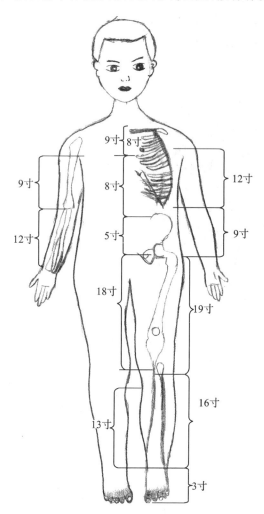

胡廷光著有《伤科汇纂》,收集了清代以前有关骨伤科的文献,结合其临床经验加以整理,是一本价值较高的骨科专著,该书系统地阐述了各种损伤的证治,记载了骨折、脱位、筋伤的检查、复位法,附录介绍了许多治验医案,并介绍了大量伤科处方及用药方法。

钱秀昌所著的《伤科补要》,较详细地论述了骨折、脱位的临床表现及诊治方法,如髋关节后脱位采用屈髋屈膝拔伸回旋法整复等。该书载有医疗器具固定图说、周身各部骨度解释(图1-3)、骨伤科脉诊及大量方剂。

五、中医骨伤科的继承发扬

1949年以前,中医骨科的延续以祖传或师承为主,医疗活动只能以规模极其有限的私人诊所形式开展。这种私人诊所在当时不仅是医疗单位,而且也是教徒授业的教学单位。全国各地骨伤科诊所,因其学术渊源的差别,出现了不少流派,较著名的诸如:河南省平乐镇郭氏正骨世家,天津苏氏正骨世家,上海石筱山、魏指薪、王子平等骨科八大家,广东蔡荣、何竹林等五大伤科名家,湖北武当派李氏正骨,福建少林派林如高,四川杜自明、郑怀

图1-3 周身各部骨度

贤,江苏葛云彬,北京刘寿山,山东梁铁民及辽宁孙华山等,各具特色,在当地影响甚隆。

1958年以后,全国各地有条件的省、市、县均相继成立了中医院,中医院多设有伤科、正骨科或骨伤科,不少地区还建立了专门的骨伤科医院。在医疗事业发展的基础上,20世纪50年代上海市首先成立了"伤骨科研究所",70年代北京中国中医研究院骨伤科研究所与天津市中西医结合治疗骨折研究所相继成立,之后其他不少省市也纷纷成立骨科研究机构。

除了医疗与科研组织机构外,自20世纪50年代开始,全国各省市普遍建立中医学院或中医学校,为国家培养了大批中医人才。20世纪80年代十余所中医院校相继成立中医骨伤系,除了招收学士学位的大学本科生外,不少院校还培养骨伤专业硕士研究生与博士研究生。

延伸阅读

全国四大中医骨伤科医疗中心

中国中医研究院望京医院是以骨伤科为重点，其他学科同步发展的国家级大型综合性三级中医医院，是全国中医骨伤科医疗中心，也是世界卫生组织传统医学合作中心的一部分。全国中医、中西医结合治疗骨伤病的精英荟萃，该院名誉院长尚天裕以研究小夹板治疗骨折享誉于世；院长胡荫奇擅长中医、中西医结合治疗风湿、类风湿、强直性脊柱炎、骨关节炎。各种急慢性骨折给患者带来极大痛苦，该院骨科通过多年的研究，发明了专治各种骨折的骨折复位固定器及骨折复位固定器疗法。

佛山市中医院，位于中国名城佛山，中医中药久负盛名。创建于1956年的佛山市中医院是一所集医、教、研、康复、养生、养老于一体的三级甲等现代化大型中医医院，以中医骨伤科闻名国内外，是广州中医药大学和南方医科大学附属医院(非直属)、中山大学教学医院、"佛山市创伤急救中心"和卫计委"国际紧急救援中心网络医院"。骨伤科于建院初由著名岭南骨伤科专家李广海先生等人创建，是国内岭南代表性流派，相传至今已有五代传人，在治疗骨关节损伤及骨伤科危重、疑难病症方面积累了丰富的经验，以其独特的诊疗风格和优异的疗效，在国内及东南亚久负盛名。

洛阳正骨医院(河南省洛阳正骨医院)是在具有219年历史的平乐郭氏正骨基础上发展起来的一所集医疗、教学、科研、生产于一体的三级甲等省级中医医疗机构。1956年建院，1959年建立洛阳正骨研究所(2006年更名为河南省正骨研究院)，现在是全国中医骨伤专科医疗中心、全国重点中医专科(专病)建设单位、国家重点学科(中医骨伤科学)建设单位、全国骨伤科医师培训基地、国家博士后科研工作站、国家临床药品研究基地、国家组织工程中心河南分中心、湖南中医药大学洛阳正骨学院。"平乐郭氏正骨法"于2008年入选中国非物质文化遗产保护名录，与龙门石窟、洛阳牡丹、洛阳水席并称为"洛阳四绝"。

山东省文登整骨医院，创建于1958年，先后被确定为"全国中医骨伤专科医疗中心"、"全国重点学科、专科建设单位"、"全国组织工程(骨伤)三级实验室"、"山东省泰山学者岗位"、"山东省特色专科A级"。同时，还是山东中医药大学、北京骨伤针灸学院等六所院校的教学医院，安徽中医学院、泰山医学院、福建中医学院的研究生培养基地。作为中医骨伤专科医院，该院始终坚持"能中不西、先中后西"的办院宗旨，切实做到把中医中药的参与作为突出中医特色贯彻到临床治疗的每一个环节。在继承发扬老"正骨八法"及借鉴新"正骨八法"的基础上，结合现代解剖学和生物力学，创新出撬拨扩新、扣挤击打、牵抖屈伸等新的整骨手法，形成了一套科学、合理、系统的"正骨十二法"，使四肢骨折闭合复位的成功率达到95%以上，减少了患者的痛苦，提高了临床治愈率，且并发症少、功能恢复好、充分发挥了中医"动静结合"治疗骨伤的优点，同时大大降低了医疗费用。

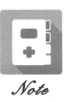

Note

第二节　西医骨科发展简史

一、概述

西方医学起源于历史上的文明古国，以古希腊医学为基础，相继融汇了古巴比伦、古罗马和古埃及的医学逐步形成西方医学（表1-1）。

西方医学中最早出现的是外治法，其中有关骨科记载的出现，大约公元前1800年古巴比伦的《汉谟拉比法典》、公元前9世纪古希腊的史诗《伊利亚特》和《奥德赛》即记录了头部、上肢创伤等一些骨科疾病治疗方法，对股骨骨折和肩关节脱位有详细描述。

二、主要骨科著作与成就

公元前4世纪，西方医学"医学之祖"古希腊名医希波克拉底（Hippocrates）的《希波克拉底文集》记载了四肢骨折、关节脱位用手法复位夹板外固定治疗，对肩关节脱位施行的手牵足蹬复位法至今还应用于临床。下颌关节脱位手法复位，利用机械辅助力牵引处理骨折脱位，外科治疗中用煮沸后的水或酒处理开放性伤口等对后世医学发展产生了深远影响。

古希腊另一名医盖伦（Galen）继承了希氏的医学理论，并行医到古罗马。他的传世书目《论解剖学》、《骨的基本行径》、《基础肌学》对骨骼系统、结构和数目都做了较正确的记录，奠定了西医骨科的解剖学基础。在外治法方面，书中记录了钻颅术、手法复位局部木板固定骨折、截肢术及功能练功疗法。

欧洲经过14世纪到16世纪的文艺复兴，自然科学逐渐兴起，西医骨科在西医迅速进步的大背景下快速发展。

17世纪，西医骨科在临证医学上已经取得了一定成就，骨折的治疗主要依靠手法及机械力的复位和局部的夹板固定，外科手术因疼痛、出血、感染而未得到广泛推广。

1741年，巴黎大学医学教授安德雷（Andre）应用古希腊词根组合提出了"Orthopaedia"作为外科学中一门分科的名词。Orthopaedia的原意包括了骨骼系统创伤和疾病引起畸形的矫正，反映了当时西医骨科的学术动态，很快获得公认，标志着骨科作为外科学的分科已经成熟。就在这一时期以后，西医骨科进入了快速发展期。

1768年，英国的波特（Pott）发表了《骨折与脱位》，确立了骨折的复位和固定为治疗原则，强调了制动的重要性，提倡包括上下关节的广泛固定法。

1814年，科雷（Colle）报告了桡骨远端伸直型骨折；孟特季阿（Monteggia）报告了尺骨上1/3骨折并桡骨头脱位。1839年，巴尔通（Barton）报告了桡骨下端涉及桡骨关节面、伴有桡腕关节脱位的骨折。1847年，史密斯（Smith）报告了桡骨远端屈曲型骨折。

1852年，比利时军医马泗森（Mathigsen）推广了石膏绷带外固定技术。

1845年，博耶（Boyer）首次描述了骨肉瘤，认为这是一种特殊的恶性肿瘤；1860年，奈拉通把肿瘤分为良性和恶性；1879年，格罗斯（Gross）对骨肉瘤的起源、病理和症状进行了系统的阐述。

1882年，德国的罗伯特·科赫（Robet Koch）分离出结核杆菌之后，骨、关节结核逐步被认识。

1895 年,德国物理学家威尔姆·康拉德·伦琴(图 1-4)发现的 X 光导致医生使用的新诊断工具出现。他发现 X 光几个月后,拉塞尔·雷诺兹就制成了 X 光机。这是世界上最古老的 X 光机之一,它使人类得以在没切口的情况下,观看人体内部。X 光机被广泛应用于临床,对骨科的发展产生了巨大深远的影响,骨折脱位的分型分类逐步丰富和发展。

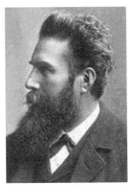 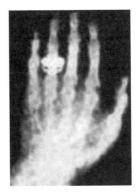

伦琴　　　　　　伦琴首次拍到他
　　　　　　　妻子手的X光片

图 1-4　伦琴与首张 X 光片

19 世纪出现的一位著名的骨科医师对西医骨科发展产生了重要影响,他是英国著名骨科医师托马斯(Thomas),他继承了波特的学说,主张持续、不间断地广泛固定治疗骨折,将石膏固定由局部固定法革新为固定包括上下关节的广泛固定法,发明了一系列石膏外固定技术,如托马斯夹板、石膏支架、U 形行走石膏铁镫等。

进入 20 世纪,随着麻醉技术、无菌技术、止血和抗生素应用等医学体系的完善,西医骨科治疗骨折开始出现外固定支架和切开复位内固定。

1902 年,兰布特(Lambotte)在动物实验和治疗胫腓骨开放骨折中首先使用骨骼穿针外固定;后来,斯塔德(Stader)设计了一根钢杆固定于钢针外端;之后安德森(Anderson)和霍夫曼(Hoffmann)除在骨断端分别插入 3～5 根钢针外,还附有加压器械以调节骨折的复位和固定。

1891 年,哈德拉(Hadra)为一颈椎骨折脱位患者施行金属线穿过棘突内固定,开拓了脊柱骨折内固定的历史;1893 年,兰恩(Lane)首先应用钢制接骨板和螺丝钉固定骨折;1907 年,兰布特用钢针作骨髓内固定,但是由于金属的反应和创口感染而没有得到推广。

随着化学、微生物学和冶金学的迅速发展,抗菌方法的实施、抗菌药的应用、解决电解问题的合金内固定钢板的发明,到 20 世纪 30 年代以后,内固定技术得到迅速推广。20 世纪 40 年代,在总结成功与失败两方面经验的基础上,比利时医生 Danis 提出了较为系统的内固定思想及骨折一期愈合理论。1958 年,在瑞士,以 Müller 为首的 15 名瑞士外科医生聚在一起讨论骨折治疗所面临的问题,发起成立了内固定研究会(Association of Osteosynthesis),简称 AO 学派,在英美被称为 ASIF(Association of Steel Intermalfixation)。AO 学派设计了全套内固定用具和手术器械,通过大量临床实践和系统随访,提出了四条治疗原则:①骨折要求解剖对位;②坚强的内固定;③无创性手术操作;④无痛性功能活动,以及避免骨折并发症的发生。

1931 年,美国哈佛大学的 Mixter 和 Barr 合著的"累及椎管的椎间盘破裂"一文在《新英格兰医学杂志》发表,经手术证实,19 例腰背痛患者原因为髓核疝,并将疾病命名为"椎间盘破裂"。这一研究成果开创了"椎间盘朝代"(dynasty of the disc)。

20 世纪 50 年代,髋臼再造和合金杯髋关节成形术、人工股骨头置换等手术取得成功(Aubigne,1952),随后,人工关节陆续应用于临床。

随着显微镜应用于临床的发展,以及手术器械和手术技术的不断发展,20 世纪 40 年代以后,肌腱、神经手术不断取得经验,特别是 50 年代,断肢(指)再植成功(陈忠伟,1953),推动了显微外科技术的发展和成熟。

 医学思政金句

1. 上古之人,其知道者,法于阴阳,和于术数,食饮有节,起居有常,不妄作劳,故能形与神俱,而尽终其天年,度百岁乃去。

——《黄帝内经》

2. 肢体损于外,则气血伤于内,营卫有所不贯,脏腑由之不和。

——明代·薛己

3. 中国医药学是一个伟大的宝库,应当努力发掘,加以提高。

——毛泽东

4. 中医药学是中国古代科学的瑰宝,也是打开中华文明宝库的钥匙。

——习近平

能 力 检 测

1. 世界最早记载颞颌关节脱位口内复位的医籍是(　　)。
A.《内经》　　　　　　　　B.《肘后备急方》
C.《刘涓子鬼遗方》　　　　D.《仙授理伤续断秘方》

2. 我国现存最早的骨科专书是(　　)。
A.《难经》　　　　　　　　B.《肘后备急方》
C.《刘涓子鬼遗方》　　　　D.《仙授理伤续断秘方》

3. 首先提出采用手牵足蹬法治疗髋关节后脱位的是(　　)。
A. 华佗　　　　B. 王涛　　　　C. 蔺道人　　　　D. 龚庆宣

4. 奠定西医骨科解剖基础的医学家是(　　)。
A. 希波克拉底　　B. 盖伦　　　C. 安德雷　　　D. 伦琴

5. 简述瑞士 AO 学派的四条骨科治疗原则。

(孙作乾)

Note

第二章　骨科诊断基础

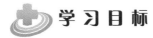

学习目标

掌握:骨科常用检查方法,即望诊、问诊、闻诊、切诊、动诊、量诊方法。

熟悉:骨科肌力检查、神经检查、常用的骨科特殊检查。

了解:骨科常用检查的目的及注意事项,及实验室检查。

第一节　骨科常用检查

　案 例 引 导

赵某,男性,25岁,建筑工人。在工地干活时不慎从十米高楼房坠落,腰背部摔至钢管支架上后,反弹至地面,双脚落地;当即出现双足肿胀,畸形明显,腰背部疼痛,双下肢有麻木感,不能活动。患者神志清楚,无昏迷史,能叙述受伤经过。问题:

1.现在受伤现场应采用哪种检查,最安全迅速,无痛,还可判断有无骨折?(　　)

A.移动式小型X线机摄片　　　　　　B.检查有无骨摩擦音

C.检查有否异常活动　　　　　　　　D.望诊

E.有否纵向压痛

答案:D

解析:通过望诊,望畸形,可以明确双足骨折。

2.患者现在应采用哪种方法进行搬运?(　　)

A.把他背到车上

B.双足简单固定后抬到车上

C.双足简单固定后背到车上

D.双足简单固定后用软担架抬到车上

E.双足简单固定后用硬担架抬到车上

答案:E

解析:双足简单的固定,符合局部骨折搬运标准,患者腰背部外伤,病情不

Note

明,有双下肢麻木症状,提示椎体受伤可能,所以用硬担架搬运,在搬运过程中,可采用三人搬运法,人少时可采用滚动搬运法。

3. 患者拨打 120 入院,请问你是急诊科医生,首先应进行什么检查?(　　)

A. 透视　　　　　　　B. 拍摄 X 线片　　　　　　　C. CT

D. MRI　　　　　　　E. 抽血化验

答案:B

解析:X 线检查,仍然是首要检查,结合临床必要时再行 CT 检查。

骨科检查是运用现代伤科的常用技术,了解骨与邻近组织的关系,综合判断骨损伤及关节病变时对周围皮肤、血管、肌肉、肌腱、神经及邻近脏器的影响,以及有关肌肉、血管等组织对骨的影响,充分了解病变部位和性质。概括地说就是通过问、望、闻、切、动、量、肌肉、神经八种检查法,结合医学解剖、影像学与实验室检查等技术,进行辨证诊断,给予正确的应对方案。

骨科的辨证方法有很多,根据不同的病程阶段分期辨证,又根据不同症候分型辨证。其辨证方法、侧重各有特点,常相互结合,相互补充。辨证中既要注重整体观念,做到全面检查,又应结合伤科的特点,进行仔细的局部检查。四肢检查时要双侧对比,避免漏诊、误诊而延误治疗。

一、骨科检查的目的

(1)研究骨科疾病的发病规律及特点。

(2)了解疾病的性质和程度。

(3)为制定及筛选治疗方案提供依据。

(4)判断患者预后效果。

(5)对康复训练提供客观依据。

二、骨科检查的注意事项

(1)检查室光线充足、温度适宜、安静不嘈杂,女患者可由家属或护士陪同。

(2)检查要有顺序,既要整体观念,又要注重局部。不可只注意局部或某一个肢体。要在全身一般检查的基础上,有系统、有重点地进行检查,以免伴随的损伤或多发的伤病漏诊。若遇到危重的患者应先抢救,避免作不必要检查及处理。

(3)检查务求认真仔细,避免误诊、漏诊而延误治疗。

(4)检查时要与正常的解剖和运动机能对比观察,通常使用与健侧对比法。

(5)检查手法要求规范、轻巧,避免引起不必要的损伤或使损伤加重。

(6)检查体位的选择,一般采用卧位,上肢及颈部检查有时可采取座位,下肢及腰部检查时可采用仰卧位或俯卧位,特殊检查可选择特殊体位。

(7)其他事项:佩戴支具的、夹板固定的、石膏固定的或持续牵引的患者,需要了解局部血运及皮肤破损情况、关节活动度情况,需要根据病情做出解除固定决定,进行肢体检查。

三、骨科基本检查

（一）问诊

问诊是诊疗关键的第一步，可以拉近医患关系，仔细地倾听患者诉说，并设法在短时间内找到引起疾病关键性内容，为疾病的诊断找到线索或打开一扇窗。明朝张景岳认为问诊是"诊治之要领，临证之首务"，可见医者十分重视问诊。

1. 问一般情况　包括患者的姓名、性别、年龄、婚姻、民族、职业、籍贯、住址、电话、就诊日期等，建立病案记录，便于收集临床疾病资料，也方便查询、随访。

2. 问外伤史　仔细询问受伤时间、地点及受伤发生的经过，包括暴力的大小，受伤时姿势，伤后的诊疗或处理的经过，可以明确是新鲜损伤（2～3 周内）还是陈旧损伤（超过2～3 周），了解病情的转归变化，为进一步诊断、治疗打下基础。

3. 问病情

（1）主诉　主要症状、部位及时间。了解患者就诊的原因，是肿胀、疼痛还是功能障碍等情况。往往提示病变部位、病性。通过时间，可以了解病情变化过程。如疼痛发生的时间、部位，局部有没有肿胀、发热，影不影响肢体功能，有没有放射痛，与活动有没有关系。患者局部没有红肿、发热表现，疼痛呈持续性加重，影响日常劳作，重体力劳动时，上肢或下肢出现放射痛，休息后疼痛症状可减轻；经过问病情，初步印象为周围神经性受牵拉或压迫引起的疼痛。

（2）全身情况　伤后要对患者有一个综合的评估，来了解患者的整体情况，以判断病情的变化程度，做出针对性的治疗。通常用问寒热、问汗、问饮食、问二便、问睡眠来了解情况。

①问寒热：可以了解是间断发热、持续发热还是午后潮热，可判断是瘀血引起的吸收热（低热），还是感染引起的热（高热），或骨结核引起的潮热。

②问汗：问汗可以了解身体的强弱，气血津液的变化。盗汗可见于术后或久病的患者，大汗可见于邪毒感染，肢厥冷汗可见于严重损伤或严重感染性疾病，从而判断疾病的转归。

③问饮食：了解患者饮食的食欲、食量，可以判断胃肠的功能及营养补充情况。

④问二便：询问患者的二便的次数、量、颜色等情况，是非常必要的，如出现黑色便，提示外伤伤及内脏器官（胃、肠），血尿为泌尿系统损伤，小便次数增加，色黄，很可能伴有泌尿系统感染；减少至 100 mL 以下，为无尿，提示肾功能衰竭。

⑤问睡眠：患者受到严重的创伤，会出现嗜睡、昏睡。嗜睡是睡眠状态过度延长，当呼唤或推动患者肢体时即可唤醒，醒后能进行正确的交谈或执行指令，停止刺激后患者又入睡。昏睡是指对外界一般的刺激不能使其觉醒，给予较强烈的刺激时可有短时间的意识清醒，醒后可简短回答提问，刺激减弱后又进入睡眠状态。骨科医生通过对睡眠的观察，了解病情是很有必要的；对慢性疼痛的患者，通过睡眠可以了解对疼痛等不适的耐受性及是否存在焦虑等心理问题。为治疗扩宽了思路。

⑥问其他情况：包括既往史、个人史、家族史及女性的经带胎产史等情况，了解既往有没有传染病史（骨结核病）、遗传病史，是否影响疾病的转归，从而做出判断。

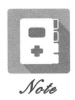

知识拓展

问诊小结

一、一般资料

一般资料包括姓名、性别、年龄、籍贯、职业、地址等。

二、主诉

主诉有三要素,即症状、部位及时间。症状可分为畸形、运动功能障碍及疼痛三类。

三、现病史

(1) 应详细询问疾病的发生、发展及处理经过。如损伤发生了,要了解暴力的大小、方向及作用部位,局部有无伤口,出血多少,是否伴有神志改变等。发病时有无全身症状,如发热、消瘦等(病因分析)。

(2) 骨科常见的症状是疼痛,应了解:

①疼痛发生时的情况:有无外伤或其他原因等,是否伴其他症状。

②疼痛的部位:是某一部位的疼痛还是周身多发的疼痛。

③疼痛的性质:是针刺样的疼痛、刀割样的疼痛,还是剧烈疼痛或隐隐的疼痛。

④疼痛发生的时间:白天或夜间。有的疼痛可出现白天减轻,夜间加重,如静息痛。

⑤影响疼痛的因素:如冷、热变化,常常与季节、气候有关系。

⑥疼痛的部位:骨及关节畸形应了解畸形的性质、发展与疼痛的关系,以及引起畸形的病变过程。

⑦伴有神经症状:应了解有无感觉异常、迟钝、过敏、消失,有无肌萎缩、肌无力及病残程度,有无二便异常等(症状分析)。

四、既往史

包括患病史、手术史,有无感染、结核、肿瘤等病史。

五、个人史

包括个人的经历、职业、工种、饮食习惯、特殊不良嗜好(如吸烟、酗酒)等。

六、家族史

应询问家庭人员中有无有无高血压、糖尿病、血友病等遗传病史。

通过问诊的病因分析、症状分析,对疾病得出初步印象,再结合临床检查做出诊断。

(二) 望诊

望诊是通过各个侧面和不同体位来观察躯干、四肢的姿势、动作及步态有无异常,来进行初步判断的过程。包括神色、形态(体型体位、姿势及步态、营养状态)、舌象分泌物、排泄物等情况的分析。可分为望全身和望局部。

1. 望全身

(1) 望神及望色 望患者的精神状态,用以判断患者的体质状况及损伤的程度。一般而言神色自然,面色红晕伤痛较轻,正气未伤,精神不振。面容憔悴,正气已伤,面色苍白,神昏谵语,目暗睛迷,汗出厥冷提示病情危重。

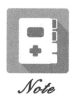

（2）望形　望患者的体型（瘦长型、矮胖型、均匀型）、营养状态、步态，以辨患者的损伤部位及损伤程度。筋骨的损伤，可直接影响患者的姿势及动作，出现行走障碍动作异常。

2. 望局部　通过患部情况了解病情变化。

（1）有无畸形，有无肌肉萎缩、肌肉痉挛、肿胀、包块、静脉曲张、瘢痕、创面、溃疡、窦道、分泌物及其性质以及局部包扎固定的情况。

（2）四肢是否对称，脊柱生理弯曲有无改变，肢体有无旋转、成角、缩短、增长，各关节有无屈曲、过伸、内收、外展、内翻、外翻等畸形。

（3）观察伤口的形状、大小、深浅，出血量的多少，组织挫伤的轻重，伤口污染的程度，有无异物存留，骨折端有无外露等，以判断是否伤皮肉、伤血脉、伤筋骨。同时还要看伤口是否新鲜，以推断损伤的时间。

3. 望舌　舌诊是中医诊病的特色之一，也是伤科辨证的重要内容，心开巧于舌，为脾胃之外候，与各脏腑均有密切联系，可以反映人体的血气盛衰、津液的盈亏，对于了解病情的进退有指导意义。望舌分为望舌质和望舌苔。舌质可反映气血变化，舌苔可反映脾胃变化。伤科中出现损伤瘀点，舌根处属于腰下损伤，舌两旁提示胁肋受伤，舌尖处提示头胸部损伤，瘀点数目及斑点大小不等，疏密不一，稀疏、色紫则伤在浅表、伤轻，瘀点致密、量多、色黑则伤重位深。舌苔的变化可反映病情的转归，黄苔提示瘀血化热。苔厚提示热重，舌苔厚薄可以提示病进与病退，无苔舌提示胃气虚或阴液亏虚。

（三）闻诊

闻诊是通过听患者所发出的声音或躯体检查过程中局部发出的声音，对疾病进行诊断常用的方法。如外伤造成气胸，胸部出现弥漫性肿胀，按压软组织可触及捻雪感或闻及捻雪音，提示开放性气胸存在。骨科常用方法如下。

（1）骨擦音　骨擦音是耳闻的骨摩擦音，骨摩擦感是手指触得的骨摩擦感觉。用手指轻压骨折局部，逐渐加重再逐渐放轻，在一压一放时，即可听到骨折端粗糙的摩擦音或触到摩擦感，此为诊断骨折的可靠体征。

（2）骨传导试验　当怀疑有四肢长管状骨骨折时，以振动的音叉放在两侧肢体末梢对称的骨隆起部，或用叩诊锤叩打该部，然后把听筒放在肢体近端的骨隆起部（一般上肢放在胸骨柄处，下肢放在耻骨联合处），当股骨或肱骨完全骨折时，可闻及骨传导音明显减弱。此法简便，在急诊时可以采用。

（3）关节活动时的响声　正常关节可有生理性关节响声，但无症状。若关节内和邻近组织产生不正常响声并伴有相应的临床症状，则应视为异常响声而引起注意。如：半月板、盘状软骨破裂时，会发出一两声清脆的响声；髌骨软化症发出碾米样响声；膝关节慢性滑膜炎产生捻发样响声；伸屈髋关节时，阔筋膜在股骨大粗隆部前后滑动引起弹响，通常谓之"弹响髋"。神经性关节炎可有持续性的搅砂样擦音，而无丝毫疼痛感觉。

（4）肌腱摩擦音　如腱鞘发生炎症则变得粗糙与增厚，在肌腱活动时就会产生摩擦音和摩擦感。若形成纤维骨管的腱鞘增厚，在肌腱活动时，可以发生弹响。最常见于屈肌腱狭窄性腱鞘炎，手指伸或屈时均可听到一声清脆的响声，称之"弹响指"或"扳机指"。肌腱摩擦感多发生在手部，在掌部与手指结核性屈肌腱腱鞘炎时，摩擦感最为显著。

（5）肢体的血流杂音　动脉瘤、动脉瘘、骨肉瘤、血管瘤等可于局部听到血流杂音，并可用手触到震颤感。

（四）切诊

切诊是医者在患者躯体上一定部位，或触或切、或按或压、或挤或叩，采用按压触叩刺激的方法,观察体表的、内在的反应,来了解、发现疾病的一种检查方法。对骨科医生来说,通过触摸法、按压法、叩击法等常用方法,可以判断疾病体表的、内在的联系。常用手法如下。

1. 触摸法　是医者运用骨科检查技术对患者损伤部位进行触摸,从中判断损伤的部位、性质、程度及范围,从而进行诊断方法,是骨科重要的诊断方法之一。

（1）触摸包块的部位、大小、硬度、数目、活动度、边界、波动感、搏动感、震颤,与邻近组织的关系等,判断疾病性质。

（2）了解局部皮肤的温度、湿度、硬度、弹性,有无可凹性水肿,对瘢痕组织要了解其与周围组织和深部组织有无粘连。

（3）骨关节通过触摸发现异常的活动,提示骨折或韧带断裂。骨擦感明显提示骨折。

（4）摸弹性固定:关节部位出现脱位时由于周围肌肉痉挛收缩,使关节处于特殊位置,可轻微活动,伴有疼痛,检查时感觉弹性及阻力明显。常伴有关节盂空虚。

2. 叩击法　叩诊是医者对损伤部位或远离损伤部位进行纵轴叩击的方法,通过疼痛来判断损伤的部位、程度、性质,是骨科常用的诊断方法之一。

（1）纵轴叩击痛　是远离患者损伤部位进行纵轴叩击的方法,通过疼痛来判断损伤的部位、程度、性质。如怀疑股骨颈骨折或股骨伤病时,检查者可握拳沿下肢轴线方向叩击患者足跟部位,如在脊柱出现疼痛即为阳性。多见于骨关节的急性损伤或炎症的病例。

（2）脊柱间接叩击痛　患者取端坐体位,检查者用一手掌置于患者头顶部,另一手握拳叩击患者头顶部手掌(图 2-1),如出现颈部疼痛或上肢放射痛即为阳性,提示颈椎病或颈椎损伤。

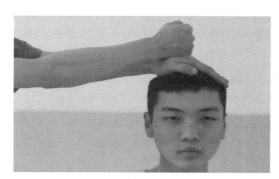

图 2-1　脊柱间接叩击痛

（3）棘突叩击痛　用叩诊锤叩击相应的棘突,如有骨折或炎症常出现叩击痛(图2-2)。

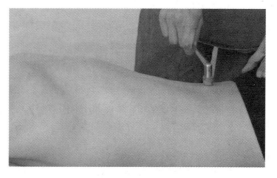

图 2-2　棘突叩击痛

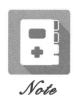

（4）神经干叩击征 叩击已损伤神经近端时远端出现疼痛,从而判断神经恢复情况（图2-3）。

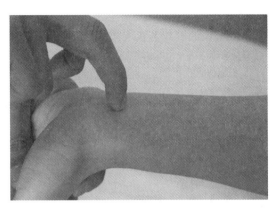

图 2-3 神经干叩击征

3. 按压法 按压法就是通过按压观察患者出现疼痛部位、范围、程度来诊断损伤的性质与程度。压痛分为直接压痛和间接压痛（见叩诊）。根据病变不适的部位进行直接压痛试验,一般先由外围健康组织逐渐向痛点中心移动,动作应由浅入深,由静止到运动地进行按压,勿使用暴力,以减少患者的痛苦。手法由轻到重逐步了解疼痛性质、程度、深度及范围。从而做出诊断。直接压痛就是按压病变部位时产生疼痛。如长骨干骨折时直接压痛阳性伴有环形压痛存在可确诊。

知识拓展

　　疼痛是什么？临床如何定义、分级？这个问题一直困扰着患者及医生。同样的手术,同样的切口,同样的处理方法,患者疼痛表现不同:有的疼痛难忍,表情夸张;有的忍受疼痛,表现乐观。我们有必要重新认识一下疼痛到底是什么。

　　疼痛是人体对内、外各种刺激所产生的一种生理反应,是与现存或潜在的组织损伤有关的一种不愉快的感觉和情绪体验。

　　1. 疼痛的意义

　　（1）提示潜在损伤或损伤存在 内、外各种刺激疼痛超出了正常的范围,提示损伤的存在。

　　（2）保护作用 疼痛可以迅速引起人体本能的防御反应,以防止损害进一步加重。同时疼痛能限制机体活动,迫使患者休息,对疾病的康复有积极作用。

　　（3）协助诊断 疼痛是骨伤科疾病就诊时的主要症状,往往作为诊断依据。

　　2. 疼痛的分类

　　（1）根据疼痛临床病因,分为中枢性痛、周围性痛和心因性痛。

　　（2）根据疼痛时间,分为急性疼痛（1个月以内）、亚急性疼痛（约3个月）、慢性疼痛（6个月以上）、再发性急性疼痛等。

　　（3）根据 ICF 疼痛分类（《国际功能、残疾和健康分类》）:①全身性疼痛;②身体多部位疼痛;③身体单一部位疼痛;④皮肤节段辐射状疼痛;⑤节段或区域上辐射状疼痛;⑥其他特指的或未特指的疼痛;⑦其他特指的感觉功能和疼痛;⑧感觉功能和疼痛未特指,其他特指的单一的部位疼痛等。

Note

3.骨科疼痛的常见病因

(1)创伤　如骨折、关节脱位、软组织损伤等。

(2)骨关节畸形　如类风湿性关节炎引起的关节畸形、先天性髋关节脱位、马蹄足、足内翻或足外翻等,均可表现长期疼痛。

(3)骨质疏松　老年人骨质疏松可产生局部或全身性疼痛。

(4)骨关节退行性变　包括颈椎、腰椎及关节退变增生性炎症。

(5)炎症　如骨感染、骨关节结核等。

(6)肿瘤　肿瘤组织快速膨胀性生长或肿瘤压迫周围组织时均产生疼痛。

(7)周围血管性疼痛　如雷诺病、红斑性肢痛症等。

(8)缺血　如骨筋膜室综合征、动脉、静脉栓塞等。

(9)软组织劳损　如腰背肌劳损等。

(10)自主神经反射性疼痛　如灼痛、幻肢痛、断肢痛等。

(11)其他　如痛风、肋间神经痛、骨生长痛等。

4.疼痛评分法　疼痛定量评分法有很多,以下简介四种。

(1)口述分级评分法　是以言语评价量表进行疼痛评定的方法(分四级与五级评分法)。

①四级口述分级评分法:a.无疼痛。b.轻微疼痛,虽有痛感但能忍受,能正常生活。c.中等度疼痛,疼痛明显不能忍受,影响睡眠。d.重度疼痛,疼痛剧烈不能入眠,可伴有被动体位或功能紊乱表现。每级为1分。

②五级口述分级评分法:a.轻微疼痛。b.引起不适感的疼痛。c.具有窘迫感的疼痛。d.严重疼痛。e.剧烈疼痛。

(2)直线法　在一张白纸上画一条10 cm的粗直线,两端分别是"无痛"(0)和"极痛"(100)。患者根据自己感受疼痛的程度,在直线的某一点表达出来。

(3)数字评分法(NRS)　以无痛的11个点来描述疼痛强度,0表示无疼痛,疼痛较强时增加点数,依次增强,10表示最剧烈的疼痛。

(4)行为记录疼痛测定法　六点行为评分法:①无疼痛。②有疼痛,但容易忽视。③有疼痛,无法忽视,不干扰日常工作。④有疼痛,无法忽视,干扰注意力。⑤有疼痛,无法忽视,所有日常工作都受影响,但生活能基本自理。⑥剧烈疼痛,需休息和卧床休息。每级1分,从0分(无疼痛)到5分。

(五)动诊和量诊

动诊为运动检查,是指检查关节、肌肉的主动运动、被动运动及异常活动情况。主要检查患者活动时的姿势、范围及异常情况,包括步态、关节活动度检查。量诊是运用皮尺、量角器测量肢体长度、周径及活动范围的方法。临床上视诊、动诊、量诊常常配合检查。

1.动诊

(1)步态检查　步态是指人行走时的姿态,反映人体肌肉、骨骼、关节运动平衡协调的能力,是运动系统调节高度统一的表现形式。所以步态与运动系统、神经系统以及血管系统等均有密切关系。当某些系统发生疾病时,会影响一个人的步态。正常步态常用的基本参数包括步长、步幅、步频、步速、步行周期、步行时相等,其内涵是有关行走的生物力学分析所涉及的最基本知识,进行步态分析者应当熟练掌握。正常步行必须完成三个过程:双腿支持体重(双支撑相),单腿支撑(单支撑相),摆动腿迈步(摆动相)。

①步长:即行走时一足跟着地到对侧足跟着地之间的距离,也称单步长,身材愈高,步长愈长,正常人步长为 50~80 cm。

②步幅:行走时,由一侧足跟着地到该侧足跟再次着地所进行的距离,又称复步长或跨步长,通常是步长的两倍,一般为 100~160 cm。

③步速:行走时,单位时间内在行进的方向上整体移动的直线距离,即行走速度,正常人行走的速度为 65~95 m/min。

④步频:行走中每分钟迈出的步数,又称步调,正常人步频是 95~125 步/分。

⑤足角:在行走中前进的方向与足的长轴所形成的夹角,正常人约为 $6.75°$。足角过大,俗称"外八字脚",可见于膝外翻、股骨头骺滑脱等;步行角过小,俗称"内八字脚",可见于髋关节后脱位、平足症、膝内翻、胫骨内旋、偏瘫步态、剪式步态等。

⑥步宽:在行走中左、右两足间的距离,通常以足跟中点为测量参考点,正常人为 $8±3.5$ cm。步行宽度过大,可见于髋关节后脱位、平足症、膝内翻、胫骨内旋,以及感觉性共济失调等。步行宽度减小,可见于剪式步态、偏瘫步态、膝外翻等。

(2)步态异常的常见病因

①肌肉疾病:如进行性肌营养不良、重症肌无力,或下肢局部肌肉外伤、炎症、断裂等。

②骨骼结构改变:如下肢不等长、关节强直、脱位、畸形、脊柱侧弯、骨盆倾斜等。

③脊柱、骨盆或下肢的某些疼痛:如坐骨神经痛、早期髋关节结核等。

④中枢神经或周围神经疾病:如瘫痪、共济失调;因锥体系损害引起的下肢痉挛性瘫痪,可出现剪式步态或弧形步态;锥体外系疾病引起的下肢强直;脊髓或下肢周围神经损伤,可能出现某个肌群或数块肌肉软瘫。

(3)病理性步态

①疼痛性跛行:是一种保护性跛行,患侧足着地后迅速更换健侧足起步,支撑变短。患肢迈步较小,健肢迈步大,步态急促不稳。

②下肢短缩性跛行:一侧下肢短缩 2 cm 以上,骨盆及躯干倾斜代偿。

③臀大肌步态:臀大肌无力者,髋关节后伸无力,步行足跟着地时常用力将胸部后仰,使重力线落在髋关节后方以维持髋关节被动伸展。站立中期时绷直膝关节,往往形成手扶持患侧臀部,挺胸、凸腹、躯干后仰的臀大肌步态。

④臀中肌无力:行走时不能稳定和支持骨盆、外展和旋转大腿,因此只能靠躯干向对侧侧屈,使该侧骨盆升高,才能跨步。步行时每向前跨一步,上半身都要向健侧摇一下,故称摇摆步态。若双侧臀肌无力,步行时上身就左右交替摇摆,状如鸭子,称"鸭步"。

⑤股四头肌瘫痪步态:行走时因无力屈髋、伸膝,患肢屈曲,不能支持体重站立,行走中患侧腿站立相伸膝的稳定性受到影响,表现为足跟着地后,臀大肌为代偿股四头肌的功能而使髋关节伸展,膝关节被动伸直,造成膝反张。常用手扶患膝上并向后推压,帮助支持体重,使健肢向前跨进。

⑥剪刀步态:是中枢神经受损后肌张力增高,出现双下肢痉挛,步行跨步时,由于髋关节内收肌痉挛,行走时迈步相下肢向前内侧迈出。先以足尖着地,双膝内侧常相互摩擦碰撞并相互交叉,呈剪刀步或交叉步,交叉严重时步行困难。

⑦偏瘫步态:脑卒中或脑外伤造成中枢神经损伤,导致一侧肢体运动功能障碍,出现异常运动模式,步行时偏瘫侧髋关节处于外展、外旋位,膝僵直,足内收和跖屈,各趾跖

Note

19

屈，迈步时足趾擦地，使患侧下肢经外侧画一个半圆弧将患侧下肢向前迈出，故又称为画圈步态。

⑧小脑性共济失调步态：小脑疾病导致运动协调性和精确性受到破坏，患者行走时两上肢外展以保持身体平衡，两足间距过宽，高抬腿，足落地沉重；不能走直线，而呈曲线或呈"Z"形线前进，因重心不易控制，行走步态不稳，状如醉汉，又称醉酒步态。

⑨帕金森步态：表现为刻板的步态。步行启动困难，行走时双下肢交替迈步动作消失、躯干前倾、髋膝关节轻度屈曲、踝关节于迈步相时无跖屈、足擦地而行，步幅缩短、表现为步伐细小。由于躯干前倾，致使身体重心前移。为了保持平衡，患者小步快速向前行走，不能随意骤停或转向，呈现前冲或慌张步态。

2. 关节活动度测量　关节活动检查时，应先区分主动活动与被动活动的情况，一般先检查主动活动，后检查被动活动。主动活动受限，常见原因：关节、软组织、骨骼病损所致的疼痛与肌肉痉挛；关节周围软组织瘢痕与粘连；关节内损伤与积液、关节周围水肿；关节内游离体；关节结构异常；或制动、长期保护性痉挛、肌力不平衡及慢性不良姿势等所致的软组织缩短与挛缩；各种病损所致肌肉瘫痪或无力；运动控制障碍等情况，影响关节功能。我们进行关节运动功能检查主要可通过望诊、动诊、量诊进行，关节活动经过望诊只能认为活动度还可以，量诊是通过运用皮尺、量角器测量活动范围的方法，数据精确，说服力强，记录有依据。测量关节活动度时，主要工具为多功能的关节角度尺，测量关节由移动臂、固定臂和一个中心组成。

关节角度尺的固定臂，附有刻度盘。移动臂，标有指针（图 2-4）。两臂以活动轴固定，关节活动轴为测角计中心。

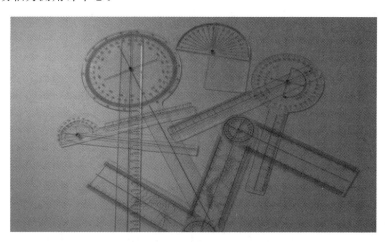

图 2-4　多功能的关节角度尺

关节活动度测量方法：通常的测量标准使用中立位 0°法进行测量，将每个关节中立位设为 0°，在此位置进行关节活动测量，所达到的最大角度，就是实际测量度数，使用各种关节量角器测量并记录关节的活动范围。

（1）肩关节屈伸活动度测量　可取直立位。肩关节无外展、内收、旋转，前臂中立位，手掌面向躯干。

活动轴中心：肩峰。

固定臂：与腋中线平行。

移动臂：与肱骨长轴相平行。

运动情况：沿矢状面向前上方屈曲运动，伸展时向后方运动。

参考值:屈曲 0°~180°,伸展 0°~60°。

(2)肘关节屈伸活动度测量 取仰卧位,上臂紧靠躯干,肘关节伸展,前臂旋后位。

活动轴中心:肱骨外上髁。

固定臂:与肱骨纵轴平行。

移动臂:与桡骨纵轴平行。

运动情况:屈曲,前臂从前方做向肱骨接近的运动。伸展,从屈曲位返回的运动。

参考值:屈曲 0°~150°,伸展 10°。

3. 肢体长度测量 肢体长度是肢体两端端点的距离,主要通过体表骨性标志来测量,通常利用皮尺进行测量获得,测量时应注意保持肢体姿势正确,并将两侧测量结果进行对比分析,从而判断原因所在。周径测量就是测量肢体的围度,判断发育、营养状况及肢体是否肿胀、肥大、萎缩等情况。测量时肌肉要处于松弛状态,皮尺松紧度要合适,在皮肤上移动距离应在 1 cm 以内。皮尺围绕肢体形成的环面与肢体纵轴垂直。将两侧测量结果进行对比分析,判断原因所在。

(1)肢体长度测量时,通常测量四肢的长度与周径。使用皮尺进行测量并记录肢体的长度和周径。

①上肢总长度测量:肩峰至桡骨茎突尖部(或中指指尖)的距离(图 2-5)。

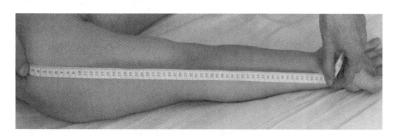

图 2-5 上肢总长度测量

②上臂长度测量:肩峰至肱骨外髁的距离(图 2-6)。

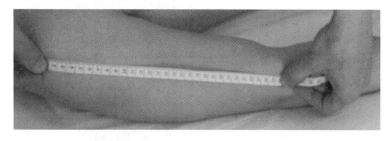

图 2-6 上臂长度测量

③前臂长度测量:肱骨外髁至桡骨茎突的距离(图 2-7)。

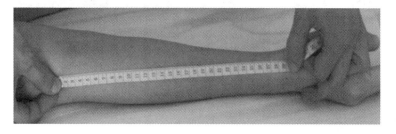

图 2-7 前臂长度测量

Note

21

④手长度测量:桡骨茎突与尺骨茎突连线的中点到中指尖的距离(图 2-8)。

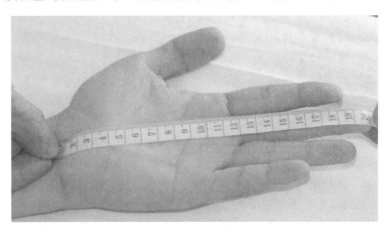

图 2-8 手长度测量

⑤下肢长度测量:自股骨大粗隆顶点至外踝下缘或髂前上棘至内踝的距离(图 2-9)。

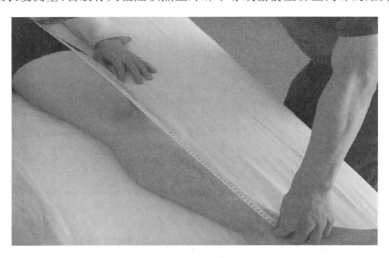

图 2-9 下肢长度测量

⑥大腿长度测量:绝对长度为股骨大粗隆顶点至外侧膝关节间隙的距离;相对长度为髂前上棘至股骨外髁的距离(图 2-10)。

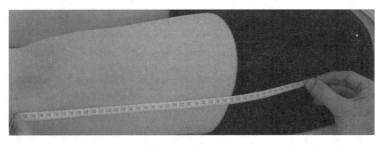

图 2-10 大腿长度测量

⑦小腿长度测量:胫骨的绝对长度为内侧膝关节间隙至胫骨内踝尖的距离;腓骨的绝对长度为腓骨小头至腓骨外踝下缘的距离(图 2-11)。

(2) 周径测量

①上臂周径测量:

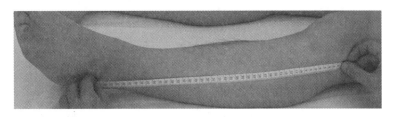

图 2-11　小腿长度测量

a. 测量体位:上肢在体侧自然下垂,肘关节伸展。

b. 测量点:在上臂的中部、肱二头肌最膨隆部测量围度。

②前臂最大周径:

a. 测量体位:前臂在体侧自然下垂。

b. 测量点:在前臂近端最膨隆部测量围度。

③大腿周径:

a. 测量体位:下肢稍外展,膝关节伸展位。

b. 测量点:分别从髌骨上缘起向大腿中段每隔 6 cm、8 cm、10 cm、12 cm 处测量围度,在记录测量结果时应注明测量的部位(图 2-12)。

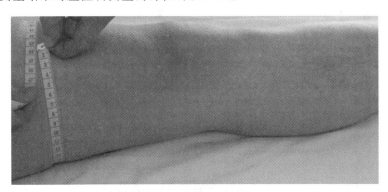

图 2-12　大腿周径测量

④小腿周径(可分为最大围度和最小围度):

a. 测量体位:下肢稍外展,膝关节伸展位。

b. 测量点:分别在小腿最粗的部位和内、外踝最细的部位测量围度(图 2-13)。

骨科患者大部分都有关节功能障碍及骨骼异常的情况,准确地测量肢体的长度和周径,对诊断、治疗及治疗前后疗效的观察都有重要意义。

四、常见骨关节检查

(一)颈部特殊检查

1. 挤压试验　患者坐正,头向患侧稍偏并后伸,检查者双手掌重叠置于患者头前额部,沿颈椎纵轴向下按压,患者出现疼痛及上肢放射痛为阳性。见于颈椎病。

2. 头顶叩击试验　患者端坐,两眼平视,检查者一手掌放置于患者头顶,另一手握拳轻叩掌背,当患肢出现放射性疼痛或麻木感时,即为阳性(图 2-14)。提示神经根型颈椎病存在。

3. 臂丛神经牵拉试验　患者端坐,检查者立于患侧,一手握住患者腕部,另一手扶患

Note

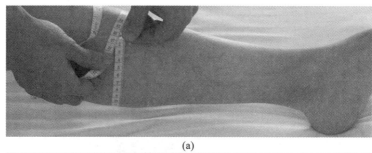

(a)

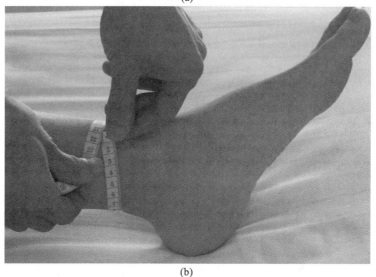

(b)

图 2-13 小腿周径测量

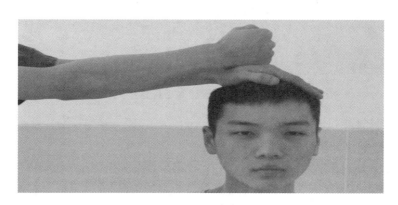

图 2-14 头顶叩击试验

侧头部,对抗向分离,如出现患侧上肢的疼痛或放射痛即为阳性(图 2-15)。提示颈椎病存在。

(二)胸部、腰部、骶髂部特殊检查

1. 直腿抬高试验 患者仰卧,双下肢伸直,检查者一手托起患侧足跟,另一手放置于膝部,保持膝关节伸直,抬高患肢,如在 70°内出现下肢放射性疼为阳性。提示神经根性病变。

2. 直腿抬高试验加强试验 在直腿抬高试验完成后,缓慢放低患肢高度,无放射性痛后,再将踝关节突然被动背伸,出现放射性疼痛,即为阳性(图 2-16)。阳性为腰椎间盘突出症的主要诊断依据。

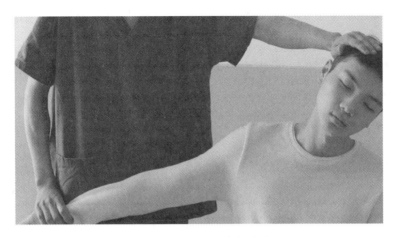

图 2-15 臂丛神经牵拉试验

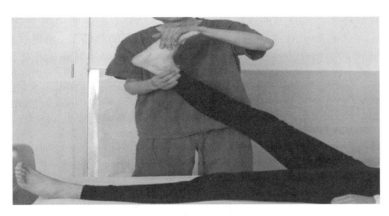

图 2-16 直腿抬高加强试验

3. "4"字试验 又称盖斯兰试验、骶髂关节扭转试验。患者仰卧,一侧下肢伸直,另一侧下肢以"4"字形状放在伸直下肢近膝关节处,一手按住膝关节,另一手按压对侧髂嵴上,两手同时向下按压。骶髂关节出现痛者为阳性,双侧对比,如双侧均疼痛,提示双侧骶髂关节病变(图 2-17)。

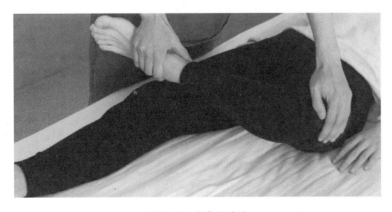

图 2-17 "4"字试验

4. 鞠躬试验 患者直立,弯腰做鞠躬动作出现患肢后侧的放射性疼痛即为阳性。提示坐骨神经受压。

5. 坐位压膝试验 患者坐于床上,双下肢伸直,此时坐骨神经受到牵拉紧张,如坐骨

Note

神经病变,患者下肢呈半屈曲状,若将膝关节向下按压伸直时,患肢疼痛加剧为阳性(图2-18)。

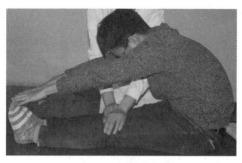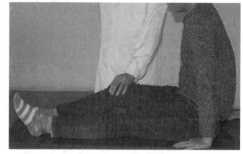

(a)正常　　　　　　　　(b)阳性

图 2-18　坐位压膝试验

6. 腰椎扭转试验　患者取侧卧位,双下肢伸直,然后上面的肢体呈半屈曲位,检查者站在患者对面,一手放在患者肩部,另一手把住患者上面的髂嵴处,两臂反向用力,使腰椎扭转,如有疼痛即为阳性(图2-19)。常见于腰椎损伤或椎弓病变。

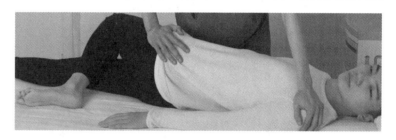

图 2-19　腰椎扭转试验

(三) 肩部、肘部、腕部特殊检查

1. 搭肩试验　又称杜加征,患者取坐位,患肢肘关节屈曲,手搭在对侧肩上,出现肘部不能与胸壁相贴,或肘部能与胸壁相贴,但手不能搭在对侧肩上即为阳性(图2-20)。提示肩关节脱位。

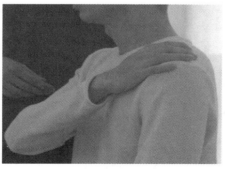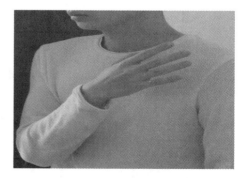

(a)正常　　　　　　　　(b)阳性

图 2-20　搭肩试验

2. 直尺试验　用直尺置于上臂外侧,一端紧贴肱骨外上髁,另一端能贴及肩峰则为阳性,提示肩关节脱位。正常结构情况下另一端不能贴及肩峰。

3. 肘后三角试验　正常情况下,肘关节伸直时,肱骨内、外上髁和尺骨鹰嘴突在一条直线上,肘关节屈曲时,三者连线呈一等腰三角形。肘关节脱位时,三者关系发生改变,而肱骨髁上骨折时三者位置关系不改变(图 2-21)。

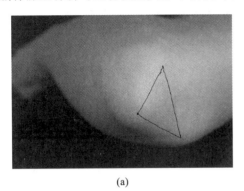 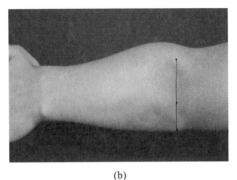

(a)　　　　　　　　　　　　　　　(b)

图 2-21　肘后三角试验

4. 腕伸肌紧张试验　患者屈肘,前臂旋前伸直患侧肘关节,前臂旋前,腕关节及手指屈曲,检查者加以阻力,患者抗阻伸腕,肱骨外上髁处发生疼痛即为阳性(图 2-22)。见于肱骨外上髁炎。

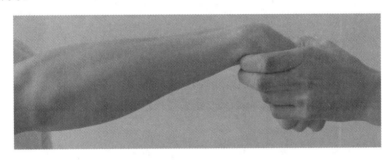

图 2-22　腕伸肌紧张试验

5. 握拳尺偏试验　又称芬克斯征,患者屈肘取中立位,拇指握于掌心,使腕关节尺偏,桡骨茎突处出现疼痛即为阳性(图 2-23)。见于桡骨茎突狭窄性腱鞘炎。

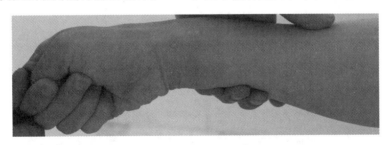

图 2-23　握拳尺偏试验

6. 伸肌腱牵拉试验　患者取坐位,肩微屈,肘伸直,屈腕,前臂旋前,使前臂伸肌紧张,若引起肱骨髁上疼痛为阳性(图 2-24)。见于肱骨外上髁炎。

(四)髋部、膝部、踝部特殊检查

1. 望远镜试验　患儿仰卧,检查者一手握膝部,另一手固定骨盆,上下推拉股骨干,若觉察有抽动或松动感即为阳性,提示小儿先天性髋关节脱位。

2. 浮髌试验　患者取仰卧位、伸膝位,放松股四头肌,检查者一手四指并拢,虎口张开置于髌上囊处向下推挤,另一手置于髌骨下,拇指、中指固定髌骨内外侧缘,两手相对,

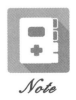

Note

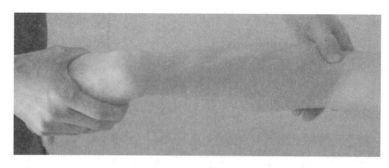

图 2-24　伸肌腱牵拉试验

示指向下按压,若感到髌骨碰击股骨髁时为阳性(图 2-25)。提示膝关节腔积液。

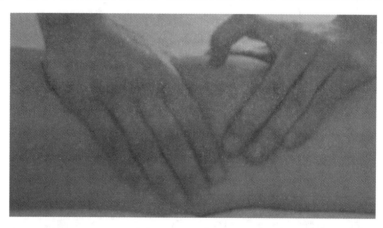

图 2-25　浮髌试验

3. 回旋挤压试验　患者取仰卧位,检查者一手按住患膝,另一手握住踝部,将膝关节极度屈曲,然后将小腿外展外旋或内收内旋,在保持这种应力下,逐渐伸直,在伸直过程中如感到或听到弹响声,或伴有疼痛即为阳性(图 2-26)。提示半月板损伤,外旋时有弹响合并疼痛说明内侧半月板有病变;内旋时有弹响合并疼痛提示外侧半月板有损伤。

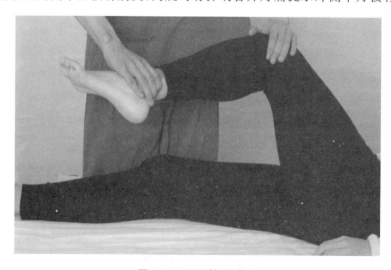

图 2-26　回旋挤压试验

4. 研磨试验　患者俯卧,屈膝 90°,检查者双手握患者足底部,身体前倾,向下挤压,晃动回旋、研磨膝关节,若出现疼痛或弹响,即为阳性(图 2-27)。提示为半月板损伤。

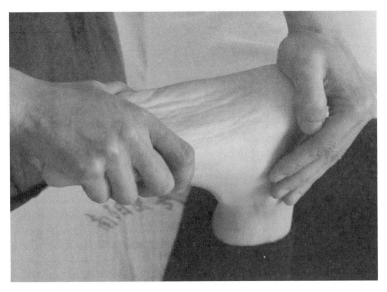

图 2-27　研磨试验

5. 侧方应力实验　患者取仰卧位,伸膝,检查者一手握踝,另一手扶膝,做侧位运动,向内侧推时外侧痛,提示有外侧副韧带损伤,向外侧推时内侧痛,提示内侧副韧带损伤。

6. 抽屉试验　患者取仰卧位,屈髋 45°,屈膝 90°,检查者坐在患侧固定足背,双手四指并拢,置于患膝腘窝处,两拇指至于膝关节侧,环抱小腿上段,向前后推拉,出现前后移动即为阳性(图 2-28)。前交叉韧带断裂时可向前拉 0.5 cm 以上,后交叉韧带断裂时可向后推 0.5 cm 以上。

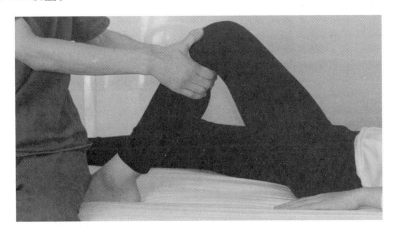

图 2-28　抽屉试验

五、肌肉检查

1. 肌力的检查　肌力是指肌肉主动收缩的力量,是指肌肉为维持姿势、启动或控制运动产生一定张力的能力。检查目的在于判断下运动神经元或肌肉损害的程度、范围及其分布的情况。一般检查一部分主要的肌肉或肌群,可从远端向近端逐个关节检查。

2. 检查方法　采用徒手肌力检查法(MMT),它是借用重力或徒手施加的外在阻力来测定肌肉产生最大的自主收缩能力的一种评定方法。徒手肌力检查量表是由 Lovett 于 1916 年提出的检查量表(表 2-1),又称 Lovett 简表,它将肌力分为六级。患者主动完

Note

成指定动作,然后检查者给予适当拮抗力以测试肌力大小,同时需要触摸该肌或肌群,了解收缩的情况。

表 2-1 徒手肌力检查量表

分 级 名 称		评 级 标 准
0 级	零	未触及肌肉收缩
1 级	微弱	可触及肌肉收缩,但不能引起关节移动
2 级	差	解除重力情况下,可完成全关节范围的活动
3 级	可	可对抗重力,完成全关节范围的活动,但不能对抗阻力
4 级	良好	能够对抗重力及轻度阻力,完成全关节范围活动
5 级	正常	能对抗重力和最大阻力,完成全关节范围活动

3. 肌力检查注意事项

(1)检查中要采用正确的检查位置。

(2)必须考虑疼痛及肌张力异常影响,疼痛可使肌力下降,拮抗肌痉挛可抵消肌力的收缩力。

(3)必须排除代偿作用,才能正确准确地评价肌力。

(4)脑损伤致肌肉瘫痪不宜采用徒手评定方法。

知识拓展

小明,大一学生,喜欢运动,特别是轮滑,半月前在训练中滑倒,臀部着地,出现右下肢前外侧麻木伴有疼痛,休息后减轻,活动后加重,三天前出现间歇性跛行伴活动受限,经医生检查诊断为神经损伤。

请问:如果你是医生应如何诊断?如何定位?

在关节运动检查中,往往不是检查某一块肌肉力量,而是检查肌群或相应阶段的与神经支配相一致的肌肉,常用的有 10 个肌群,可具有完成关节屈伸的能力。临床对其检查以充分了解病情,可为诊断及治疗做出准确的判断。

C_5:屈肘肌(肱二头肌、肱肌)。

C_6:伸腕肌(桡侧腕长伸肌和腕短伸肌)。

C_7:伸肘肌(肱三头肌)。

C_8:中指屈指肌(指深屈肌)。

T_1:小指外展肌(小指外展肌)。

L_2:屈髋肌(髂腰肌)。

L_3:伸膝肌(股四头肌)。

L_4:踝背伸肌(胫前肌)。

L_5:长伸趾肌(长伸肌)。

骨科疾病检查时还应注意观察患肢活动有无肌力减弱或瘫痪,对某些肌群或肢体肌力轻度减退要仔细检查,这些可能是某些骨伤科疾病的早期表现;若不仔细检查,容易延误诊断。

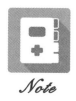

六、神经功能检查

创伤往往伴有神经的损伤,神经支配的感受器(感觉细胞)就在皮、肉、筋、骨中,当创伤发生时,首先损伤的就是这些组织,经过一定的神经通路,到达大脑皮质特定部位,通过综合分析产生相应的感觉,做出各种反应,如疼痛。而医生根据疼痛的部位及神经支配区,做出损伤的部位,采取正确的治疗方案。所以神经功能检查在骨伤科中非常重要,对伤病的诊断、治疗及效果评定具有重要的意义。而感觉功能又是神经系统的结构基础。各种刺激通过感受器及神经通路传导至大脑中枢,再经大脑中枢处理做出各种反应。因此,感觉检查是骨科检查中必须进行的项目。感觉分为浅感觉、深感觉和复合感觉。

(一) 感觉

感觉是指受到外在环境理化刺激而产生的感觉。

1. 浅感觉 感受器大多位置表浅,包括触觉、温度觉、痛觉、压觉。临床以检查痛觉为主。

触觉检查:患者闭目,用棉签轻触皮肤,两侧对比,判断局部是否出现异常。

温度觉:患者闭目,用冷水、热水试管交替接触皮肤 2～3 s,准确说出为正常。

痛觉:患者闭目,通过用大头针两端分别轻刺皮肤,说出是疼痛、减退、消失或感觉过敏,并指出刺激部位。这是浅感觉检查的主要方法。

压觉:患者闭目,用手指按压皮肤,向下挤压肌肉、肌腱,应从感觉障碍区开始向正常区进行,从而判断异常区域。

2. 深感觉 又称本体感觉,是指由于体内肌肉收缩,刺激了本体感受器(肌梭、腱梭等)而产生的感觉。感受器位置较深,在肌肉、肌腱、关节和骨膜等处,包括运动觉、振动觉、位置觉。临床检查以位置觉为主。

运动觉检查:患者闭目,捏住患者手指或足趾两侧,做左右、上下移动,了解减退程度。

振动觉检查:患者闭目,音叉柄放置于骨突部位,以检查对振动的感觉能力,随年龄的增加振动觉减退。

位置觉检查:患者闭目,将一侧肢体移动或摆放至空间某一位置,另一侧肢体做出模仿动作。不能说明为上神经元异常。

3. 复合感觉 又称皮肤感觉(皮质感觉),是大脑综合分析、判断的结果,包括皮肤定位感觉、两点辨别感觉、体表图形感觉、实体辨别觉。临床均应仔细检查。感觉异常说明周围神经或中枢神经病变。

4. 临床意义 感觉障碍有助于临床定位,根据障碍的范围、程度,可依据神经皮肤支配区域进行定位,从而做出诊断。

知识拓展

　　小张,大三学生,最近更换了新手机,迷恋上网络小说,连续两个月不分昼夜地低头看小说,出现间断性的右手无名指及小指麻木,没有引起注意,渐渐地出现右手无名指及小指活动受限,呈半屈曲状,经医生检查诊断为神经损伤。

　　请问:如果你是医生是如何诊断的? 神经受压的部位在哪里?

通过皮肤节点进行感觉定位,明确发病部位,在临床中是广泛应用的技术,所以确定皮节的节点有很重要的作用,此28节点应充分了解。

C_2:枕外隆凸。

C_3:锁骨上窝。

C_4:肩锁关节顶部。

C_5:肘前窝桡侧面。

C_6:拇指。

C_7:中指。

C_8:小指。

T_1:肘前窝尺侧面。

T_2:腋窝。

T_3:第三肋间。

T_4:第四肋间(乳头线)。

T_5:第五肋间。

T_6:第六肋间(剑突水平)。

T_7:第七肋间。

T_8:第八肋间。

T_9:第九肋间。

T_{10}:第十肋间(脐水平)。

T_{11}:第十一肋间。

T_{12}:腹股沟韧带中部。

L_1:T_{12}与L_2之间1/3处。

L_2:大腿前中部。

L_3:股骨内上髁。

L_4:内踝。

L_5:足背第三跖趾关节。

S_1:足跟外侧。

S_2:腘窝中点。

S_3:坐骨结节。

S_4/S_5:肛门周围。

（二）反射

1. 生理反射

（1）浅反射　指刺激皮肤引起的反射,常见的有腹壁反射、提睾反射、肛门反射,反射程度表现为亢进、活跃、迟钝、消失。

①腹壁反射:患者取仰卧位,双下肢半屈曲,腹部肌肉放松,以钝器分别在其腹壁两侧上、中、下部划动,观察是否引起腹壁肌肉收缩。上腹壁反射为$T_7 \sim T_9$神经支配区,中腹壁反射为$T_9 \sim T_{11}$神经支配区,下腹壁反射为$T_{11} \sim T_{12}$神经支配区。

②提睾反射:患者取仰卧位,双下肢自然伸直,以钝器划大腿内侧皮肤,引起提睾肌

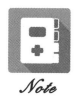

收缩,睾丸上提。反映 $L_1 \sim L_2$ 神经支配区情况。

③肛门反射:患者仰卧,取截石位,以钝器划肛门周围皮肤,引起肛门外括约肌收缩。反映 $S_4 \sim S_5$ 神经支配区情况。

(2)深反射　指刺激骨膜、肌腱引起的反应,常见的有肱二头肌腱反射、肱三头肌腱反射、桡骨骨膜反射、膝腱反射、跟腱反射,反射表现为亢进、增强、正常、迟钝、消失。

①肱二头肌反射(C_6 支配区):患者取坐位,前臂置于旋前半屈位,检查者将拇指放在其肱二头肌远端肌腱部,以叩诊锤叩击拇指,可引起肘关节屈曲运动。

②肱三头肌反射(C_7 支配区):患者取坐位,肩部前屈,前臂置于旋前半屈位,检查者一手托住患者前臂,用叩诊锤轻轻叩击肱三头肌远端肌腱,可引起伸肘运动。

③桡骨膜反射($C_5 \sim C_6$ 支配区):患者取坐位,屈肘,前臂旋前位,检查者用左手托住患者手腕部,用叩诊锤叩击桡骨茎突,可引起前臂的屈曲和旋后动作。

④尺骨膜反射($C_8 \sim T_1$ 支配区):患者取坐位,屈肘,前臂旋前位,检查者用手托住患者手腕部,叩诊锤叩击尺骨茎突,可引起前臂旋前。

⑤膝反射($L_2 \sim L_3$ 支配区):患者取仰卧位,屈膝屈髋位,检查者以手托住腘窝,嘱患者肌肉放松,叩诊锤叩击髌韧带,可引起伸膝动作。

⑥跟腱反射(S_1 支配区):患者取仰卧位,大腿稍外展、外旋,膝半屈,小腿外旋内收位,检查者握住患者前半足,使踝轻度背屈,轻叩跟腱,可引起踝跖屈。

(3)反射意义　可根据反射亢进、增强、正常、迟钝、消失情况,了解相应支配区神经功能,判断肌张力程度,如出现反射消失,提示周围神经完全损伤,出现痉挛可见上神经元损伤。

2. 病理反射　中枢损伤后出现的异常反射,常为上运动神经元出现损害,但正常的婴幼儿也可引出。常见的病理反射如下。

(1)髌阵挛　患者仰卧,下肢伸直,检查者以手指按于髌骨上缘,快速向下推动髌骨,忽然放松,髌骨出现连续的上下抽动为阳性,为锥体束损害。

(2)踝阵挛　患者仰卧,屈膝屈髋 90°,检查者以左手托住其腘窝,另一手推动前足底,快速推足背伸,并维持适当推力。于是踝关节便出现交替的屈伸抽动,称为踝阵挛阳性,为锥体束损害表现。

(3)巴彬斯基征　用钝性物或骨针划足底外缘,由后向前直到蹈趾下,引起蹈趾背伸,其余各趾呈扇形分开,为阳性,为锥体束损害。

(4)弹指反射征　患者腕略伸,指微屈。检查者以左手托住患者腕部,右手拇指、示指二指夹住其中指,用拇指快速地向掌侧弹拨其指甲。阳性者,各指向掌侧屈曲。因少数正常人可出现阳性,故明显阳性或双侧不对称时,方具有临床意义,提示上运动神经元损害。

3. 周围神经损伤

(1)桡神经损伤　主要表现为"垂腕",前臂肌群萎缩,腕不能背伸,拇指不能外展、背伸,前臂后侧、手背桡侧 2 指半感觉障碍。

握拳试验:患手握拳时,拇指不能与其余四指相对,只能靠在示指的桡侧。握拳时其腕关节不能背伸并加重垂腕表现。

(2)尺神经损伤　主要表现为"爪形手",前臂肌群萎缩,手呈爪形,骨突明显,第4、5指不能外展,手尺侧 1 指半感觉障碍。

夹纸试验:将纸片放在患手两指之间,用力夹紧,如检查者能轻易抽出纸片,即为试验阳性,说明掌侧骨间肌无力。

(3)正中神经损伤　主要表现为"猿手",患侧大鱼肌萎缩,第1、2 指屈曲活动丧失,第 3 指屈曲不全,手掌手背均出现部分感觉障碍。

拇指对掌试验:对掌运动时,拇指指腹可与小指指腹相对,正中神经损伤时,拇指只能与小指的侧缘相接触,不能与指腹相接触。

(4)股神经损伤　主要表现为股四头肌萎缩,不能伸膝,膝反射消失,大腿前内侧、小腿及踝部内侧感觉障碍。

①背屈踝试验:检查者用力将患侧踝关节背屈,若腘窝及小腿后侧疼痛,即为试验阳性,提示胫神经损伤。

②背屈趾试验:检查者骤将患侧趾背屈而使其上翘,若腓肠肌肉疼痛,即为试验阳性,提示胫神经损伤。

(5)腓总神经损伤　主要表现为胫前伸肌群萎缩,足下垂,小腿前外侧及足背皮肤感觉障碍。

踝跖屈试验:患者取仰卧位,双下肢伸直。检查者骤将患侧踝关节跖屈,若出现腘窝及小腿前外侧疼痛,即为试验阳性,提示腓总神经损伤。

(6)胫神经损伤　主要表现为小腿肌肉萎缩,屈膝功能障碍,足及趾不能跖屈,足跟及足底感觉障碍。

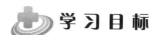 能 力 检 测

1. 简述骨伤科检查的目的。
2. 简述骨伤科检查的注意事项。
3. 骨科有哪些常用的基本检查方法?
4. 简述疼痛分级方法。
5. 简述肌力评定方法。
6. 简述骨关节常用的检查方法。

第二节　辅 助 检 查

 学 习 目 标

掌握:X 线的摄片方法,X 线的正常、异常表现及作用。
熟悉:CT、MRI 的作用。
了解:X 线的阅片技巧。

案 例 引 导

赵某,男性,25 岁,建筑工人。在工地干活时不慎从十米高楼房坠落,腰背部摔至钢管支架上后,反弹至地面,双脚落地;当即出现双足肿胀,畸形明显,腰背部疼痛,双下肢有麻木感,不能活动。患者神志清楚,无昏迷史,能叙述受伤

数字课件 2-2

Note

经过。患者经"120"入院。先行 X 线片检查:显示双侧根骨粉碎性骨折,胸 12 腰 1 椎体发现压缩性骨折。问题:

    1. 你如何填写跟骨 X 线片申请单的?(　　　)

A.双侧踝关节正位、侧位片　　　　　B.双侧踝关节正位、斜位片

C.双侧跟骨正位、侧位片　　　　　　D.双侧跟骨正位、斜位片

E.双侧跟骨轴位片、侧位片

    2. 你如何填写胸腰椎 X 线片申请单的?(　　　)

A.腰椎正位、侧位片

B.胸椎骨正位、侧位片

C.胸椎、腰椎正位、侧位片

D.以腰 1 椎为中心拍正位、侧位片

E.以腰 1 椎为中心拍双斜位片

    3. 你为什么要以腰 1 椎为中心拍正位、侧位片呢?(　　　)

A.腰背痛　　　　　　　　　　　　　B.腰部有受伤史

C.腰部有受伤史、腰背痛　　　　　　D.双下肢麻木

E.腰部有受伤史、腰背痛、双下肢麻木

解析:大家经过提问已经明白怎么开 X 线申请单了,为什么以腰 1 椎为中心拍正位、侧位片了。在第一问中,大家有很多疑问? 再提一个问题,你是放射科技师,你如何拍摄踝关节或跟骨正位片,对本病是否有诊断作用? 问题明白了,说明你进步了。

一、X 线检查

X 线检查是骨科影像诊断中最常用的一种技术,设备相对简单,对骨骼系统的诊断可靠、准确,获得了广泛的认可,尽管新的诊断技术不断出现,但是 X 线检查仍然做为最基础、最常用的检查手段,在临床中广泛应用。

(一) X 线检查在骨科中的应用特点

X 线检查可以清晰地显示骨骼、关节及周围软组织的影像,从而了解损伤的部位、范围、性质及程度,为治疗提供可靠的依据,还可以指导、评价骨折、脱位在治疗后的效果。常用方法有 X 线透视和 X 线摄片等。

知识拓展

    X 线是一种波长很短的电磁波(波长范围为 0.008～0.031 nm)。X 线具有穿透性及摄影效应,是 X 线成像的基础。同时具有荧光效应,作用于荧光物质,能使波长短的 X 线转换成波长长的荧光,这种转换称为荧光效应。这是进行透视检查的基础。另外还具有电离效应,所以放射治疗时要做好防护工作。

(二) X 线常用检查方法

1. X 线透视

(1) X 线透视作用

①常规用于胸腹透视,必要时可行全身检查。

②骨科主要用于骨折、脱位整复，了解整复情况。

③术中内固定物及软组织异物定位。

（2）X线透视注意事项

①X线透视具有一定的辐射损害，要加强防护。

②一般检查不采用透视，需要透视时检查时间要短。

③孕妇、婴儿禁止使用。

2. X线摄片

（1）X线摄片作用

①运用X线摄像效应显示骨骼及软组织影像，来判断骨折、脱位及软组织损伤情况。

②可以通过放大效应、来观察骨组织，如骨小梁、骨皮质及骨痂生长情况。

③应用造影剂显示骨关节、软骨板及韧带损伤情况，如膝关节半月板及交叉韧带损伤情况。

（2）X线摄片注意事项

①摄片要选择正确的摄片方法，有利于判断病变部位、范围及方便阅片，不至于出现异常的影像，致使诊断出现漏诊与误诊。

②四肢骨检查，应包括肢体一端关节，必要时包括远近两端关节，以便明确诊断，避免漏诊。

③X线有一定的辐射损害，孕妇、婴儿慎用并加强防护。

④使用造影剂时，根据部位不同，选择适当的时间进行摄片。

（3）X线摄片方法　X线摄片为局部检查，通常采取正位、侧位、斜位（双斜位）摄片，必要时行特殊位置检查，如轴位、切线位、张口位片等。

①正位：分为前正位和后正位，就是X线球管在患者前方或后方进行摄片，一般采用前后位摄片（图2-29、图2-30）。应用于躯干及四肢、关节。

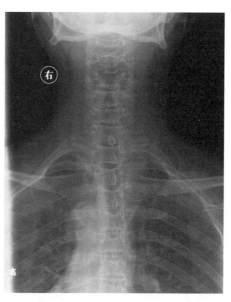

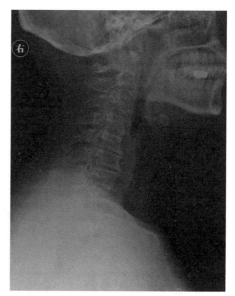

(a)颈椎正位片　　　　　　　　　　　　(b)颈椎侧位片

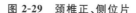

图 2-29　颈椎正、侧位片

②侧位：就是X线球管在患者侧方，底片放置于另一侧进行摄片，一般与正位片结合应用（图2-29、图2-30）。常见于躯干及四肢、关节。

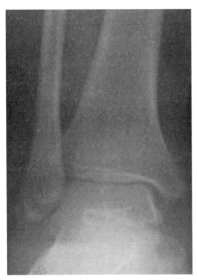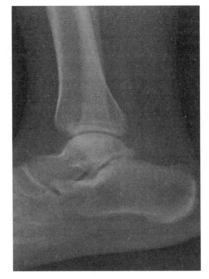

(a)踝关节正位片　　　　　　　　(b)踝关节侧位片

图 2-30　踝关节正、侧位片

③斜位：当侧位片重影太多、影响阅片时，选择斜位片（图 2-31）。常见于手掌、腕舟骨、跖骨等检查，脊柱椎弓根及椎间孔检查可采用双斜位片。

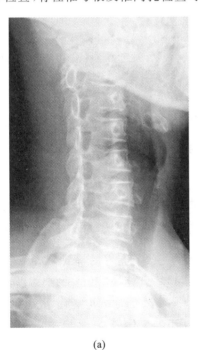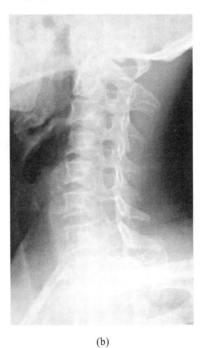

(a)　　　　　　　　　　　　　(b)

图 2-31　双斜位片

④轴位：常规的正、侧位片不能充分地了解该部位的情况时，可以加拍轴位片（图 2-32）。如髌骨、跟骨、股骨颈均可进行轴位检查。

⑤切线位：有些特殊位置需要切线位才能检查，如颅骨骨瘤。

⑥张口位：为特殊摄片检查，常见于颈椎寰枢关节及牙科检查（图 2-33）。

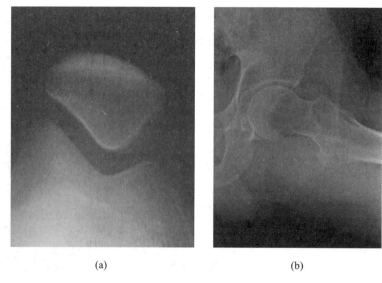

(a)　　　　　　　　　　　　(b)

图 2-32　轴位片

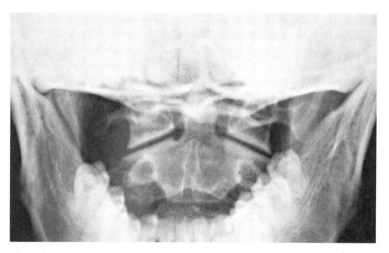

图 2-33　张口位片

（三）X 线阅片

临床工作者要想熟练、准确地阅读 X 线照片，必须有良好的解剖学知识，要结合骨的生理、病理的特点，养成按一定顺序进行读片的习惯，既要认出病变的部位、范围大小、骨与周围组织的形态变化，是骨折移位还是脱位，又要注意骨结构变化，是骨质破坏、缺损还是骨质疏松，要有明确的认知。要注意局部微小的变化，重视骨与关节的同时，又不能忽略软组织。特别是软骨及儿童骨骺不显影容易出现漏诊、误诊。因此阅读 X 线照片骨科工作者必须具备以下技能。

1. X 线阅片顺序及阅片基础

（1）看骨

①看部位：部位不同特点不同，胸部常见肋骨骨折伴有气血胸、四肢常见外伤骨折，移位明显，干骺端常见骨髓炎、肿瘤等病变。脊柱常见压缩骨折、椎间盘病变，关节部位常见脱位伴软组织损伤。

②看形态：根据局部软组织骨的影像，可判断软组织是否肿胀，表示局部淤血或水肿

存在,骨骼形态应与正常解剖相一致,出现大小变化应与发育和性别相适应。

③看结构:

a. 骨膜:正常情况下 X 线不显影。如骨皮质外见到异常阴影或骨膜骨化增生,即表示骨膜有病变。

b. 骨皮质:正常的骨皮质在骨干中部骨最厚,两端逐渐变薄,外缘光滑,密度高,肌肉附着处有局限性凹陷或隆起。

c. 骨松质:骨松质多为不规则骨,如扁骨等,长骨可见于干骺端,能见到如海绵状纵横交错排列的骨小梁。另外骨小梁排列的方向与应力、肌肉张力及特殊功能有关。

d. 其他骨结构:骨骺与骨干愈合后遗留骨骺瘢痕,为一密度增高的横行线条阴影。骨骺瘢痕下方干骺端偶见一条或数条密度增高的横行细线,又称障碍线。骨松质内偶见有密度增高、大小不一的圆形或卵圆形阴影,或偶见小囊性透明区,称为骨岛。

④看密度:骨密度会随着年龄不同而改变,青年人骨密度均匀,说明营养均衡、代谢正常;随着年龄的增加出现骨质疏松等情况;除骨的病变外,骨密度反映了人体各系统,包括神经、消化、内分泌、泌尿系统的代谢情况。

(2)看软组织　软组织正常密度比软骨组织低,皮肤、脂肪、肌肉、肌间隔的正常 X 线影像可以形成自然对比;当软组织有病变时,局部的阴影及密度关系出现改变。

(3)看关节

①关节腔:X 线影像显示的关节间隙,是正常的关节间间隙及不显影的关节软骨共同构成的(图 2-34)。当关节间隙变窄时提示关节软骨病变,增宽时可能是关节积液造成的。关节腔的宽度变化往往提示关节的病变存在,要做出诊断必须结合局部骨的密度、关节面硬化程度、边缘增生程度及是否囊变共同来判断。

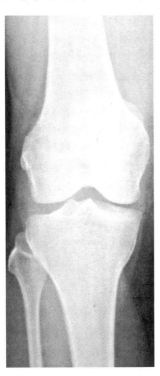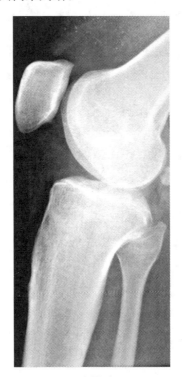

(a)正位片　　　　　　　　(b)侧位片

图 2-34　膝关节损伤后正侧位片

Note

②关节面:在关节软骨下,由骨皮质覆盖,外缘光滑平整。

③滑膜、关节囊:X线影像显示为关节周围正常的软组织阴影,当关节内积液肿胀时,显示出致密的膨隆阴影。

2. 异常 X 线表现 临床X线影像表现非常复杂,骨的密度不同,软组织结构不同,影像表现出的差别会很大,角度不同,年龄不同,X线表现也不同。所以阅片时必须结合解剖、生理、病理知识及临床收集的资料,进行全面综合分析后,作出正确的判断。

1)骨科常见疾病的X线表现

(1)形态异常 形态的变化,表明骨骼疾病的不同,如骨的移位、扭曲、纤细、膨大、边缘不规则、缺损均属异常范围(图2-35)。多见于外伤、先天发育畸形、发育异常及骨萎缩变形、肿瘤、感染等。

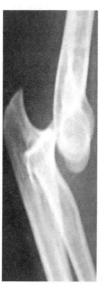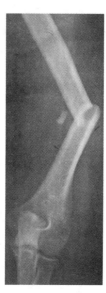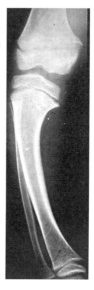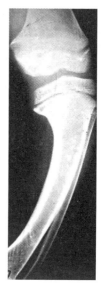

图 2-35 骨折、脱位、先天发育畸形

(2)骨质异常

①骨质软化:骨骼密度降低,为骨骼内骨样组织钙化不全,骨结构模糊,甚至持重骨可见弯曲畸形及假骨折线等(图2-36)。多见于佝偻病及慢性肾功能不全、妇女怀孕期钙质消耗过多等。

②骨质疏松:骨质密度降低,骨小梁稀少纤细,小梁间隙加大,骨皮质变薄,重者骨髓腔增宽(图2-37)。主要是单位体积内骨量减少,多因老年、妇女绝经期内分泌紊乱、营养不良、代谢性疾病、感染性骨病、废用性或缺血性骨萎缩等引起。

③骨质压缩:单位体积内骨量增加,常见于压缩性骨折,骨密度增高,体压缩变小或互相嵌入,长骨变短(图2-38)。多见于椎体、跟骨压缩性骨折。

④骨质增生或硬化:X线有两种表现形式,一是骨外缘由于压应力刺激,出现骨刺生长或骨赘形成,常见于关节面边缘、脊椎骨、跟骨,二是骨皮质增厚,骨质密度增高,骨

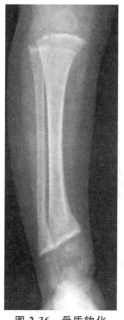

图 2-36 骨质软化

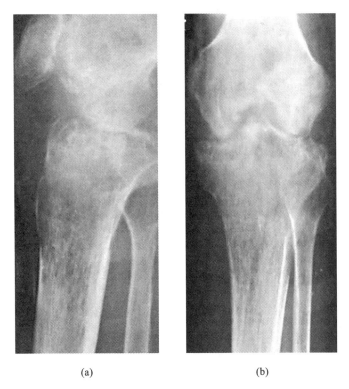

(a)　　　　　　　　　　(b)

图 2-37　骨质疏松

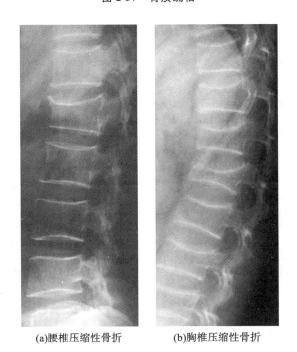

(a)腰椎压缩性骨折　　　(b)胸椎压缩性骨折

图 2-38　骨质压缩

髓腔狭窄,骨松质内海绵状结构粗大或消失,见于慢性感染、骨外伤修复期及各种骨病等(图 2-39)。

⑤骨质钙化:比骨质增生或骨质硬化密度更高的阴影。常见于感染性疾病及骨肿瘤。

Note

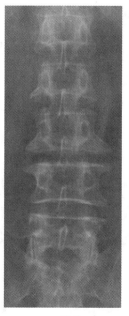
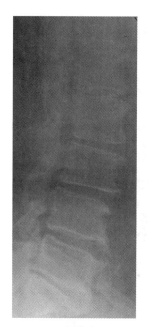

(a)正位片　　　　　　　(b)侧位片

图 2-39　腰椎增生正、侧位片

⑥骨质破坏及缺损:局部骨质缺损。骨质破坏,X线出现透亮区,其形态、大小、边界因病变而异(图 2-40)。见于感染、结核、肿瘤、骨病、血液病等。

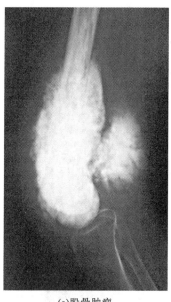
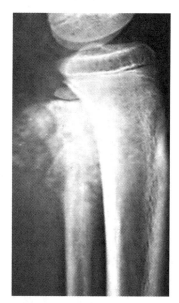

(a)股骨肿瘤　　　　　　(b)腓骨肿瘤

图 2-40　骨质破坏及缺损

⑦死骨形成:骨质破坏区内可见无骨结构的致密阴影(图 2-41)。常见于骨髓炎、结核等。

⑧骨内矿物质沉积:若人体内长期大量吸收铅、磷、铋、锶等矿物质后,可在骨干骺端出现横带状密度增高阴影(图 2-42)。

(3)骨膜异常　骨膜不显影,因骨化而显影则属异常(图 2-43)。常见的 X 线征象

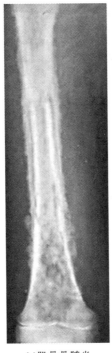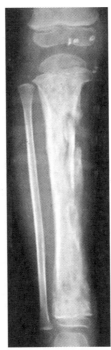

(a)股骨骨髓炎　　　　　　　　　　　(b)胫骨骨髓炎

图 2-41　死骨形成

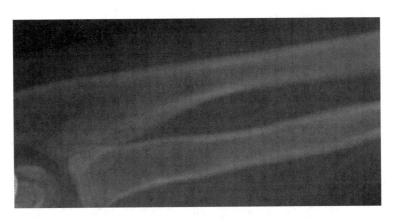

图 2-42　尺桡骨干骺端出现横带状密度增高阴影

有：纺锤形见于骨折后骨痂形成期。与骨皮质平行的线状增生形，多见于炎症、骨折的骨痂及梅毒等；花边形多见于炎症、梅毒、肥大性关节病；三角形及日光放射状多见于恶性骨肿瘤。

　　2）软组织疾病 X 线的基本表现

　　（1）软组织肿胀　出血、水肿及炎症患者，表现为组织结构影像模糊，甚至消失。血肿、脓肿及肿瘤，软组织中可见边界清晰的肿物阴影，邻近组织有压迫和移位影像。

　　（2）软组织内气体　为密度降低的阴影，弥散或积聚于软组织中。可见于外伤引起的气胸、伤口产气细菌感染。

　　（3）软组织钙化　为密度增高、形态不一的钙化影像，多见于骨化性肌炎等。

　　（4）软组织溃疡和瘘管：为密度降低的透亮区，多见于慢性感染性疾病。

　　（5）软组织内异物　为密度增高的异物阴影，多为金属等物品。

Note

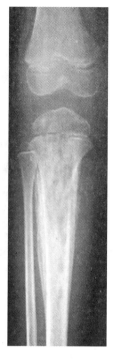
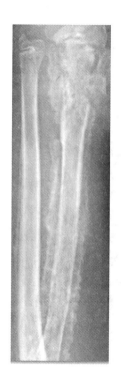

图 2-43　骨膜异常

3）关节疾病的 X 线表现

（1）关节肿胀　关节间隙增宽，软组织肿胀，层次不清，多见于关节外积血、感染、积液。

（2）关节脱位　骨端关节面失去正常解剖关系，多见于外伤、先天畸形、骨关节病。

（3）关节腔狭窄　狭窄多见于软骨退变或破坏。

（4）关节增生　关节面边缘有唇样变、骨刺或骨化等，多见于外伤性关节炎、骨性关节病及关节退行性变。

（5）关节僵直　关节间隙消失，骨小梁贯穿其间者，为骨性僵直；关节间隙狭窄，周围软组织增厚，伴有强直性畸形，为纤维性强直。见于慢性关节炎后期及血友病。

（6）关节游离体　关节腔内见有圆形或卵圆形密度增高的阴影，为骨性关节游离体，软骨性游离体则不显影。多见于骨软骨炎、创伤性关节炎、夏科氏关节等。

（7）关节退变　早期为边缘变锐利，呈唇状骨质增生，之后关节腔变窄、不规则，关节面硬化，并有脱钙或假性囊肿形成。可见于年老、外伤及其他因素引起的关节退变。

（8）关节破坏　早期为间隙变窄，之后关节面不光滑、模糊。常因炎症、结核所致。

知识拓展

如何阅读、理解 X 线片？

　　X 线片是一个三维立体的人体局部形态经过平面图的形式表达的图片，X线所具有的穿透性，使图片具有多重的重影性、复杂性，所以在阅读 X 线片时必须有正位片、侧位片或斜位片，才能在脑中构成一幅立体的人体局部结构图，必须结合解剖、生理、病理知识加以综合分析，做出判断。

3. 阅片技巧

（1）理解 X 线影像的形成及实质。

（2）熟悉正常骨与关节 X 线表现。

（3）全面系统地观察影像改变，分析病变的性质。

（4）判断是孤立性病变、多发性病变，还是全身性病变。

（5）判断是密度增高，还是降低。

（6）了解骨质破坏的形态，以及与周围组织的关系改变。

（7）得出初步结论。

（8）结合临床症状、体征、相关实验室检查等作出进一步诊断。

（9）理解 X 线诊断的局限性。

二、其他影像学检查

（一）电子计算机 X 线断层扫描（CT）

电子计算机 X 线断层扫描，简称 CT，为电子计算机体层扫描技术，是一种通过计算机处理 X 线扫描结果而获取人体断层影像的技术。成像原理是：①人体组织能被电磁波成分 X 线穿透是 CT 应用的基本条件；②X 线射束通过狭窄的通路横穿患者选定的部位断层，密集的 X 线射束经投影大量的数据收集；③经计算机处理影像重建；④影像显示。投影的数据收集主要是通过扫描架来完成的。扫描架的一端放置探测器，另一端放置 X 线球管。探测器接收对方发出的射线，射线的强弱取决于人体截面内的组织密度。例如：骨组织的密度较高，吸收的 X 线较多，检测器可测得一个比较弱的信号；脂肪组织密度低，其吸收的 X 线较少，检测器可测得一个比较强的信号。所测得的不同强度的信号，经过计算机的处理得到可产生图像的数据，再经过数-模转换在荧光屏上直接显示出不同灰度的图像，并可用 X 线胶片显示出来，这就是 CT 检查的主要原理。由于 CT 可明确地区分体内空气、液体、脂肪、肌肉和骨，能精确地描绘出病变的横断层图像，特别是对细微的骨折均能显示，因此对疾病的诊断、治疗均有重要的意义。

1. CT 在骨科的应用范围

（1）创伤：骨折、脱位、椎体及椎管内有无骨折碎片。

（2）骨肿瘤或肿瘤样病变。

（3）恶性肿瘤寻找骨转移灶。

（4）退行性脊柱病变：骨关节炎症、椎管狭窄症。

（5）炎症性疾病：脊椎结核、骨髓炎、椎间盘感染、硬膜外脓肿。

（6）软组织肿瘤。

（7）其他：先天性畸形、股骨头坏死、骨密度测定、CT 引导下骨软组织活检等。

2. CT 在骨科常用的检查方法

（1）平扫　这是在骨关节上使用时最常用的方法，不用任何对比剂的扫描，先用照片进行定位，然后以一定的层厚与间距进行多层扫描（图 2-44）。

（2）增强　经静脉或动脉注入有机碘水溶液后再进行扫描，可显著改善对病变的检出率及准确度（图 2-45）。多用于骨肿瘤或软组织肿瘤。例如骨囊肿与动脉瘤样骨囊肿的鉴别，后者在增强后应有强化。

（3）冠状扫描　如肘关节、腕关节、踝关节及跟距关节，都可以作冠状扫描。

（4）CTM　即 CT 扫描加脊髓造影。与常规脊髓造影相比，CTM 所用造影剂浓度

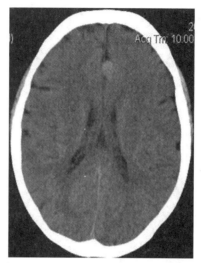

(a)头颅CT平扫

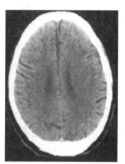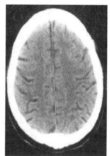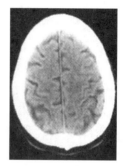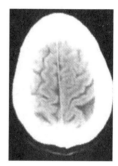

(b)头颅CT多层平扫

图 2-44　平扫

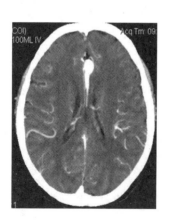

图 2-45　增强

低、剂量少、无副反应或反应轻微,并且可以提供椎管内横断面影像学资料。

（5）CT 扫描关节造影　用于关节疾病的检查。如膝关节检查诊断半月板损伤、肩关节检查评价盂唇的异常和肩袖异常。

（6）骨密度测量　用 CT 行骨密度测量,又称为定量 CT(QCT),是一种无创性测量方法。主要用于测量中轴骨的骨松质。

（7）三维重建　首先用横断面扫描,利用薄层连续或重叠扫描,层厚以 1.5～3.0 mm 为最佳,然后将扫描资料利用软件程序进行处理,得到的三维图像可直接显示在荧光屏上或摄在 CT 片上以供阅片。

3. 注意事项

（1）CT 的射线源是 X 线,扫描一次发出大量的密集射线,其防护方法和措施要严密。

（2）增强扫描所用的对比剂用量较大、注射速度较快,有引起不良反应甚至过敏反应的可能,使用过程中要严密观察。

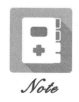

4. CT 图像分析的要点

(1) 按扫描层次顺序观察,以免漏层。平扫或增强扫描时,一般应先读平扫再读增强扫描。

(2) 根据不同的检查目的和要求,阅读各种窗宽、窗位图片。

(3) 伪影是不存在的影像出现于图像中,如颅骨伪影和运动伪影。

(4) 熟悉器官的大小、形态、密度和周围的解剖关系。

(5) 结合临床资料进行分析诊断。

(二) 核磁共振成像(MRI)

核磁共振成像,又称 MRI,其物理原理不同于 X 线检查和 CT,主要依靠的是人体内广泛存在的氢质子,在外加磁场作用下的能量变化特性而获得断层重建图像,原理是质子有自旋运动,带正电,产生磁矩,如一个小磁体,小磁体自旋轴的排列无一定规律,但在均匀的强磁场中,则小磁体的自旋轴将按磁场磁力线的方向重新排列,在这种状态下,用特定频率的射频脉冲进行激发,作为小磁体的氢原子核吸收一定的能量而共振,即发生了磁共振现象。

核磁共振成像是多参数成像,它可以很好地显示骨、关节及软组织解剖形态,一定程度上反映其功能与生化状态,加之可以多平面成像,不同成像参数所反映的侧面不同,能提供的信息较多,一些病理现象需要适当的脉冲序列才能显示,核磁共振成像可以获得重点反映某一参数的加权图像,能够早期发现病变,显示病变的大小和范围,且定性诊断准确率高,能显示 X 线检查及 CT 不能显示或显示不佳的组织结构,如肌肉、韧带、关节软骨、椎管内组织,且无放射性,无伪影,具有一定优势,对提高诊断质量有重要意义(图 2-46)。磁共振信号有 T_1、T_2 和质子密度(PD)等参数,并由这些参数构成 MRI 图像。因为 MRI 是利用水中的氢质子成像,所以人体不同的组织含水的多少不同,因而呈现不同的信号。游离水在 T_1 上为低信号,T_2 上为高信号,结合水则在 T_1 上的信号高于游离水,T_2 上也为高信号,比如脂肪就是由于含有大量的结合水,呈短 T_1、长 T_2 信号,即 T_1、T_2 都为高信号。去脂(压脂)像就是将脂肪的高信号压下去,便于更好地观察病变的情况。脊柱、椎间盘在 T_1 像上为等信号或低信号,在 T_2 像常为高信号,如果有椎间盘的变性则信号降低,因为含水减少;脊髓在 T_1 像上为等信号,信号高于呈低信号的脑脊液,在 T_2 像上却明显低于高信号的脑脊液;椎体皮质骨为长 T_1、短 T_2 信号,松质骨由于含脂肪信号较高,特别是老年人出现黄骨髓时,T_1、T_2 像上信号都高,呈斑片状。临床上结合核磁共振成像可提高诊断率。临床可显示冠状面、矢状面、额状面、横断面,因此其应用广泛。

1. MRI 检查范围 MRI 具有能够早期发现病变、确切显示病变的大小和范围,且定性诊断准确率高等优势,可用于各个部位先天发育异常、炎性疾病、血管性疾病、良恶性肿瘤、血管性疾病、外伤以及退行性和变性性疾病等的诊断。

2. MRI 在骨科的主要应用

(1) 检查肌肉、骨骼、关节系统 软组织核磁共振成像的对比度好,除轴面之外还能作矢状面、冠状面及斜位成像,能清晰地显示四肢及关节的解剖关系,用于检查关节软骨、韧带、滑膜及骨与软组织肿瘤等病变。

(2) 检查脊椎、脊髓病变 脊髓空洞积水症、原发性椎骨及椎骨旁肿瘤、转移性肿瘤、脊椎与脊髓炎症性疾病、脊椎与脊髓外伤、颈椎病、腰椎间盘退变、脊椎管狭窄综合征、脊椎松弛与滑脱、脊髓血管畸形等。

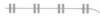

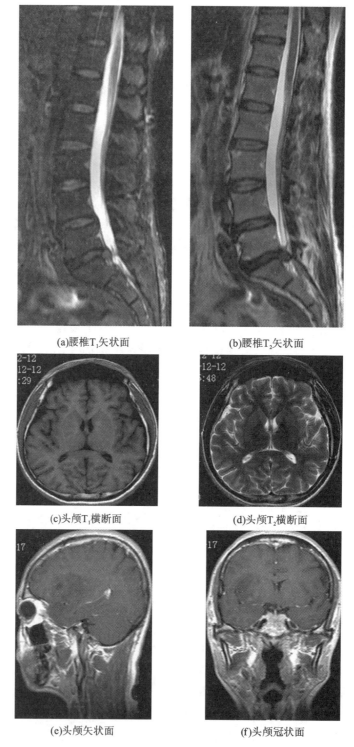

(a)腰椎T₁矢状面   (b)腰椎T₂矢状面

(c)头颅T₁横断面   (d)头颅T₂横断面

(e)头颅矢状面   (f)头颅冠状面

图 2-46　核磁共振成像

3. 核磁共振成像与 X 线检查、CT 对比的优缺点

1）优点

（1）对软组织分辨率高，主要用于检查关节软骨、韧带、滑膜及骨与软组织肿瘤等
病变。

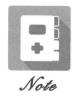

（2）无辐射。

（3）无骨伪影。

（4）可多平面成像。

2）缺点

（1）成像时间长,针对烦躁、疼痛患者检查困难。

（2）对骨结构和对钙化的显示不理想。

（3）信号变化相对复杂、需要非常专业的知识,才能应对复杂的疾病。

（4）在成像过程中,不能有金属物等,禁忌证多。

核磁共振成像与X线检查、CT对比优缺点明显,在临床检查中CT、MRI比X线检查更具敏感性,能早期发现病变,但价格昂贵,需要的知识也更全面。X线检查的优势为价格低廉,应用广泛,基层医生都具有阅片能力,应广泛推广,故应当看到它们的互补性,可以把X线检查作为基础,CT、MRI作为补充。这样可丰富我们的临床检查。

 能 力 检 测

1. 简述临床常用的X线摄片的方法。

2. 简述X线摄片的作用。

3. MRI和CT对比有哪些优势?

医学思政金句

1. 久视伤血,久卧伤气,久坐伤肉,久立伤骨,久行伤筋,是谓五劳所伤。

——《黄帝内经》

2. 若因伤折,内动经络,血行之道不得宣通,瘀结不散,则为肿为痛。

——《圣济总录·伤折恶血不散》

3. 骨折初期,因肢体损伤,血溢而瘀,瘀不祛则新不生,肿不消则骨不长,故宜破瘀消肿;中期气血不畅,治宜调和;后期患者久卧,身体必虚,故治当用补。

——平乐正骨·高云峰

4. 人民健康是社会文明进步的基础。拥有健康的人民意味着拥有更强大的综合国力和可持续发展能力。如果人民健康水平低下,如果群众患病得不到及时救助,如果疾病控制不力、传染病流行,不仅人民生活水平和质量会受到重大影响,而且社会会付出沉重代价。

——习近平

能 力 检 测

1. 简述白细胞正常值及临床意义。

2. 简述红细胞正常值及临床意义。

3. 生化检查有哪几项?简述正常值及临床意义。

（王笑磊）

第三章　常用骨科治疗技术

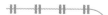
 学习目标

熟悉:常用骨科治疗技术的操作步骤及适应证。

掌握:常用骨科治疗技术的操作要领及注意事项。

了解:常用骨科治疗技术的历史形成及术前准备。

案例引导

刘某,男性,57岁。主诉:左腕摔伤后疼痛,不能活动3 h。病史:患者于3 h前因路滑不慎跌倒,左手撑地受伤,当即感到左腕部疼痛,不敢活动。被家人送来就诊。检查:左腕明显肿胀,左腕背部餐叉样畸形(图3-1)。腕部外侧压痛,可扪及骨擦音,触及异常活动,腕关节功能丧失,桡动脉搏动良好,手部皮肤感觉良好。X线片:示桡骨下端横行骨折,远折端向背侧、桡侧移位。

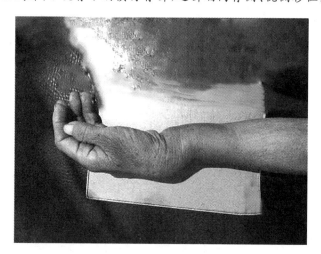

图3-1　餐叉样畸形

问题:

1. 临床诊断首先考虑(　　　)。

A.左腕周软组织损伤　　　　　　　　　　B.左腕关节脱位

C.桡骨下1/3骨折合并桡尺关节脱位　　　D.桡骨下端骨折,伸直型

E.桡骨下端骨折,屈曲型

答案:D

2. 临床治疗手法整复后,优先选用的固定方法是(　　)。

A. 皮肤牵引技术　　　　　　　　　B. 骨骼牵引技术

C. 小夹板固定技术　　　　　　　　D. 石膏绷带固定技术

E. 外固定器固定技术

答案:C

第一节　骨科清创术

一、定义

骨科清创术是对新鲜开放性污染伤口进行清洗去污、清除血块和异物、切除失去生机的组织、缝合伤口,使之尽量减少污染,甚至变成清洁伤口,达到一期愈合,有利于受伤部位的功能和形态的恢复。

开放性伤口一般分为清洁、污染和感染三类。严格地讲,清洁伤口很少,意外创伤的伤口难免有程度不同的污染;如污染严重,细菌量多且毒力强,8 h 后即可变为感染伤口。头面部伤口局部血运良好,伤后 12 h 仍可按污染伤口行清创术。骨科清创术是一种骨外科基本手术操作,伤口初期处理的好坏,对伤口愈合、受伤部位组织的功能和形态的恢复起着决定性作用,应予以重视。

二、适应证

在骨科外伤中,8 h 以内的开放性伤口均可行骨科清创术,8 h 以上而无明显感染的伤口,如伤员一般情况好,亦应行骨科清创术。如伤口已有明显感染,则不作清创,仅将伤口周围皮肤擦净,消毒周围皮肤后,保持敞开引流。

三、术前准备

(1) 清创前须对伤员进行全面检查,如有休克,应先抢救,待休克好转后争取时间进行清创。

(2) 如颅脑、胸、腹部有严重损伤,应先予以处理。如四肢有开放性损伤,应注意是否同时合并骨折,摄 X 线片协助诊断。

(3) 应用止痛和术前镇痛药物。

(4) 如伤口较大,污染严重,应预防性应用抗生素,在术前 1 h,术中术毕分别用一定量的抗生素。

(5) 注射破伤风抗毒素轻者用 1500 U,重者用 3000 U。

(6) 麻醉方式:上肢清创可用臂丛神经或腕部神经阻滞麻醉,下肢可用硬膜外麻醉。较小较浅的伤口可使用局麻,较大较复杂的严重伤口则可选用全麻。

四、清创操作步骤

1. 清洗去污　分清洗皮肤和清洗伤口两步。

Note

（1）清洗皮肤　用无菌纱布覆盖伤口，再用汽油或乙醚擦去伤口周围皮肤的油污。术者按常规方法洗手、戴手套，更换覆盖伤口的纱布，用软毛刷蘸消毒皂水刷洗皮肤，并用冷开水冲净，然后换另一只毛刷再刷洗一遍，用消毒纱布擦干皮肤。两遍刷洗共约10 min。

（2）清洗伤口　去掉覆盖伤口的纱布，以生理盐水冲洗伤口，用消毒镊子或小纱布球轻轻除去伤口内的污物、血凝块和异物。

2. 清理伤口　施行麻醉，擦干皮肤，用碘酊、酒精消毒皮肤，铺盖消毒手术巾准备手术。术者重新用酒精或新洁尔灭液泡手，穿手术衣，戴手套后即可清理伤口（图3-2）。

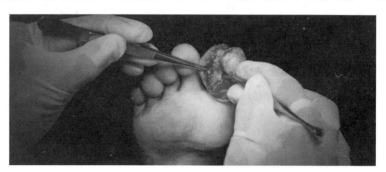

图 3-2　清理伤口

对浅层伤口，可将伤口周围不整皮肤缘切除 0.2～0.5 cm，切面止血，消除血凝块和异物，切除失活组织和明显挫伤的创缘组织（包括皮肤和皮下组织等），并随时用无菌盐水冲洗。

对深层伤口，应彻底切除失活的筋膜和肌肉（肌肉切面不出血，或用镊子夹镊不收缩者，表示已坏死），但不应将有活力的肌肉切除，以免切除过多影响功能。为了处理较深部伤口，有时可适当扩大伤口和切开筋膜，清理伤口，直至比较清洁和显露血循环较好的组织。

如同时有粉碎性骨折，应尽量保留骨折片，已与骨膜游离的小骨片则应予以清除。

浅部贯通伤的出入口较接近者，可将伤道间的组织桥切开，变两个伤口为一个。如伤道过深，不应从入口处清理深部，而应从侧面切开处清理伤道。

伤口如有活动性出血，在清创前可先用止血钳钳夹，或临时结扎止血。待清理伤口时重新结扎，除去污染线头。渗血可用温盐水纱布压迫止血，或用凝血酶等局部止血剂止血。

3. 修复伤口　清创后再次用生理盐水清洗伤口。再根据污染程度、伤口大小和深度等具体情况，决定伤口是开放还是缝合，是一期缝合还是延期缝合。未超过 12 h 的清洁伤口可一期缝合；大而深的伤口，在一期缝合时应放置引流条；污染重的或特殊部位不能彻底清创的伤口，应延期缝合，即在清创后先于伤口内放置凡士林纱布条引流，待 4～7 日后，如伤口组织红润，无感染或水肿时，再作缝合。

头、面部血运丰富，愈合力强，损伤时间虽长，只要无明显感染，仍应争取一期缝合。

缝合伤口时，不应留有死腔，张力不能太大。对重要的血管损伤应修补或吻合，对断裂的肌腱和神经干应修整缝合。显露的神经和肌腱应以皮肤覆盖，开放性关节腔损伤应彻底清洗后缝合，胸腹腔的开放性损伤应彻底清创后，放置引流管或引流条。

五、注意事项

（1）掌控好清创时机，争取伤后 6～8 h 内进行。中小面积应当立即清创，大面积患者不论有无休克,均应抗休克治疗 2～4 h 后待生命体征平稳时进行简单清创。

（2）严格采取无菌操作技术,防止交叉感染。

（3）伤口清洗是骨科清创术的首要步骤,必须反复用大量生理盐水冲洗,务必使伤口清洁后再作清创术。选用局麻者,只能在清洗伤口后麻醉。

（4）清创时既要彻底切除已失去活力的组织,又要尽量爱护和保留存活的组织,这样才能避免伤口感染,促进愈合,最大限度保存功能。

（5）组织缝合必须避免张力太大,以免造成缺血或坏死。

（6）对于陷入创面的砂屑、煤渣等不易移除时可不必勉强,以免增加创伤,但面部皮内异物应在清创时尽可能除去,以免遗留难以清除的痕迹。

（7）浅Ⅱ度的水疱皮一般不予移除,水疱低位引流。如水疱已污染、破碎、皱褶,因易招致感染,应将其移除。化学烧伤的水疱应完全去除。

（8）不要在创面上涂有色的药物以免对深度的判断造成困难。

六、术后处理

（1）根据全身情况输液或输血。

（2）合理应用抗生素,防止伤口感染,促使炎症消退。

（3）注射破伤风抗毒素:如伤口深,污染重,应同时肌内注射气性坏疽抗毒血清。

（4）抬高伤肢,促使血液回流。

（5）检查注射伤肢血运情况、伤口包扎松紧是否合适、伤口有无出血等。

（6）伤口引流条,一般应根据引流物情况,在术后 24～48 h 内拔除。

（7）伤口出血或发生感染时,应立即拆除缝线,检查原因,进行处理。

第二节　关节腔穿刺术

一、定义

关节腔穿刺术是指在无菌技术操作下,用空针刺入关节腔内抽取积液,了解积液性质,为临床诊断提供依据,并可向关节内注射药物以治疗关节内创伤和疾病(图 3-3)。

二、适应证

感染性关节炎,关节肿胀,关节创伤,关节积液、积血,骨性关节炎,关节积液,关节腔内药物注射治疗等。四肢关节腔内积液,须行穿刺抽液检查或引流,或注射药物进行治疗。关节腔内注入空气或造影剂,行关节造影术,以了解关节软骨或骨端的变化。关节外伤或手术后,关节腔内有较多积血,抽出积血可减少关节粘连。

三、术前准备

（1）常规消毒治疗盘 1 套。

（2）无菌关节穿刺包,内有穿刺针头(图 3-4)、5 mL 和 20 mL 注射器、洞巾、纱布。

（3）其他用物:无菌手套、消毒巾、无菌试管、1％利多卡因,按需要准备标本瓶、培养瓶或注射药物、绷带。

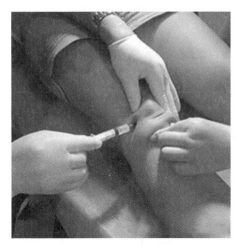

图 3-3 关节腔穿刺术

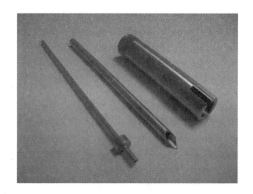

图 3-4 穿刺针头

四、穿刺操作步骤

（1）向患者做好解释，消除顾虑，取得合作。

（2）按穿刺部位选择体位，铺好橡皮巾和治疗巾，避免污染床单。

（3）术者进行常规皮肤消毒，戴无菌手套，铺好洞巾，局部严格消毒后，穿刺点进行浸润麻醉。

（4）施行关节腔穿刺，抽出积液或注入药物。根据病情和需要，选用 12～18 号针头。术者右手持注射器，左手固定穿刺点。当穿刺针进入关节腔时，可感觉阻力消失，左手固定针头及注射器，右手抽动注射器筒栓进行抽液，如关节内液体量较少，为了尽量吸出积液，可由助手按压关节周围，使积液集中于针头处。积液吸出后，如治疗需要可将药物注射于关节内。

五、注意事项

（1）一切器械、药品及操作，皆应严格无菌，否则可致关节腔感染。

（2）应边吸抽，边进针，注意有无新鲜血流，如有说明刺入血管，应将穿刺针退出少许，改变方向再继续进针。另外，当抽得液体后，再稍稍将穿刺针刺入少许，尽量抽尽关节腔内的积液，但不可刺入过深，以免损伤关节软骨。

（3）反复在关节内注射类固醇，可造成关节损伤。因此，任何关节内注射类固醇，不应超过 3 次。

（4）对抽出的液体需要做镜下检查、细菌培养和抗生素敏感试验，还要做认真的肉眼观察，初步判定其性状，及时给予治疗。例如，正常滑液为草黄色，清而透明；若为暗红色陈旧性血液，往往为外伤性；抽出的血液内含有脂肪滴，则可能为关节内骨折；混浊的液体多提示有感染；若为脓液，则感染的诊断可以确定。

（5）关节腔有明显积液者，穿刺后应加压包扎，适当给予固定。根据积液多少，确定再穿刺的时间，一般每周穿刺 2 次即可。关节腔最易被感染，即使已有感染、化脓，也应防止混合感染。因此，在做穿刺术时，必须严格遵守无菌技术。

六、术后处理

（1）穿刺完毕，拔出针头，再次消毒穿刺部位，覆盖纱布，穿刺减压者局部需用加压包扎并适当固定。

（2）取积液做细菌培养和常规化验。

（3）整理用物,安置患者,及时将标本送检。

常用关节的穿刺点

1. 肩关节穿刺术　前方穿刺点在喙突的外侧、三角肌的内缘处,向后向内刺入,此穿刺点常选作抽吸关节内的积液、积脓或造影用。后方穿刺点在肩峰的下外方,向前向内刺入,此穿刺点常选作造影用（图3-5）。

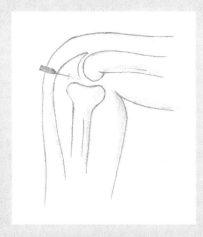

图 3-5　肩关节穿刺

2. 肘关节穿刺术　肘关节屈曲90°,在桡骨小头近侧,于其后外方向前下进针,关节囊在此距离表面最浅,桡骨头清晰可触及。也可在尺骨鹰嘴顶端和肱骨外上髁之间向内前方刺入。还可经尺骨鹰嘴上方,经肱三头肌腱向前下方刺入关节腔（图3-6）。

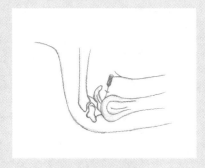

图 3-6　肘关节穿刺

3. 腕关节穿刺术　关节穿刺点可从腕背伸拇长肌腱与示指固有伸肌腱之间刺入。也可经尺骨茎突或桡骨茎突侧面下方,垂直向内下进针,因桡动脉行经桡骨茎突远方,故最好在尺侧穿刺（图3-7）。

4. 髋关节穿刺术　在髂前上棘与耻骨结节连线的中点,腹股沟韧带下2 cm,股动脉的外侧1～2 cm垂直刺入;也可取下肢内收位,从股骨大转子上缘平行,经股骨颈向内上方刺入（图3-8）。

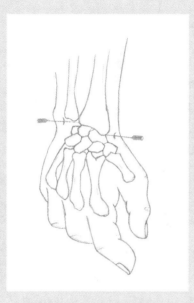

图 3-7　腕关节穿刺

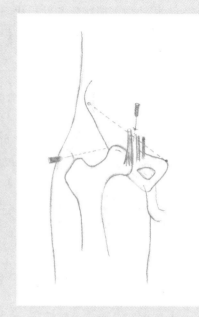

图 3-8　髋关节穿刺

5. 膝关节穿刺术　以髌骨上缘的水平线与髌骨外缘的垂直线的交点为穿刺点,经此点向内下方刺入关节腔,此点常选作抽吸关节内的积液、积脓或注射药物用。也可经髌韧带的任何一侧,紧贴髌骨下方向后进针,此点常选作膝关节充气造影用(图 3-9)。

6. 踝关节穿刺术　可选择胫前肌腱与内踝之间作为前内侧穿刺点,也可于伸趾肌腱与外踝之间刺入作为前外侧穿刺点(图 3-10)。

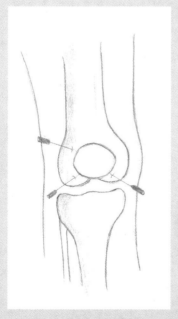

图 3-9　膝关节穿刺

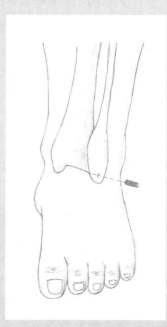

图 3-10　踝关节穿刺

第三节　局部封闭术

一、定义

局部封闭术常被简称为封闭,最初是指用局部麻醉药物(不同剂量和不同浓度的普鲁卡因溶液)阻滞局部周围神经或用局部麻醉药物注入疼痛区域,利用普鲁卡因的局部麻醉作用减少局部病变对中枢的刺激以达到止痛目的,并改善局部营养的作用,从而促进疾病痊愈的一种治疗方法,因其有将疼痛部位与中枢隔离的意思,故称封闭(图 3-11)。

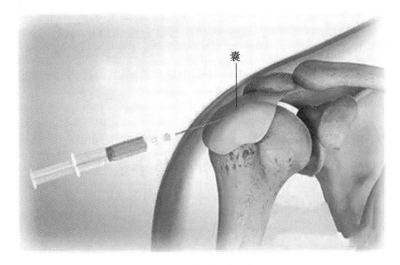

图 3-11　局部封闭术

二、适应证

肩周炎、网球肘、腰 3 横突肥大综合征、其他部位的筋膜炎、棘间韧带炎、各关节韧带的急慢性损伤等。

三、术前准备

(1) 1%～2%普鲁卡因溶液 3～5 mL。

(2) 0.5%～1%利多卡因溶液 3～5 mL。

(3) 类固醇类药物,如醋酸泼尼松龙 12.5 mg、曲安奈德 5～10 mg、地塞米松 5～10 mg。

(4) 其他药物:复方丹参注射液、复方当归注射液、威灵仙注射液等。

另外,封闭疗法的关键是明确诊断,而压痛点常是病灶所在,因此寻找压痛点非常重要。

四、操作步骤

一般小的较表浅部位的封闭,在压痛点中心进针,注入药物,用消毒敷料覆盖 1 天即可。

Note

57

较深部位的封闭,找准压痛点,刺入皮肤、皮下组织直达病变部位,经抽吸无回血后将药物注入。拔出针头后处理同前。

五、注意事项

(1)注射后 3 天内局部避免洗浴。

(2)每一部位注射不应超过 3 次。

(3)严重糖尿病患者应当严格控制适应证,以免引起感染。

(4)注射局部皮肤有炎症时禁止注射。

(5)注射过程中避免损伤周围的血管、神经。

六、术后处理

注射后要观察 15 min,防止过敏反应和其他反应,封闭后 3 天内注意保持皮肤清洁,防止污染。注射后 1 周内要多休息,避免因活动过量刺激到治疗部位。一般打完封闭针后疼痛反应在 2～4 h 内会达到高峰,过了高峰期疼痛会逐渐减轻,两三天后疼痛消失。这种情况属于正常反应,无需特殊处理。对于个别疼痛严重的患者,可考虑口服或注射止痛镇静药物。

第四节　中医骨伤科手法技术

一、概述

手法在中医骨伤科治疗中占有重要地位,是骨伤科四大治疗方法(手法、固定、药物、练功)之一。《医宗金鉴·正骨心法旨要》说:"夫手法者,谓以两手安置所伤之筋骨,使仍复于旧也。"该书首次把"摸、接、端、提、推、拿、按、摩"归纳为正骨八法,并详细阐述了手法的适应证、作用及其操作要领。

二、术前准备

1. 人员准备　确定主治者与助手,并做好分工。参加整复者应对伤员全身情况、受伤机理、骨折类型、移位情况等,做全面的了解与复习,将 X 线片的显示与患者实体联系起来,仔细分析,确立整复手法及助手的配合等,做到认识一致,动作协调。

2. 器材准备　根据骨折的需要,准备好一切所需要的物品,如纸壳、石膏绷带、夹板、扎带、棉垫、压垫,以及需要的牵引装置等。还须根据病情准备好急救用品,以免在整复过程中发生意外。

三、手法操作要领

1. 拔伸　拔伸是正骨手法中的重要步骤,用于克服肌肉拮抗力,矫正患肢的重叠移位,恢复肢体的长度。按照"欲合先离,离而复合"的原则,开始拔伸时,肢体先保持在原来的位置,沿肢体的纵轴,由远近骨折段作对抗牵引(图 3-12)。然后,再按照整复步骤改变肢体的方向,持续牵引。牵引力的大小以患者肌肉强度为依据,要轻重适宜,持续稳妥。小儿、老年人及女性患者,牵引力不能太大;反之,青壮年男性患者,肌肉发达,牵引力应加大。对肌群丰厚的患肢,如股骨干骨折应结合骨牵引,但肱骨干骨折,虽肌肉发达,在麻醉下骨折的重叠移位容易矫正,如果用力过大,常使断端分离,以致造成不愈合。

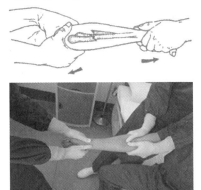

图 3-12 拔伸

2. 旋转 主要矫正骨折断端的旋转畸形(图 3-13)。单轴关节(只能屈伸的关节),只有将远骨折段连同与之形成一个整体的关节远端肢体共同旋向骨折近端所指的方向,畸形才能矫正,重叠移位也能较省力地克服。因此,肢体有旋转畸形时,可由术者手握其远段,在拔伸下围绕肢体纵轴向左或向右旋转,以恢复肢体的正常生理轴线。

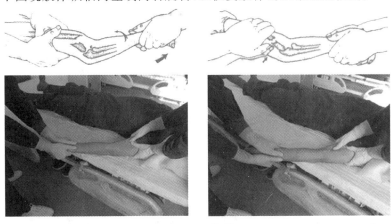

图 3-13 旋转

3. 屈伸 术者一手固定关节的近段,另一手握住远段沿关节的冠轴摆动肢体,以整复骨折脱位(图 3-14)。如伸直型的肱骨髁上骨折,须在牵引下屈曲,屈曲型则须伸直。伸直型股骨髁上骨折可以在胫骨结节处穿针,在膝关节屈曲位牵引;反之,屈曲型股骨髁上骨折,则需要在股骨髁上处穿针,将膝关节处于半屈曲位牵引,骨折才能复位。

骨折端常见的四种移位(重叠、旋转、成角、侧方移位),经常是同时存在的,在拔伸牵引下,一般首先矫正旋转及成角移位,即按骨折的部位、类型,明确骨折断端附着肌肉牵拉方向,利用其生理作用,将骨折远端旋转、屈伸,置于一定位置,远近骨折端才能轴线相对,重叠移位也能较省力地矫正。

4. 提按 重叠、旋转及成角畸形矫正后,侧方移位就成了骨折的主要畸形。对于侧方移位,医者借助掌、指分别置于骨折断端的前后或左右,用力夹挤,迫其就位。侧方移位可分为前后侧移位和内外侧移位。前后侧(即上下侧或掌背侧)移位用提按手法(图 3-15)。操作时,医者两手拇指按着突出的骨折一端向下,两手四指提下陷的骨折另一端向上。

59

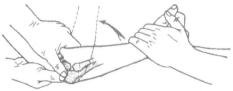

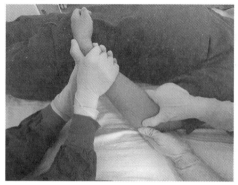

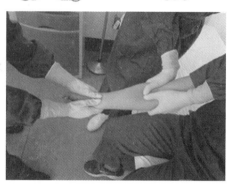

图 3-14　屈伸　　　　　　　　　　　　　　　图 3-15　提按

5. 端挤　内外侧（即左右侧）移位用端挤手法（图 3-16）。操作时,医者一手固定骨折近端,另一手握住骨折远端,用四指向医者方向用力谓之端,用拇指反向用力谓之挤,将向外突出的骨折端向内挤迫。经过提按端挤手法,骨折的侧方移位即得到矫正。但在操作时手指用力要适当,方向要正确,部位要对准,着力点要稳固。术者手指与患者皮肤要紧密接触,通过皮下组织直接用力于骨折端,切忌在皮肤上来回摩擦,以免损伤皮肤。

6. 摇摆　摇摆手法用于横断形、锯齿形骨折。经过上述整骨手法,一般骨折基本可以复位,但横断形、锯齿形骨折其断端间可能仍有间隙。为了使骨折端紧密接触,增加稳定性,医者可用两手固定骨折部,由助手在维持牵引下轻轻地左右或前后方向摆动骨折的远段（图 3-17）,待骨折断端的骨擦音逐渐变小或消失,则骨折断端已紧密吻合。

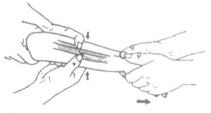

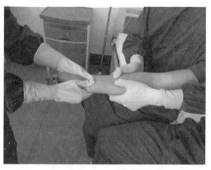

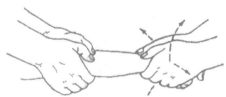

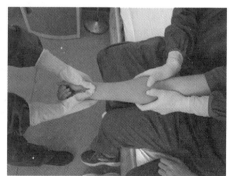

图 3-16　端挤　　　　　　　　　　　　　　　图 3-17　摇摆

7. 触碰　又称叩击手法,用于须使骨折部紧密嵌插者,横形骨折发生于干骺端时,骨折整复夹板固定后,可用一手固定骨折部的夹板,另一手轻轻叩击骨折的远端,使骨折断端紧密嵌插,复位更加稳定(图 3-18)。

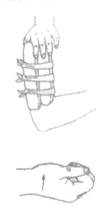
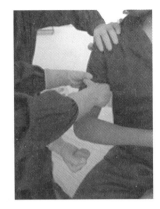

图 3-18 触碰

8. 分骨 分骨是用于矫正两骨并列部位的骨折,如尺桡骨双骨折、胫腓骨、掌骨与跖骨骨折等,骨折段因受骨间膜或骨间肌的牵拉而呈相互靠拢的侧方移位。整复骨折时,可用两手拇指及食指、中指、无名指三指由骨折部的掌背侧对向夹挤两骨间隙(图 3-19),使骨间膜紧张,靠拢的骨折端分开,远近骨折段相对稳定,并列双骨折就像单骨折一样一起复位。

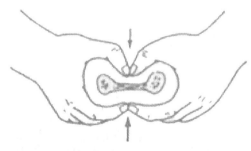

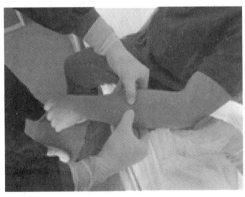

图 3-19 分骨

9. 折顶 横断或锯齿形骨折,如患者肌肉发达,单靠牵引力量不能完全矫正重叠移位时,可用折顶法(图 3-20),医者两手拇指抵于突出的骨折一端,其他四指重叠环抱于下陷的骨折另一端,在牵引下两拇指用力向下挤压突出的骨折端,加大成角,依靠拇指的感觉,估计骨折的远近端骨皮质已经相顶时,而后骤然反折。反折时环抱于骨折另一端的四指将下陷的骨折端猛力向上提起,而拇指仍然用力将突出的骨折端继续下压,这样较容易矫正重叠移位畸形。用力大小,以原来重叠移位的多少而定。用力的方向可正可

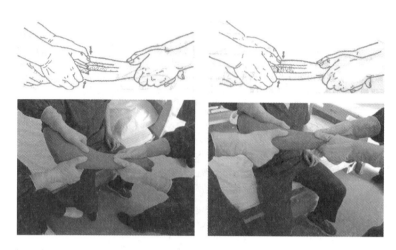

图 3-20　折顶

斜。单纯前后移位者,正位折顶;同时有侧方移位者,斜向折顶。通过这一手法不但可以解决重叠移位,也可以矫正侧方移位。此法多用于前臂骨折。

10. 回旋　多用于矫正背向移位的斜形、螺旋形骨折,或有软组织嵌入的骨折。有软组织嵌入的横断骨折,须加重牵引,使两骨折端分离,解脱嵌入骨折断端的软组织,而后放松牵引,术者分别握远近骨折段,按原来骨折移位方向逆向回转,使断端相对,以断端的骨擦音来判断嵌入的软组织是否完全解脱。背向移位的斜面骨折,虽用大力牵引也难使断端分离,因此必须根据受伤的力学原理,判断背向移位的途径,以骨折移位的相反方向,施行回旋方法(图 3-21)。操作时,必须谨慎,两骨折段须相互紧贴,以免损伤软组织,若感到回旋时有阻力,应改变方向,使背向移位的骨折达到完全复位。

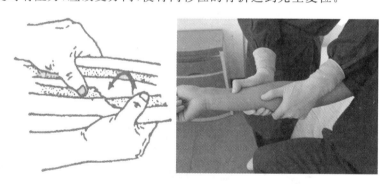

图 3-21　回旋

11. 蹬顶　通常一个人操作,常用在肩、肘关节脱位以及髋关节前脱位。以肩关节为例,患者仰卧于床上,医者立于患侧,双手握住伤肢腕部,将患肢伸直并外展;医者脱去鞋子,用足底蹬于患者腋下(左侧脱位用左足,右侧脱位用右足),足蹬手拉,缓慢用力拔伸牵引,然后在牵引的基础上,使患肢外旋、内收,同时足跟轻轻用力向外顶住肱骨头(图 3-22),即可复位。

12. 杠杆　本法是利用杠杆为支撑点,力量较大,多用于难以整复的肩关节脱位或陈旧性脱位。采用一长 1 m、直径为 4~5 cm 的圆木棒,中间部位以棉垫裹好,置于患侧腋窝,两助手上抬,医者双手握住腕部,并外展 40°。向下牵引,解除肌肉痉挛,使肱骨头摆脱盂下的阻挡,容易复位(图 3-23)。整复陈旧性关节脱位,外展角度需增大,各方面活动范围亦加大,以松解肩部粘连。本法因支点与牵引力量较大,活动范围亦大,如有骨质疏

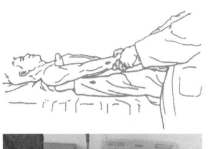

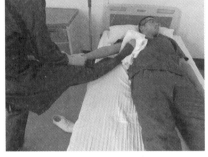

图 3-22 蹬顶

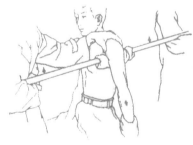

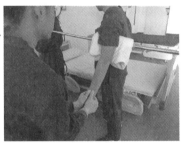

图 3-23 杠杆

松和其他并发症应慎用,并注意勿损伤神经、血管。此外,尚有椅背复位法、梯子复位法等,均属杠杆法。

四、注意事项

（1）复位之前明确诊断,医者对病情要有充分了解,根据病史、受伤机制和 X 线片易查结果作出明确诊断,同时分析骨折、脱位发生移位的机制,选择有效的整复手法。

（2）密切注意全身情况变化,对多发性骨折气血虚弱,严重骨盆骨折发生出血性休克以及脑外伤重症等,均需暂缓整复,可采用临时固定或持续牵引等法,待危重病情好转后,再考虑骨折整复。

（3）掌握复位标准骨骼是人体支架,它以关节为枢纽,通过肌肉收缩活动而进行运动。当肢体受到外力或肌肉强烈收缩造成骨折后,骨折断端发生移位,肢体就失去了骨骼的支架作用,而不能正常活动。因此,在治疗骨折时,首先要进行骨折复位,以恢复骨骼的支架作用。骨折对位越好,支架越稳定,固定也越稳定,骨折才能顺利愈合,功能亦恢复满意。对每一个骨折都应复位,争取达到或接近解剖复位。若某些骨折不能达到解剖对位,也应根据患者年龄、职业及骨折部位的不同,达到功能对位,即骨折在整复后无重叠、移位、旋转,成角畸形得到纠正,肢体的力线正常,长度相等,骨折愈合后肢体的功能可以恢复到满意程度,不影响患者在工作和生活上的要求。如老年患者,虽骨折对位稍差,肢体有轻度畸形,只要关节活动不受影响,生活自理无困难,疗效还算满意。儿童骨折治疗时要注意肢体外形,不能遗留旋转及成角畸形,轻度的重叠及侧方移位在发育过程中可自行矫正。

（4）抓住整复时机,只要周身情况允许,整复应当在骨折后半小时内进行,局部疼痛、肿胀较轻,肌肉尚未发生痉挛,最易复位。伤后 4～6 h 内局部淤血尚未凝结,复位也较易。一般成人伤后 7～10 天内可考虑手法复位,时间越久复位困难越大。

（5）根据患者具体情况选择适当麻醉,选择有效的止痛或麻醉药物,伤后时间不长,骨折又不复杂,可用 0.5％～2％普鲁卡因局部浸润麻醉,如果伤后时间较长,局部肿硬,骨折较为复杂,估计复位有一定困难者,上肢采用臂丛神经阻滞麻醉,下肢采用腰麻或坐骨神经阻滞麻醉,尽量不采用全身麻醉。

（6）参加整复人员精力要集中,注意手下感觉,观察伤处外形的变化,注意患者的反应,以判断手法的效果,并防止意外事故的发生。

（7）切忌使用暴力:拔伸牵引须缓慢用力,恰到好处,不得施用猛力。整复时着力部位要准确。用力大小、方向应视病情而定,不得因整复而增加新的损伤。

（8）尽可能一次复位成功:多次反复地整复,易增加局部软组织损伤,使肿胀更加严重,再复位难以成功,而且还可能造成骨折迟缓愈合或关节僵硬。

（9）避免 X 线伤害,为减少 X 线对患者和医者的损害,整复、固定尽量避免在 X 线直视下进行,确实需要时,应注意防护,尽可能缩短直视时间。在整复后常规拍摄正侧位 X 线片复查,以了解治疗效果。

第五节　关节脱位复位技术

一、肩关节脱位复位技术

1. 牵引推拿复位法　伤员取仰卧位,自伤侧腋下经胸前及背后绕套一布被单,向健侧牵引固定,作为对抗牵引;一助手握伤肢腕部及肘部,沿上臂弹性固定的轴线方向（即 60°外展位）牵引并外旋,医者用手自腋部将肱骨头向外后上推挤,即可使之复位（图 3-24）。此法操作简便,效果满意,危险性小,最为常用。

2. 手牵脚蹬复位法（Hippocrates 法）　伤员取仰卧位,麻醉后,医者立于伤侧,面对伤员,两手握住伤肢腕部,同时将脚跟沿胸壁伸至伤侧腋下,向上蹬住附近胸壁（右肩用右脚,左肩用左脚）。操作方法即用两手握住伤肢腕部,上臂外展一些,沿上臂纵轴方向牵引,并向外旋转,足跟蹬腋部和胸壁,即可使肱骨头复位（图 3-25）。此法简单易行,节省人力,效果较好,但对伴有肱骨大结节骨折者,或伴有明显骨质疏松脱钙者,当牵引时过早内收,杠杆力可造成肱骨外科颈骨折而肱骨头未复位。

3. 牵引回旋复位法（Kocher 法）　伤员采用靠坐位或仰卧位,麻醉后,助手扶住患者双肩,医者立于伤侧,右手握住伤肢肘部,左手握住伤肢腕部,并使伤肢屈肘 90°,上臂外展,徐徐沿上臂纵轴方向牵引,并外旋上臂,再逐渐内收,使肘部与前下胸壁接触内收;在上臂牵引外旋及内收的情况下,听到响声即为关节已复位。再将上臂内旋,并将伤肢手掌扶于健侧肩峰上,保持复位（图 3-26）。此法节省人力,但有引起肱骨外科颈骨折或神经血管损伤的危险性,亦有撕裂或撕断肌肉纤维的可能,所以对伴有肱骨大结节骨折或

Note

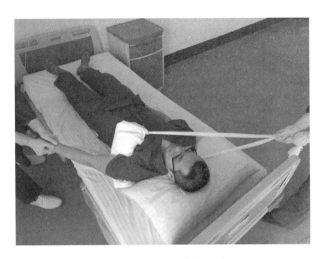

图 3-24　牵引推拿复位法

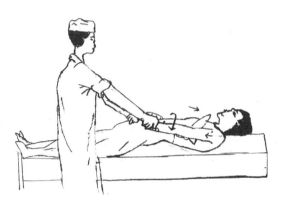

图 3-25　手牵脚蹬复位法

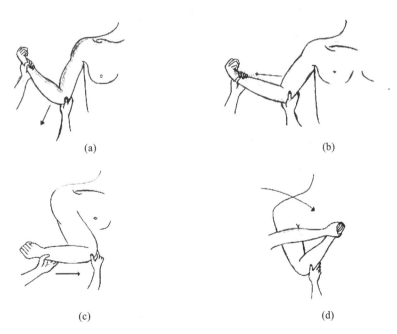

(a)

(b)

(c)

(d)

图 3-26　牵引回旋复位法

骨质明显疏松脱钙者,或脱位后时间较长(24 h后),肿胀或肌肉紧张严重者,此法不适用。脱位整复后肩部隆起丰满,与健侧外观相似,方肩变为圆肩,喙突下或肩胛盂下摸不到肱骨头,伤肢手掌可以抚摸健侧肩部(Dugas征阴性),X线检查肱骨头已复位正常,然后再将肩关节各个方向活动几下,使夹挤在关节间隙的软组织挤出来,以免影响关节的活动功能。

二、肘关节脱位复位技术

1. 新鲜肘关节后脱位　复位前一般不需要麻醉,如有侧方移位,首先矫正侧方移位,然后再矫正前后脱位。

(1)拔伸屈肘法一　患者坐靠于靠背椅上,助手立于患者背后,以双手握其上臂,医者站在患者前面,一手握伤肢腕部,与助手相对拔伸,另一手的拇指抵住肱骨下端向后推按,其余四指抵住鹰嘴向前端提,并慢慢将肘关节屈曲,若听到入臼声或感觉到入臼,说明已复位(图 3-27)。

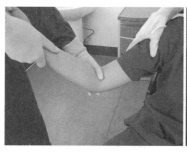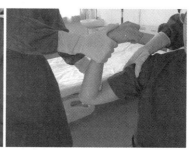

图 3-27　坐位拔伸屈肘法

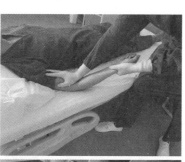

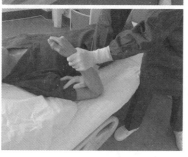

图 3-28　卧位拔伸屈肘法

(2)拔伸屈肘法二　患者取卧位,患肢上臂靠床边,医者一手按其上段,另一手握住患肢前臂顺势拔伸,有入臼声后,屈曲肘关节(图 3-28)。

2. 新鲜肘关节前脱位　前脱位较少见,复位手法简单。患者取坐位或卧位,一助手固定患肢上臂,另一助手握住患肢腕部,顺势牵引前臂,医者用两手拇指由肘前顶住脱出的尺桡骨上端向下后推入,其余手指由肘后抵住肱骨下端向上向前端提,有入臼声,说明已复位(图 3-29)。

3. 陈旧性肘关节脱位　由于肘关节脱位后超过2周,局部血肿机化,筋膜、关节囊的粘连和挛缩造成复位困难。若无合并骨折及血管、神经损伤,骨化性肌炎等单纯性脱位,可试行手法复位。复位前首先可行尺骨鹰嘴骨牵引1周左右,配合推拿按摩及舒筋活血药熏洗局部,使关节周围挛缩松解。然后在臂丛神经麻醉下,做肘关节屈伸旋转及左右摇晃活动,力量由轻而重,范围由小渐大,然后行手法复位。复位手法:可采用拔伸屈肘或膝顶拔伸法,若不成功,不能强求,以免造成损伤,可改

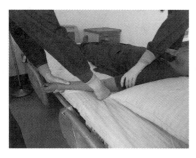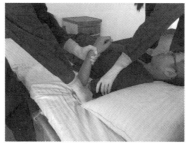

图 3-29　肘关节前脱位复位法

用手术治疗。

三、髋关节脱位复位技术

1. 髋关节后脱位的闭合复位方法

（1）Allis 手法复位（图 3-30）　于低平板床上或地上，医者站在患髋侧旁，一助手固定骨盆，医者一手握住患肢踝部，另一前臂屈肘套住腘窝，徐徐将患髋和膝屈曲至 90°，以松弛髂股韧带和髋部肌肉，然后用套在腘窝部的前臂沿股骨干长轴用力持续向上牵引，同时用握踝部的手下压小腿，并向内外旋转股骨，以使股骨头从撕裂关节囊裂隙中回至囊内，此时一般可感到或听到股骨头纳入髋臼时的弹响，畸形消失，然后伸直外展患肢，此手术成功的关键是手法轻柔、稳妥，以松解肌肉和减轻疼痛，如肌肉松弛不够好，医者不能把股骨头拉到髋臼附近，另一助手可用手将大粗隆向前下推，协助复位。

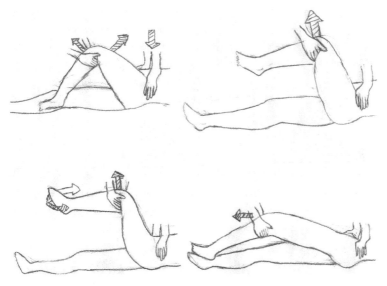

图 3-30　髋关节后脱位的 Allis 复位手法

（2）Bigelon 手法复位（图 3-31）　患者取仰卧位，助手于双侧髂前上棘固定骨盆，操作者一手握住患肢踝部，另一前臂置于患者屈曲的膝关节下方，沿患者畸形方向纵向牵引，然后在持续牵引下，保持内收内旋位，屈髋 90°或 90°以上。然后外展、外旋、伸直髋关节，股骨头进入髋臼内，即画一"问号"的方法，左侧为正问号，右侧为反问号，此方法需十分稳妥，不可猛力，其杠杆作用有发生股骨颈骨折的可能。

（3）Stimson 重力复位法（图 3-32）　患者俯卧于手术台上或车上，患肢下垂于桌边外，操作者握住小腿使髋、膝关节屈曲 90°，一助手固定骨盆、屈曲的膝关节远端，小腿后

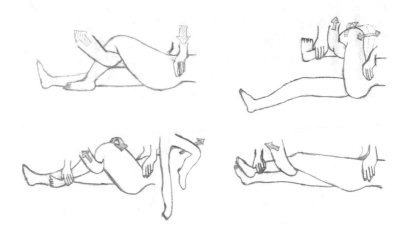

图 3-31　髋关节后脱位的 Bigelon 复位手法

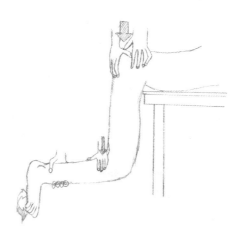

图 3-32　髋关节后脱位的 Stimson 复位手法

面施以纵向向下牵引力,轻柔地内外旋股骨协助复位。

以上三种方法中,以(1)、(3)方法比较稳妥安全。

单纯髋关节后脱位的患者手法复位后,可用皮肤牵引固定,于轻度外展位置 3～4 周,即可扶双拐下地活动,但 2～3 个月内患肢不可负重,以免缺血的股骨头因受压而塌陷,伤后每隔 2 个月拍髋 X 线片 1 次,在 1 年左右证明股骨头血运供给良好,无股骨头坏死方可离拐,逐渐恢复正常活动。

2. 新鲜髋关节前脱位的治疗

(1) 整复手法　患者取仰卧位,麻醉方法同后脱位,一助手固定骨盆,另一助手握住小腿,屈膝 $90°$,徐徐使髋部外展、外旋及屈曲,并向外方牵引,即加重畸形手法,使股骨头与闭孔或耻骨上支分离。此时术者站在对侧,一手把住大腿上部向外下按压,另一手用力将股骨头向髋臼内推进,同时在牵引下内收患肢,当感到股骨头纳入髋臼的弹响时即已复位,放松牵引后畸形消失,如手法复位失败,应早期切开复位,但一般合并髋臼或股骨头骨折少见。

(2) 术后处理　与后脱位同,但在术后牵引固定时,应保持患肢于内收、内旋、伸直位。对于上述手法无法复位者,可通过 Smith-Peterson 入路进行切开复位。造成复位失败的原因,多为嵌入软组织,如股直肌、髂腰肌和撕裂关节囊及股骨头嵌入关节囊的"扣

Note

眼"引起。在闭孔脱位中,由于股骨头与闭孔前外侧相撞,易发生股骨头前上方压缩骨折,有些医者建议在 CT 片上股骨头压缩超过 2 mm 时,应撬起压缩部位并植骨。

四、膝关节脱位复位技术

1. 膝关节前脱位复位手法　患者仰卧,两助手对抗牵引,医者两手四指按腘窝向前,两拇指按胫骨向前即可复位(图 3-33)。

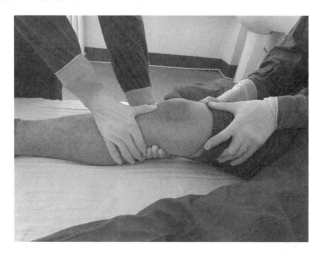

图 3-33　膝关节前脱位复位手法

2. 膝关节后脱位复位手法　两助手对抗牵引,医者两手托胫骨上端向前,另一助手按股骨下端向后,即可复位,或医者两手四指托胫骨上端向前,两拇指按压股骨髁向后亦可复位(图 3-34)。

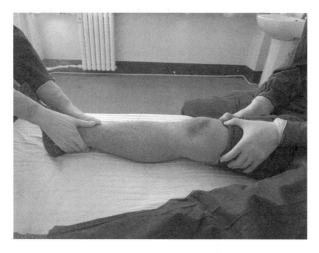

图 3-34　膝关节后脱位复位手法

3. 膝关节侧脱位复位手法

(1)外脱位　两助手对抗牵引,医者两手扳股骨下端向外,另一助手推胫骨外髁向内,并使膝关节呈外翻位即可复位(图 3-35)。

(2)内脱位　两助手对抗牵引,医者两手扳股骨外髁向内,另一助手推胫骨内髁向外,并使膝关节呈内翻位,即可复位(图 3-36)。

Note

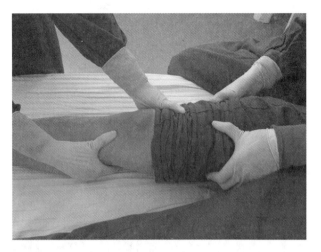

图 3-35　膝关节侧脱位复位手法(外脱位)

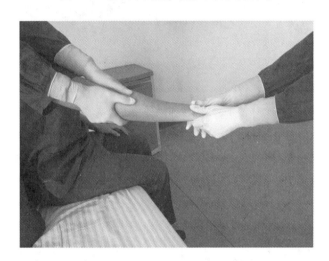

图 3-36　膝关节侧脱位复位手法(内脱位)

第六节　骨折复位技术

一、手法复位

　　手法复位适用于四肢闭合性骨折。手法复位具有损伤小,有利于骨折的愈合,且方法简单不需要较复杂的设备等优点,因此使用较广泛。复位方法:先进行局部麻醉,消除患者疼痛;助手握住骨折近端,医者握远端,进行对抗牵引,几分钟后肌肉疲劳而松弛即可复位。根据具体情况,可采用反折、回旋、端提、按正、分骨、扳正等手法。

　　1. 牵抖复位法　适用于骨折远端向背侧移位或骨折断端向掌成角,但骨折非累及关节,不是粉碎者。患者取坐位或卧位,屈肘90°前臂中立位,一助手握住上臂,医者两手紧握手腕,双拇指放在骨折远端背侧,触摸准确继续牵引,待重叠基本矫正后,稍旋后猛力牵抖,同时掌屈尺偏,骨折即得到复位(图 3-37)。

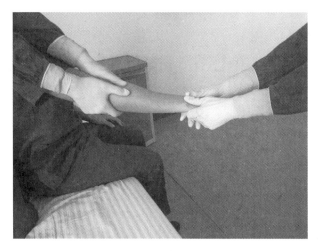

图 3-37　牵抖复位法

2. 提按复位法　适用于老年患者,骨折累及关节、粉碎骨折患者。患者平卧屈肘90°,前臂中立位,一助手握住拇指及其他四指,一助手握上臂对抗牵引,待嵌插骨折矫正后,医者先矫正旋转移位及侧方移位,然后双拇指挤按骨折远端背侧,其他手指置近端掌侧向上端提,骨折即可复位(图 3-38)。

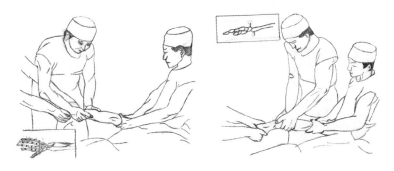

图 3-38　提按复位法

二、手术复位

手术复位又称切开复位,其最大的优点是能达到解剖复位,缺点是增加了局部损伤,不利于骨折的愈合,有潜在感染的危险,适用于开放性骨折、关节内骨折、骨折不愈合、合并血管和神经损伤以及手法复位失败的骨折。

三、持续牵引复位

持续牵引复位既能达到复位作用,又有外固定作用。牵引有皮肤牵引和骨牵引两种。皮肤牵引简称皮牵引,利用胶布粘贴于骨折远端的皮肤上。此种牵引简单、方便,缺点是对胶布过敏者在贴胶布处会出现水疱,因此对胶布过敏者不宜使用。骨牵引是利用钢针贯穿于骨干内的牵引,此种牵引力大是其最大优点,缺点是要求严格的无菌操作,否则可致骨髓腔感染(详见本章第七节)。

第七节 牵引技术

一、皮肤牵引

1. 定义 皮肤牵引是指把胶布或皮套贴在皮肤上,通过牵拉胶布或皮套进行牵引。因为牵引是通过牵拉皮肤再拉到皮下组织和骨骼,故又称间接牵引法(图3-39)。此种牵引的优点是操作简便,不需要穿破骨组织,对肢体损伤小,痛苦少。缺点是不能承受太大的重量,一般不超过5 kg,否则容易把胶布或皮套拉脱。所以,一般用于小儿或老弱患者的骨折牵引或关节炎症时的矫正与固定。

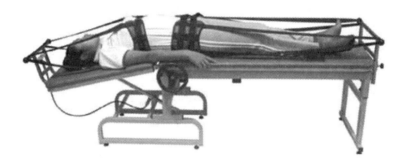

图3-39 皮肤牵引技术

2. 适应证

(1)适用于小儿及年老体弱者骨折的牵引治疗,皮肤有损伤或有炎症时,禁用皮肤牵引。

(2)牵引重量一般不可超过5 kg,否则易伤皮肤或者起水疱,影响继续牵引。一旦出现水疱后可改用海绵带牵引或骨牵引,皮肤破损部位用75%乙醇溶液涂擦。

(3)一般牵引时间为2~3周,时间过长,因皮肤上皮脱落影响胶布黏着,如需继续牵引,应更换新胶布维持牵引。

(4)牵引期间应定时检查肢体固定的松紧度及牵引的胶布粘贴情况,及时调整重量和松紧度,防止过紧影响肢体血运循环或过松达不到牵引效果。

(5)应注意粘贴胶布的部位及长度要适当,胶布要平整无皱,不能贴于踝上。包缠绷带不能压迫腓骨头颈部,不能扭转,以免压迫引起腓总神经麻痹。

3. 特殊牵引

(1)海绵带牵引 主要有小腿海绵带牵引和长腿海绵带牵引两种。①小腿海绵带牵引裹敷范围:前侧自胫骨结节水平起始,后侧自腘窝下缘起始,向下至内外踝上缘。②长腿海绵带牵引裹敷范围:前侧自腹股沟下方3~5 cm水平起始,后侧自臀纹下方1~2 cm起始,向下至内外踝上缘。长腿海绵带的牵引重量较小腿海绵带稍重。注意松紧适度,并将牵引带调整至肢体双侧对称位置进行牵引。主要用于小儿股骨骨折、化脓性膝关节炎、膝关节或髋关节结核、股骨骨髓炎、膝关节软组织损伤等。也可用于年老体弱无明显移位的股骨近端骨折、屈髋肌挛缩松解术后,以及股骨头缺血性坏死的辅助牵引。

(2)兜带牵引 利用布带或海绵兜带兜住身体突出部位施加牵引力,可持续牵引,也可间歇牵引。临床常用的有颌枕带牵引、骨盆带牵引、骨盆兜悬吊牵引。

①颌枕带牵引：用颌枕带托住下颌和后枕部，用牵引钩钩入颌枕带远端孔内，使两侧牵引带保持比头稍宽的距离。于牵引钩中央系一牵引绳，置于床头滑轮上加重量牵引。适用于轻度颈椎骨折或脱位、颈椎间盘突出症及根性颈椎病等。有两种牵引方法：一为卧床持续牵引，牵引重量一般为 2.5~3 kg，其目的是利用牵引维持头颈固定休息，松弛颈部肌肉，使颈椎间隙松弛或骨质增生造成的水肿尽快吸收，使其症状缓解；二为坐位牵引，每日 1 次，每次 20~30 min，间断牵引，重量根据每个患者的具体情况，可增加到 10 kg左右，但须注意如颈椎有松动不稳者，不宜进行重量较大的牵引，以免加重症状。

②骨盆带牵引：适用于腰椎间盘突出症及腰神经根刺激症状者，也用作脊柱侧凸或后突的术前辅助治疗。骨盆带牵引方法：用骨盆牵引带包托于骨盆，两侧各有一个牵引带，所系重量相等，两侧总重量为 9~10 kg，床脚抬高 20~25 cm，使人体重量作为对抗，进行持续牵引，并加强腰背肌功能锻炼，使腰腿痛的症状逐渐消退。也可利用机械大重量间断牵引，即用固定带将两侧腋部固定作对抗牵引，用骨盆牵引带包托骨盆髂骨进行牵引，每天牵引 1 次，每次牵引 20~30 min，牵引重量先从体重的 1/3 重量开始，逐渐加重牵引重量，以患者感觉舒服为宜。但腰椎如有明显松动不稳者，不宜用较大重量牵引，以免加重症状。

③骨盆兜悬吊牵引：适用于骨盆骨折有明显分离移位，或骨盆环骨折有向上移位和分离移位，经下肢牵引复位，仍有分离移位者。兜带从后方包住骨盆，两侧各系一牵引绳，交叉至对侧上方滑轮上悬吊牵引，牵引重量以臀部抬离床面 2 cm 为宜。对骨盆环骨折有向上移位者，同时配合两下肢的皮肤或骨牵引，可使骨盆骨折分离移位整复，待 4~6 周后解除牵引，进行石膏裤固定。

4. 术后处理　皮肤牵引 3~4 天后，由于患肢肿胀消退，周径变小，绷带松动，影响牵引胶布贴敷的紧密度，易于引起胶布松脱或皮肤发生水疱，因此，必须经常检查并及时处理绷带松脱情况。小儿股骨骨折进行皮肤牵引的早期，由于伤肢肿胀，如果绷带包扎过紧，可能压迫踝部血管引起血循环障碍，要特别注意观察。

二、骨骼牵引

1. 定义　骨牵引，又称直接牵引，是利用钢针或牵引钳穿过骨质，使牵引力直接通过骨骼而抵达损伤部位，并起到复位、固定和休息的作用（图 3-40）。其优点是可承受较大的牵引重量，阻力较小，可以有效地克服肌肉紧张，纠正骨折重叠或关节脱位所造成的畸形；牵引后便于检查患肢；牵引力可以适当增加，不致引起皮肤发生水疱、压迫性坏死或循环障碍；配合夹板固定，保持骨折端不移位的情况下，可以加强患肢功能锻炼，防止关节僵直、肌肉萎缩，以促进骨折愈合。缺点是钢针直接通过皮肤穿入骨质，若处理不当可引起针眼处感染；进针部位不准确，可损伤关节囊或神经血管；儿童采用骨牵引容易损伤骨骺。

骨牵引常用器械为斯氏针、克氏针、手摇钻、锤子、消毒钳、注射器及针头、尖刀片、镊子、止血钳，以及所用的牵引弓等。在穿针之前，按解剖标志，确定进针部位，消毒后，局部用 1%~2% 利多卡因浸润麻醉，先以小尖刀片作小切口，再以手摇钻进针。出针处有也要局麻和消毒，直至针尖穿破皮肤，以适合牵引弓长度为止。

2. 适应证

（1）成人肌力较强部位的骨折。

（2）不稳定性骨折、开放性骨折。

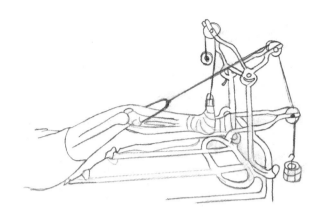

图 3-40 骨骼牵引技术

（3）骨盆骨折、髋臼骨折及髋关节中心性脱位。

（4）学龄儿童股骨不稳定性骨折。

（5）颈椎骨折与脱位。

（6）皮肤牵引无法实施的短小管状骨骨折。

（7）手术前的准备。

（8）关节挛缩畸形者。

（9）其他需要牵引治疗而又不适于皮肤牵引者。

3．禁忌证

（1）牵引处有炎症或开放创伤污染严重者。

（2）牵引局部骨骼有病或严重骨质疏松者。

（3）牵引局部需要切开复位者。

4．肢体各部位骨骼牵引

（1）尺骨鹰嘴牵引　适用于肱骨骨折、肿胀严重不能手法复位的肱骨髁上骨折及严重移位的肱骨髁间骨折，如果肱骨干骨折合并有前臂双骨折可同时并用掌骨牵引。穿针时，患者取仰卧位，上臂外展 90°，助手把持患者手腕，术者立于患肢尺侧，在肱骨内侧缘的延长线（即沿尺骨鹰嘴顶点下 3 cm 左右处），作一条与尺骨背侧缘垂直的直线；在尺骨背侧缘的两侧各 2 cm 左右处，各作一条与尺骨背侧缘平行的直线，相交点即为牵引针由内向外的进、出点。操作时注意勿损伤尺神经。此外，还可用大号巾钳夹住鹰嘴进行牵引，牵引体位与上肢皮肤悬吊牵引相同，开始牵引重量为 2～3 kg，维持重量为 1～3 kg（图 3-41）。

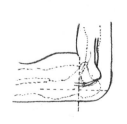
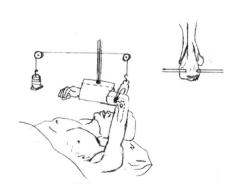

图 3-41　尺骨鹰嘴牵引

（2）桡、尺骨远端牵引　用于桡、尺骨骨干骨折与肘关节损伤和疾病。穿针部位在桡骨茎突上 3.5 cm 处。牵引体位是伸肘位，前臂旋后。开始牵引重量为 2～3 kg，维持重量为 1～2 kg。

（3）掌骨牵引　对于前臂双骨折、桡骨下端骨折以及腕关节疾病，有时采用掌骨牵引。通常克氏针贯穿第 1、2、3 掌骨。于背侧第 1 蚓状肌外侧第 1 掌骨下 1.0 cm 进针，第 3 掌骨头下 1.0 cm 处为出针处。进针时，患者将手平伸，在针头抵达并钻入第 3 掌骨时，再握拳，使针尖不致穿入第 4 掌骨。牵引前首先将前臂及腕关节用管型石膏固定，腕需背伸 45°，固定范围以牵引针露在外面即可。一般用悬吊牵引，前臂管型石膏处可加一定重量作为反牵引。开始牵引重量为 2～3 kg，维持重量为 1～2 kg。

（4）指骨牵引　包括拇指牵引和其他四指牵引。此法多用于掌骨或近节指骨不稳定骨折。经手法整复固定骨折仍不稳定时可改用骨牵引。穿针部位均在远位指骨基底的一侧，选用细克氏针，穿出后，剪短克氏针两端，保留一定长度，以备牵引。拇指掌、指骨骨折的牵引需先用管型石膏将拇指腕掌关节包括前臂固定于对掌位，同时将备用的"U"形硬质金属丝固定于拇指管型石膏两侧。石膏干固定后，即可用橡皮筋进行牵引。其他手指的牵引方法同拇指相似，也是先用石膏将腕关节及掌指关节固定于功能位，再行牵引。也可自制手部骨折牵引支架进行牵引。

（5）股骨髁上牵引　常用于股骨骨折、骨盆骨折及骶髂关节脱位。进针部位为髌骨上缘 1.5 cm 平面内侧，与内收肌结节向上延长线相交点即为进针点。注意进针方向是由内向外。先向上拉紧皮肤，将斯氏针刺破皮肤，以手摇钻徐徐钻入，待穿出对侧骨皮质时，同样向上拉紧皮肤，局麻后将针穿出。针的两端穿入带橡皮塞的小瓶内，以免刺伤健肢皮肤。牵引体位，将患肢放在托马氏架或布朗架上，膝关节适当屈曲。开始重量 7～8 kg，维持重量 3～5 kg。

（6）胫骨结节牵引　适用于股骨骨折、有移位的骨盆环骨折、膝关节内骨折或髋关节脱位等。进针部位是胫骨结节向后 1.0 cm，作一条与胫骨纵轴垂直的横线，在胫骨嵴两侧各 3 cm 左右处，作两条与胫骨纵轴平行的纵线，与横线相交的两点，即为针的进出点。成年人用斯氏针，儿童用粗克氏针。进针的方向由外向内。牵引体位同股骨髁上牵引（图 3-42）。牵引重量开始为 7～8 kg，维持重量 3～5 kg。

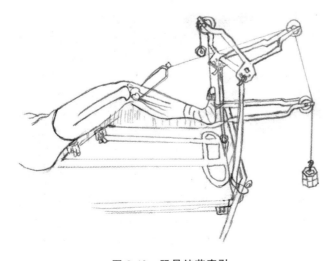

图 3-42　胫骨结节牵引

（7）跟骨牵引　适用于小腿开放性骨折、胫骨不稳定性骨折、胫骨平台骨折，某些跟骨骨折有时也用这种牵引。进针部位：踝关节中立位，内踝下端至跟后下缘连线的中点，即由内向外的进针穿刺点。选择适当粗细的斯氏针，穿针时先用手摇钻钻入，再进入跟骨内部后，即可去掉手摇钻，一手把持针体于水平位，另一手用锤子将其打入，使针的两端等长。牵引体位与股骨髁上牵引和胫骨结节牵引相同（图 3-43）。牵引重量开始为 4～6 kg，维持重量为 2～3 kg。

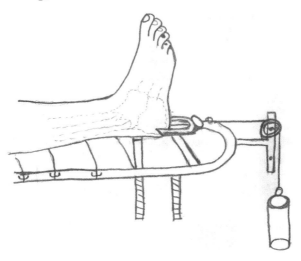

图 3-43　跟骨牵引

（8）跖骨牵引　跗跖关节脱位，手法难以整复，可采用这种牵引。穿针方法一般是贯穿第 2～3 跖骨，以加大牵引力度。穿针的方向是由内向外。牵引的方法可采用小腿石膏管型固定踝关节背伸 90°，固定范围以露出牵引针为度，作悬吊牵引，利用小腿及石膏的重量作为反牵引。牵引重量开始为 2～3 kg，维持重量为 1～2 kg。

（9）趾骨牵引　适用于跗骨及跖骨不稳定性骨折。操作方法同手指。

（10）颅骨牵引　适用于成年人颈椎骨折或脱位，是创伤骨科常用的牵引方法。术前要剃去全部毛发，用肥皂及清水洗净。牵引用具包括颅骨牵引钳（Crutchfied 牵引钳）、手术尖刀、颅骨钻头、镊子、止血钳、手术巾以及消毒手套等。首先要做好标记定位，即患者两侧眉弓中外 1/3 交界处向头顶引两条平行线，再从两耳尖经头顶作一条连线，该线与上述两条平行线形成两个相交点，即为牵引点。消毒局麻后铺手术巾。在标记牵引点处分别用小尖刀做一条约 1.0 cm 的小切口，直达颅骨外板。颅骨钻头有阻挡装置，只能钻入骨深 0.4 cm，刚好钻透颅骨外板。注意钻头方向必须与颅骨牵引点的切线垂直，即必须与颅骨牵引钳的齿尖方向一致。然后安装颅骨牵引钳，使齿尖直接嵌入颅骨外板的钻孔内，旋转牵引钳尾部一侧的螺丝，使其嵌入牢固，再于牵引钳尾部的孔内穿绳，通过牵引床的滑轮进行牵引，牵引方向和重量根据骨折或脱位情况而定（图 3-44）。一般开始重量为 7～15 kg，维持重量为 2～3 kg。

5. 术中注意事项

（1）各种骨牵引均在局麻下进行，即在进针和出针部位用 1% 普鲁卡因溶液局部注射浸润麻醉。

（2）除颅骨牵引外，其他骨牵引在进针和出针时，不要用尖刀作皮肤小切口，可将牵引针或巾钳直接穿入皮肤至骨。

（3）进针前将皮肤向肢体近侧稍许推移，以免进针后在牵引针远侧有皮肤皱褶或牵引后切割针孔远侧皮肤导致针眼感染。

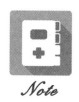

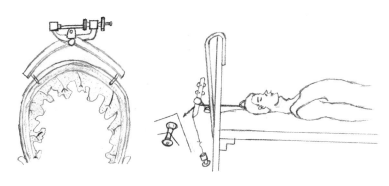

图 3-44　颅骨牵引

（4）需行牵引的肢体有较大软组织创面时，进针部位最好离创面较远。

（5）斯氏针穿松质骨时可用骨锤击入，穿皮质骨时禁止用骨锤击入，以免造成皮质骨碎裂。穿克氏针时用手钻、手摇钻或转速在 1000 r/min 以下的慢速电钻转入，切勿用快速电钻，因其速度太快，钻孔周围的骨质易被钻头热灼伤后发生坏死，导致牵引针松动。

（6）克氏针需用张力牵引弓进行牵引，斯氏针可用普通牵引弓进行牵引。

（7）小儿慎用骨牵引，因小儿有骨骺，骨牵引时可影响骨骺生长，且小儿关节囊较大，牵引针易穿入关节。但 6 岁以上儿童，体重较重者，在特殊情况下，须在定位 X 线片或透视下进行骨牵引术。

（8）在牵引针两头分别安上一个小玻璃瓶，以免牵引针头刺伤患者或划破床单。

（9）骨牵引针眼处不要用任何敷料覆盖，让其暴露，每天用酒精棉签涂擦 1 次。牵引时尽量使创面悬空、暴露，以免产生组织压迫和粘连。

6. 术后注意事项

（1）经常检查牵引针处有无不适和炎性分泌物，如穿针处如有感染，应设法使之引流通畅，保持皮肤干燥；感染严重时应拔出钢针改换位置牵引。

（2）牵引期间必须每天测量伤肢的长度及观察伤肢血液循环情况，注意牵引切勿过重，防止牵引过度。

（3）牵引开始数日，应通过透视或拍 X 线片了解骨折端对线、对位情况，及时调整牵引重量和体位，必要时加小夹板或纸垫矫正成角及侧方称位。

（4）股骨近段骨折行骨牵引时，患肢应尽量外展，患者保持半卧位。以利于骨折对位。胫腓骨中远段骨折行跟骨牵引时，可将牵引绳系在牵引弓的外角使踝关节轻度内翻，以利于胫腓骨生理弯曲的恢复，有利于恢复骨折的对线和对位。

（5）骨牵引时间一般不超过 12 周，特别对小儿和老年患者，如需继续牵引治疗，则应改用皮肤牵引牵或更换其他固定方法。

（6）待患者全身情况稳定，骨折部位肿胀开始消退后，应鼓励患者进行功能锻炼，2周后作关节活动，逐步加强活动强度，增大活动范围，防止伤肢及未牵引肢体肌肉萎缩、关节僵硬，有神经麻痹者，应作关节的被动活动，防止肌肉萎缩和关节僵硬。

（7）各部位的维持牵引重量仅供参考，临床上应根据患者身体状况及骨折复位情况作适当调整。

第八节 石膏绷带固定技术

一、概述

石膏绷带是常用的外固定材料,含脱水硫酸钙粉末,吸水后具有很强的塑型性,能在短时间内逐渐结晶、变硬,维持住原塑型形状,起到固定作用(图 3-45)。制作时,将天然生石膏即硫酸钙研碎,在 100~200 ℃中熔炒脱水成熟石膏即脱水硫酸钙粉末。它在40~42 ℃温水中一般要 10~20 min 吸回水分,还原成坚硬的固体,利用这一特性,将熟石膏粉往 1 平方寸 24 孔眼的粉浆纱布上(宽 10~20 cm),均匀地铺 2 mm 厚度,轻轻卷起,每卷 5 公尺长,制成后以塑料袋密闭防潮备用。黏胶石膏绷带是将胶质黏合剂与石膏粉完全混合后牢固地黏附在支撑纱布上而制成。除了石膏能完好地黏附在支撑织物上而节省材料外,绷带的处理更为清洁舒适,其性能远比石膏粉绷带优越,目前已广泛使用。

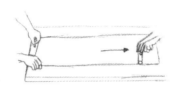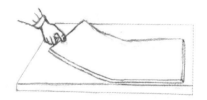

图 3-45 石膏绷带固定技术

二、石膏绷带的适应证及禁忌证

1. 适应证

(1)骨折和关节损伤的固定。

(2)骨与关节结核、化脓性炎症。

(3)四肢神经、血管、肌腱、骨病手术后的制动。

(4)躯干和肢体矫形手术后的外固定。

2. 禁忌证

(1)确诊或可疑伤口有厌氧细菌感染者。

(2)进行性水肿患者。

(3)全身情况恶劣,如休克患者。

(4)严重心、肺、肝、肾等疾病患者,孕妇,进行性腹水患者禁用大型石膏。

(5)新生儿、婴幼儿不宜长期行石膏固定。

三、石膏固定前的准备

(1)物品:适当大小石膏绷带卷、温热水(40 ℃左右)、石膏刀、剪、针、线、衬垫物、颜色笔。

(2)患者的准备:用肥皂水洗净患肢,有伤口者先行换药。

(3)向患者及其家属说明石膏固定的必要性。

（4）纱布、棉垫都应纵行放置，以避免患肢肿胀后形成环形压迫，妨碍患肢血运。纱布、棉垫不应用胶布粘贴在肢体上，以防引起皮炎或皮肤水疱，更不能用绷带作环形包扎。

（5）石膏固定术的各种用具，应准备齐全。如泡石膏绷带的水桶或水盆、石膏刀、剪、衬垫、卷尺、有色铅笔等，以求得心应手，忙而不乱。

（6）参加包扎石膏带人员，应有明确的分工，如浸泡石膏者，扶托肢体维持功能位置者，进行包扎石膏者。

四、石膏绷带的操作技术和注意事项

浸泡石膏绷带方法：用水桶或面盆盛以温水（40～42 ℃，以手试之，不烫即可），将石膏绷带轻轻平放于桶内，使其全部浸透，卷内气泡全部排出后，双手握石膏绷带卷两端缓缓与水面平行取出，用两手向石膏绷带卷中央轻轻对挤，挤去多余水分，即可使用。不可用双手拧石膏卷，以免石膏浆过多流失，影响固定效果。衬垫有弹性，石膏无弹性，不垫以衬垫，就易引起组织压伤。一般而言石膏覆盖的部位都应覆以衬垫，在骨隆突处和软组织稀少处尤应加厚。常用衬垫有棉织套筒、棉纸、棉絮垫等。石膏绷带固定前，应在骨骼隆起部位先垫棉纸或棉垫。

（1）先将肢体置于功能位，用器械固定或专人扶持，并保持该位置直至石膏包扎完毕、硬化定型为止。扶持石膏时应用手掌，禁用手指。

（2）缠绕石膏时要按一定方向沿肢体表面滚动，切忌用力抽拉绷带，并随时用手抹平，使各层相互黏合。

（3）在关节部位应用石膏条加厚加固，搬动时要防止石膏折断，过床后要用枕头或沙袋垫平。

（4）石膏包扎后应注明日期及诊断。

（5）石膏未干固以前，注意凸出部勿受压，以免凹陷压迫皮肤，引起压迫性溃疡。

（6）为加速石膏凝固，可在温水中加放少许食盐，天气潮湿可用电炉、电吹风等方法烘干。

（7）石膏固定应包括骨折部位的远近端两个关节，肢体应露出指（趾）远端以便于观察。

（8）术后应密切观察，尤其最初 6 h。如有下列情况，应及时切开或拆除石膏。

①肢体明显肿胀或剧痛（坏疽及缺血性挛缩）。

②肢体有循环障碍或神经受压。

③不明原因的高热（压疮，化脓性皮炎，坠积性肺炎）。

（9）石膏松动、变软失效，应及时更换。

（10）应鼓励患者活动未固定的关节并抬高患肢，固定部位的肌肉应做主动收缩、舒张的锻炼，以促进血液循环，防止肌肉萎缩及关节僵硬。

五、石膏绷带固定类型

1. 石膏夹板 不适宜立即行管型石膏固定的骨与关节损伤和伴有软组织肿胀的患者，或不需要管型石膏固定的患者，如骨折内固定手术后的辅助外固定，可采用石膏夹板。它是将石膏绷带根据需要，定出长短宽窄，在平板上铺开，来回重叠，上肢 8～10 层，下肢 10～12 层，然后从两头叠向中间用水浸泡后，用手推摸压平，放于置衬垫的肢体的伸面与屈面，然后用湿绷带固定于功能位置（图 3-46）。优点为发现肢体肿胀可迅速减压,到肿胀消失再换管型石膏。有时仅用一页石膏板作临时固定,称石膏托。上肢一般在伸面,下肢置于屈面。用石膏托需要包括肢体圆周 2/3 才能起到一定的固定作用,厚度上肢 8～10 层,下肢 12～14 层,方法同石膏夹板(图 3-47、图 3-48)。

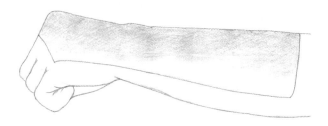

图 3-46　制作石膏条的方法

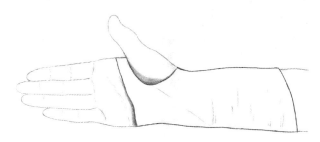

图 3-47　前臂石膏托固定
(在前臂背侧放上石膏条,用普通绷带缠绕)

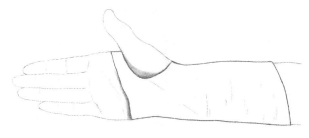

图 3-48　用普通绷带缠绕

　　2. 管型石膏　先将待固定的肢体置于功能位,由助手扶持,按规定加垫,必要时先制作石膏托,然后将浸透的石膏绷带围绕着固定肢体上下均匀滚动,绷带边相互重叠 1/3,接触肢体的内层石膏绷带平整,不应有皱褶或绷带间遗留空隙,更不要缠绕过紧,其基本手法在于石膏绷带是粘贴上去的,而不是拉紧了再缠上去。为了适应肢体上粗下细的生理结构,缠绕时应与肢体纵轴呈垂直折叠石膏绷带于石膏托侧,以适应肢体形态(图 3-49)。缠绕石膏绷带时,医者应逐层用手掌均匀抚摸,促使各层紧密接触,一般要5～8 层,如不放置石膏托,则需 10～14 层。在石膏绷带边缘部、关节部、骨折部应多包2～3 层加固。医者,尤其助手,在缠绕过程中不应中途改变肢体的位置及伸屈度,以防折断石膏,影响固定效果。此外应以手掌托持患肢,禁止抓提,更不应用手按压,以免局部石膏凹陷形成压迫,造成肢体血液循环障碍或产生压迫性溃疡。石膏包扎完毕后,应按肢体轮廓进行塑型,以增强石膏绷带对肢体的固定性能。将边缘多余部分修整,充分露出不包括在固定范围内的关节以及指(趾),以便观察肢体血循、感觉、运动情况,同时有利于它们的功能锻炼(图 3-50)。用红笔注明诊断、受伤日期和石膏绷带包扎日期,有创口的可将伤口位置标明或将开窗位置画好。

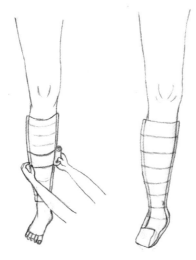

图 3-49 小腿管型石膏

（在小腿背侧放上石膏托，用石膏绷带缠绕）

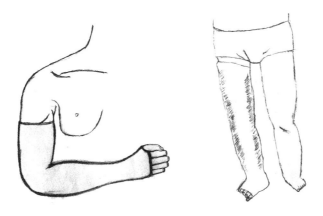

图 3-50 上肢管型石膏与下肢管型石膏

六、石膏绷带的固定范围和时间

石膏对患部的固定有一定范围，其原则是将患部上、下两个邻近的关节一起固定（表 3-1）。

表 3-1 石膏固定范围和时间表

骨折部位	手指	手掌	腕关节	前臂	肘关节	上臂	肩关节	胸部	腰部	骨盆	髋关节	大腿	膝关节	小腿	踝关节	足部	足趾	固定时间
手指	△	—	—	—														4～5周
手掌	—	△	—	—														4～6周
腕关节	—	—	△	—	…	…												

Note

续表

骨折部位	手指	手掌	腕关节	前臂	肘关节	上臂	肩关节	胸部	腰部	骨盆	髋关节	大腿	膝关节	小腿	踝关节	足部	足趾	固定时间
前臂		—	—	△	—	—												8～12周
肘关节		—	—	—	△	—	···	···										
上臂		—	—	—	—	△	—	···										8～12周
肩关节		···	—	—	—	—	△	—	—									
胸椎							—	△	—	—	—							10～12周
腰椎								—	△	—	—	—						
骨盆									—	△								6～8周
髋关节								—	—	—	△	—	—	—	—	—		
大腿											—	△	—	—	—			10～12周
膝关节										···	···	—	△	—	—			
小腿													—	△				10～12周
踝关节														—	△			6～8周
足部														—	—	△		6～8周
足趾														—	—	—	△	6～8周

上肢及前臂石膏固定范围为,远端至掌横纹 0.5～1.0 cm,以利于掌指关节完全屈曲。手背侧石膏固定可与指蹼齐,以防止肿胀。下肢及小腿石膏要注意足的纵弓及横弓的塑型,以防发生医源性平地足。

注:"△"代表骨折部位,"—"代表固定范围,"…"代表必要时增加固定的部位。

七、石膏绷带包扎后处理

（1）石膏未干前,潮湿的石膏容易折断、受压变形,患者须卧木板床,应用软枕妥善垫好石膏,冬季注意保温,可用灯烤、烤炉、电吹风等烘干石膏,但应防止触电与灼伤。

（2）抬高患肢,以助于静脉及淋巴回流。

（3）注意患肢血液循环及感觉情况,经常观察指、趾皮肤的颜色、温度,并与健侧比较,如有剧痛、麻木、指、趾肿胀、发冷、苍白或青紫等,提示血循环障碍或神经受压,石膏

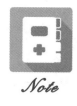

夹板固定者可剪除绷带,重新固定;管型石膏固定者应将石膏一侧或两侧沿长轴方向剖开,直到皮肤完全暴露为止,血循改善后,再在其间隙填以棉花用软绷带包扎,如不能缓解应拆除全部石膏进行检查。

（4）患者诉石膏内局限性持续疼痛,经观察不缓解时,为预防压迫性溃疡发生,应在疼痛处"开窗"减压。

（5）若需检查、拆线、换药行局部石膏"开窗"时,应用棉花纱布将开窗部位填平包扎,以免局部肿胀疼痛,甚至发生边缘压迫性溃疡。

（6）石膏管型固定后,若因肢体肿胀消退或肌肉萎缩而失去固定作用时,应予以重新更换石膏。

（7）加强患肢功能锻炼,防止和减少肌肉萎缩与关节僵直。

（8）石膏内皮肤发痒,禁用木棍、筷子等物伸入抓痒,以免污染手术伤口或将皮肤抓破导致感染。

（9）要保护石膏,防止折裂、被水浸湿及大小便污染。

（10）防止发生压疮,应给予翻身擦背。

八、石膏固定的并发症

1. 压迫性溃疡　石膏塑型不好、衬垫不当可引起压迫性溃疡,尤以骨隆起部位,如踝、足跟、髂前上棘、骶骨部等处最易发生。因此,骨隆起部位必须加软垫。

2. 缺血性肌挛缩或肢体坏死　石膏过紧可能引起静脉血与淋巴回流受阻,使肢体淤血、肿胀,而导致血循环障碍不断加剧。如此恶性循环,若不及时剖开石膏减压处理,即可产生缺血性肌挛缩或肢体坏死。

3. 神经损伤　以腓总神经、尺神经、桡神经较易发生受压损伤,故行石膏固定时,腓骨头、颈部与肘后及后上方均应加软垫。

4. 过敏性皮炎　极少数患者包石膏后会出现过敏性皮炎、痒、水疱或更严重的过敏反应,不宜应用石膏固定。

第九节　小夹板固定技术

一、概述

晋代葛洪的《肘后救卒方》中最早记载了竹片固定骨折的治疗方法,是最早的文字记载。到隋唐时得到推广,孙思邈的《千金要方》和王焘的《外台秘要》都转载了葛洪的"用竹片夹裹之,勿令转动"和"重布夹裹"的固定技术。唐代蔺道人的《仙授理伤续断秘方》,记载有固定患肢主要使用杉木皮夹板,并从制造、包扎技术和具体运用都作了说明。元代危亦林的《世医得效方》,系统整理了元代以前的伤科成就,记载有用杉木皮作夹板外固定骨折端。该技术适用于四肢长管骨闭合性骨折(如肱骨、尺桡骨、胫腓骨、桡骨远端以及踝部骨折),在复位后能用小夹板固定、维持对位者(图 3-51),但关节骨折、股骨骨折等多不适宜小夹板固定。骨折不稳定型者,应配合应用皮牵引或骨牵引。

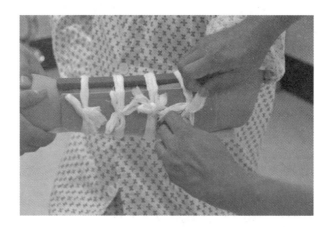

图 3-51　小夹板固定技术

二、小夹板的制作及准备

目前临床常用的小夹板包括柳木或杉木块、棉垫、棉布(图 3-52、图 3-53)。

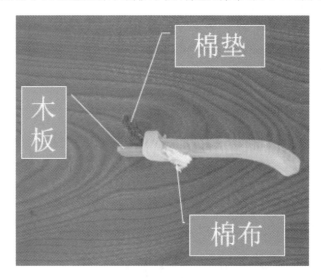

图 3-52　小夹板的构造

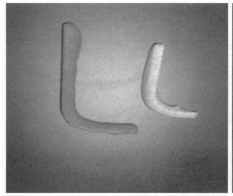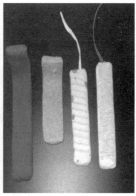

图 3-53　各种小夹板

（1）根据骨折的具体情况，选好适当的夹板、纸压垫、绷带、棉垫和束带等。

（2）向患者及家属交代小夹板固定后的注意事项。

（3）清洁患肢，皮肤有擦伤、水疱者，应先换药或抽空水疱。

三、小夹板固定技术的操作方法

（1）纸压垫要准确地放在适当位置上，并用胶布固定，以免滑动。

（2）捆绑束带时用力要均匀，其松紧度应使束带在夹板上可以不费力地上下推移 1 cm 为宜（图 3-54）。

（3）在麻醉未失效时，搬动患者应注意防止骨折再移位。

（4）抬高患肢，密切观察患肢血运，如发现肢端严重肿胀、青紫、麻木、剧痛等，应及时处理。

（5）骨折复位后 4 天以内，可根据肢体肿胀和夹板的松紧程度，每日适当放松一些，但仍应以能上下推移 1 cm 为宜；4 天后如果夹板松动，可适当捆紧。

（6）开始每周酌情透视或拍片 1～2 次；如骨折变位，应及时纠正或重新复位。必要时改作石膏固定。

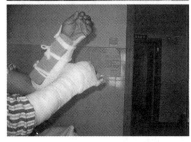

图 3-54　小夹板固定技术

（7）2～3 周后如骨折已有纤维连接可重新固定，以后每周在门诊复查 1 次，直至骨折临床愈合。

（8）及时指导患者做功能锻炼。

四、注意事项

（1）所选择夹板长短、宽窄应当合适。太宽不能固定牢靠，太窄容易引起皮肤坏死。夹板应占肢体周径的 4/5。

（2）应合理放置固定垫，并且位置要准确。

（3）多数夹板固定治疗骨折不包括骨折临近关节，仅少数近关节部位骨折使用超关节固定。

（4）应用夹板前应准确判断患者神经、血管等损伤情况，以利于观察。

（5）先捆扎骨折端，然后向两端等距离捆扎。缚带要松紧合适，要求缚后所打的结可以上下移动 1 cm。

（6）有计划地指导患者做功能锻炼，并嘱患者随时复诊。每周复查 X 线片及调整布带松紧度，直到骨折愈合。

（7）开放性骨折，皮肤广泛擦伤，骨折移位严重，肥胖不易固定，局部加压可加重神经症状者禁用。

Note

医学思政金句

1. 勤求古训,博采众方。

———东汉·张仲景

2. 凡皮破骨出差爻,拔伸不入,撙捺相近,争一二分,用快刀割些撙入骨。

———唐·蔺道人

3. 要促进中医药传承创新发展,坚持中西医并重和优势互补,建立符合中医药特点的服务体系、服务模式、人才培养模式,发挥中医药的独特优势。

———习近平

能 力 检 测

1. 创伤急救的基本技术,下列哪一项是错误的?(　　)

A. 整复　　　B. 固定　　　　C. 止血　　　　D. 包扎　　　　E. 搬运

2. 现场急救中,对骨折患者进行临时固定的目的,下列哪项是错误的?(　　)

A. 纠正骨折　　　　　　B. 防止断端活动造成新的损伤

C. 便于搬运患者　　　　D. 减轻疼痛

E. 预防休克

3. 骨折固定所使用的材料哪些是不正确的?(　　)

A. 竹片　　　B. 石膏绷带　　　C. 纸板　　　　D. 杉树皮　　　　E. 棉纱

4. 整复移位骨折的手法,哪一项是错误的?(　　)

A. 拔伸　　　B. 折顶　　　　C. 斜板　　　　D. 分骨　　　　E. 纵压

5. 新鲜与陈旧性关节脱位的时间界限是(　　)。

A. 1～2 周　　B. 2～3 周　　　C. 3～4 周　　　　D. 5 周　　　　E. 5～6 周

6. 患者,65 岁,有肩关节脱位 4 个月就诊,查体:肩外展 50°,前屈 35°,右指运动感觉良好,X 线检查见普遍骨质疏松,未见肩部骨折,治疗考虑(　　)。

A. 手法复位

B. 持续牵引复位

C. 手术复位

D. 持续牵引 1 周后再手法复位

E. 无须复位加强功能锻炼

(孙作乾)

Note

下篇

■———

各论

GELUN

第四章 骨折概论

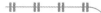

第一节 骨折的临床表现和诊断

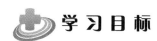 学习目标

掌握:骨折的临床表现及治疗方法。

熟悉:骨折的愈合过程、影响骨折愈合的因素。

了解:骨折治疗原则。

 案例引导

患者,男,32岁,未婚,工人。患者3h前因跌倒致左腕部疼痛肿胀伴活动受限来医院门诊就诊。患者受伤以来,无头晕、头痛、恶心、呕吐。平素身体一般,否认各类传染病史,否认食物、药物过敏史,否认其他外伤及手术史,系统回顾无特殊。

体格检查:T 36.4 ℃,P 82次/分,R 20次/分,BP 140/90 mmHg。神清语明,发育正常,营养中等,对答切题,查体合作。双肺呼吸音清,未闻及干、湿啰音及胸膜摩擦音。腹部平软,无压痛、反跳痛及肌紧张,肝肋下未触及。肝剑突下未触及。胸廓及骨盆挤压试验阴性。

视诊:左侧腕部肿胀严重,活动时疼痛严重。触诊:左腕关节上方局部压痛,左桡骨远端压痛。左手各指末梢循环良好,皮温正常。动诊:左腕关节活动受限,腕关节任何活动都会加重疼痛。量诊:双上肢等长。辅助检查:X线片示"左尺桡骨远端骨折,明显移位"。问题:

1. 最可能的诊断是什么?

2. 诊断依据有哪些?

3. 治疗方案是什么?

Note

骨折即骨的完整性或连续性出现中断,它也包括骨骺分离和骺板折断。骨折常合并肌肉、肌腱、血管、神经、韧带以及关节囊等软组织的损伤。这些损伤与骨折的治疗、修复以及功能康复关系密切。骨折患者肢体通常伴有畸形,仅根据畸形或影像学检查就作出诊断往往会漏诊或误诊。首先要判断有无骨折的存在,然后明确骨折的部位、类型和移位情况,还应重视和发现多发伤或合并伤,这样才能正确诊断并合理治疗。骨折的诊断主要依据病史采集、临床表现、专有体征及影像学检查。

一、骨折的损伤原因

骨折的损伤原因可以分为三类。

(一) 暴力作用

1. 直接暴力 暴力直接作用的部位发生骨折,常伴有不同程度的软组织损伤,例如下肢遭受他人直接猛烈撞击,胫腓骨骨干在被撞击的部位发生骨折(图 4-1)。

2. 间接暴力 暴力通过传导、杠杆、旋转作用或肌肉猛烈收缩使肢体受力部位的远端发生骨折。例如走路不慎滑倒,手掌撑地,由于上肢与地面所成的角度不同,暴力可向上传导,由此发生肱骨髁上骨折等(图 4-2)。

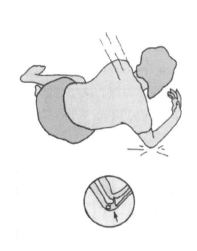

图 4-1 直接暴力导致骨折

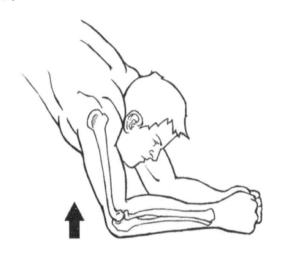

图 4-2 间接暴力导致骨折

(二) 积累性劳损

长期反复、轻微直接或遭受间接外力集中作用在骨骼的某一特殊的点上,由此产生的骨折称为疲劳性骨折,又称应力性骨折(stress fracture)。例如长距离行军或长跑运动后发生足第 2、3 跖骨及腓骨干下 1/3 的骨折(图 4-3)。

(三) 骨骼疾病

骨骼存在某种病变,在遭受轻微外力作用时就可能发生断裂,称为病理性骨折(pathological fracture)。例如伴有骨髓炎、骨结核、骨肿瘤,严重的骨质疏松病变等骨骼所发生的骨折(图 4-4)。

二、骨折的分类

根据骨折是否与外界相通、骨折的程度及形态、骨折复位后的稳定情况、骨折发生的

Note

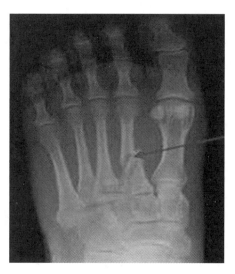

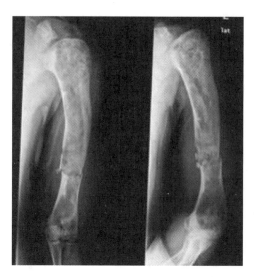

图 4-3 跖骨疲劳性骨折　　　　　　　图 4-4 病理性骨折

时间,可以将骨折进行分类,这样做可以更好地指导临床诊断及治疗。

（一）依据骨折处是否与外界相通分类

1. 闭合性骨折（closed fracture） 骨折处皮肤或黏膜完整,不与外界相通。

2. 开放性骨折（open fracture） 骨折附近的皮肤或黏膜破裂,骨折处与外界相通。例如,肱骨骨折端刺破皮肤,骨盆骨折引起的膀胱、尿道或直肠破裂,均为开放性骨折(图 4-5)。

（二）依据骨折的程度及形态分类

1. 不完全骨折（incomplete fracture） 骨的完整性或连续性仅有部分破坏或中断,包括裂纹骨折和青枝骨折。

（1）裂纹骨折（crack fracture） 骨折像冰面上的裂纹,没有明显移位,多见于颅骨、髂骨等处的骨折(图 4-6)。

（2）青枝骨折（greenstick fracture） 骨折好像青嫩的柳树枝被折断时的情况,多见于儿童。这是因儿童骨皮质较软韧,不易完全断裂(图 4-7)。

2. 完全骨折（complete fracture） 骨的完整性或连续性全部破坏或中断,管状骨多见。根据在 X 线片上骨折线的方向可分为以下几种类型(图 4-8)。

（1）横形骨折（transverse fracture） 骨折线几乎与骨干纵轴垂直。

（2）斜形骨折（oblique fracture） 骨折线与骨干纵轴不垂直。

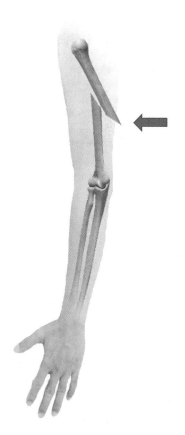

图 4-5 开放性骨折

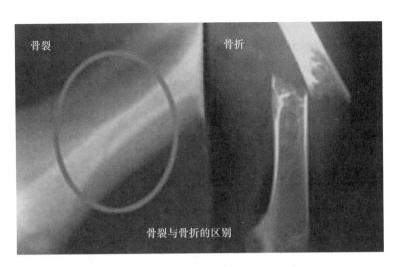

图 4-6　裂纹骨折

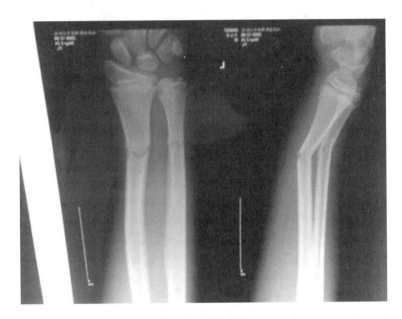

图 4-7　青枝骨折

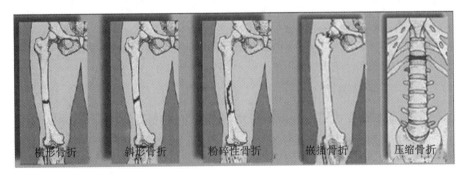

图 4-8　按照骨折线不同分型的骨折

（3）螺旋形骨折（spiral fracture）　骨折线呈螺旋形。

（4）粉碎性骨折（comminuted fracture）　骨折碎块多于两块。如骨折线呈 T 形或 Y 形时，又称 T 形或 Y 形骨折。

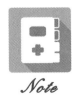

（5）嵌插骨折（impacted fracture）　多发生在长管状骨干骺端密质骨与松质骨交界处。骨折后，密质骨嵌插入松质骨内，多见于股骨颈和肱骨外科颈等处的骨折。

（6）压缩骨折（compression fracture）　骨质因压缩而变形，多见于椎骨及跟骨等处的骨折。

（7）骨骺分离（separation of epiphysis）　又称骨骺滑脱，通过骨骺的骨折，其骨骺的断面可带有数量不等的骨组织（图 4-9）。多发生在骨骺未闭的青少年。

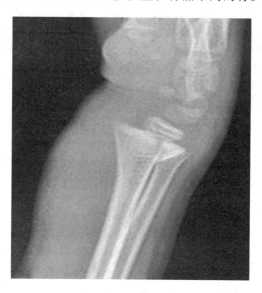

图 4-9　骨骺分离

（三）依据骨折复位后稳定情况分类

1. 稳定性骨折（stable fracture）　骨折端不易移位或复位后经适当外固定不易发生再移位的骨折，如横形骨折、青枝骨折、嵌插骨折、裂纹骨折等。

2. 不稳定性骨折（unstable fracture）　骨折端容易移位或复位后经适当的外固定仍容易发生再移位的骨折，如斜形骨折、螺旋形骨折、粉碎性骨折等。

（四）依据骨折后的时间分类

1. 新鲜骨折　2～3 周以内的骨折，新发生的骨折端尚未有充分的纤维连接，仍然可以进行闭合复位。

2. 陈旧性骨折　伤后 3 周以上的骨折，3 周并非恒定时限，有些儿童肘部骨折，超过 10 天就很难手法复位。

（五）依据骨折段移位分类

骨折段在骨折时常伴有不同程度的移位，根据移位的情况分类如下（图 4-10）。

1. 成角移位　两骨折段纵轴线交叉形成一定的角度，其角度可向前、后、内、外方向成角。

2. 侧方移位　以近侧骨折段为准，远端骨折段向前、后、左、右方向移位。

3. 短缩移位　两骨折段相互嵌插或发生重叠，使骨折长度缩短。

4. 分离移位　两骨折段在纵线上发生分离，彼此产生一定的间隙。

5. 旋转移位　远端骨折段围绕骨的纵轴发生旋转。

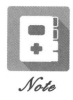

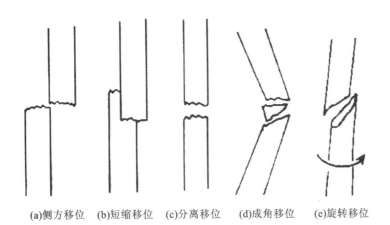

(a)侧方移位　(b)短缩移位　(c)分离移位　(d)成角移位　(e)旋转移位

图 4-10　骨折段不同的移位方式

三、骨折的临床表现

骨折后可以有全身和局部的临床表现。

(一)全身表现

1. 休克　是骨折的常见并发症,多见于多发性骨折、股骨骨折、骨盆骨折和严重的开放性骨折。患者常因骨折大量出血、重要脏器或广泛性软组织损伤,以及剧烈疼痛、恐惧等多种因素综合引起有效循环血量锐减,从而导致休克。

2. 发热　骨折后一般体温正常,只有在严重损伤、有大量内出血、血肿吸收时,体温才升高,通常不超过 38 ℃。开放性骨折若有持续性发热,应考虑继发感染的可能。

(二)局部表现

1. 骨折的一般表现

(1)疼痛与压痛　所有骨折均有疼痛,移动患肢时疼痛可加剧。触诊时,骨折处有局限性压痛和轴向叩击痛。

(2)局部肿胀与淤斑　骨折时骨髓、骨膜及周围软组织内的血管破裂出血。在闭合性骨折周围形成血肿(图 4-11),软组织也因遭受损伤而发生水肿,当患肢明显肿胀时,可产生张力性水疱(图 4-12)。严重水肿时可阻碍静脉回流,使骨筋膜室内压力增高,有时可阻碍动脉血液循环。外伤后由于血红蛋白分解,皮下可有紫色、青色或黄色的淤斑。

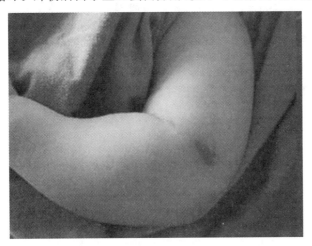

图 4-11　肢体肿胀

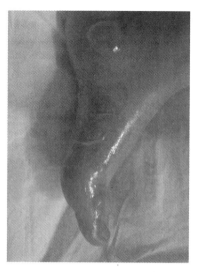

图 4-12　张力性水疱

（3）功能障碍　骨折后,肢体部分或全部丧失活动功能,但是嵌插骨折及裂纹骨折等不完全骨折可能保留大部分的活动功能。

疼痛、肿胀及功能障碍表现不能作为诊断骨折的依据,有些软组织损伤及炎症表现也可以有上述表现。

2. 骨折的特有体征

（1）畸形　由于骨折段移位,导致受伤部位失去正常形态,主要表现为短缩、成角、旋转畸形（图 4-13）。

（2）反常活动　骨折后在肢体没有关节的部位出现非正常的活动。

（3）骨擦音或骨擦感　骨折端互相摩擦时,可产生骨擦音或骨擦感。

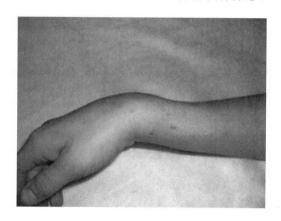

图 4-13　肢体畸形

以上三种特有体征只要出现一种,即可诊断为骨折,但未见此三种体征时,也不能完全排除骨折,例如嵌插骨折、裂纹骨折。骨折断端间有软组织嵌入时,可以没有骨擦音或骨擦感。出现畸形时应和关节脱位相鉴别。三种体征只能用于检查时,不可故意使之发生,以免增加患者的痛苦,使稳定骨折发生移位或使骨折端损伤血管、神经等重要组织。

四、骨折的临床诊断

骨折的诊断主要依据外伤史、主诉、体征及影像学检查。个别难以诊断的关节内骨折或椎管骨折等,仍然需要依据 CT 扫描或磁共振成像（MRI）技术。

（一）病史

病史主要包括以下三个方面。

1. 外伤史　要求对遭受暴力的时间、方向及受伤时肢体的姿势等详细询问,还应了解导致受伤的物品种类、场所及外力作用形式等。这对伤情的判定、诊断及治疗方法选择至关重要。

2. 急救或治疗史　在现场及从现场转运到医院前的急救及其治疗过程,其中应该特别了解伤肢的感觉与运动情况,脊柱骨折患者搬动时的姿势,运输过程中失血量的多少及补液情况,使用过何种药物等。

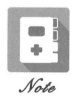

Note

3. 既往史　主要了解与骨折有关的病史,包括有无骨关节疾病,有无骨质疏松或内分泌紊乱症,以及心、肺、肝、肾功能等,这些既往史不仅与某些骨折的判定关系密切,也关系到其后的治疗方法及预后。

(二)症状与体征

1. 全身症状　一般骨折全身反应并不严重,但股骨、骨盆或多发性骨折者常出现程度不同的休克体征,尤其是合并颅脑、胸腹及盆腔脏器伤者,甚至会出现危及生命的重度休克。全身体温升高一般出现在伤后 2~3 天以后。未合并感染时,一般不超过38.5 ℃,这是由于损伤组织渗出物及血肿被吸收所致,因此也称之为"吸收热"。

2. 局部体征

(1)确诊体征　凡在搬动过程中发现肢体有异常活动,听到骨摩擦音以及在伤口出血中发现有脂肪滴者,基本上可确诊骨折。

(2)重要体征　肢体伤后突然出现明显的成角、旋转及短缩畸形等,均对骨折的诊断具有重要的诊断价值。此外,肢体的压痛及传导叩痛,对四肢骨折的诊断及与软组织损伤的鉴别诊断,也具有重要意义。

(3)参考体征　其他局部症状,如肿胀、血肿、功能障碍及淤斑等,难以与软组织损伤进行鉴别,故仅可作为骨折诊断时的参考。

3. 神经血管检查

(1)周围神经损伤　无论是脊柱还是四肢骨折,均应对受伤部位以下肢体的运动和感觉功能进行检查,以判定有无神经损伤及其受损的程度与范围等。

(2)四肢血管损伤　凡四肢腕、踝部以上骨折,均应同时检查桡动脉或足背动脉有无搏动及其是否减弱等,以排查四肢血管损伤。

(三)实验室检查

一般在受伤 24 h 后,根据骨折的程度不同可出现白细胞计数升高或略有增加,红细胞沉降率也可稍加快。

(四)影像学检查

1. 普通 X 线检查　绝大多数骨折可通过摄 X 线检查进行确诊,并成为分型及治疗方法选择的主要依据。X 线检查是骨折诊断和治疗的重要辅助检查。如怀疑有骨折,均可行 X 线检查,可显示临床查体中难以发现的不完全骨折、肢体深部的骨折、关节内的骨折和一些小的撕脱性骨折,并且通过 X 线检查可以了解骨折的类型和骨折断端移位情况。在拍摄 X 线片时应拍摄包括临近一个关节在内的正、侧位片,必要时拍摄特殊体位的 X 线片(图 4-14)。

2. CT 检查

(1)脊柱骨折　CT 可判定椎体骨折的特征、骨折线走行及骨片移位方向,尤其是突向椎管内的程度等,对小关节、颈椎的横突以及骶骨的状态等也显示良好。

(2)关节内骨折　CT 扫描对深部位关节内骨折、微小骨折片或一般 X 线平片上无法发现的不完全性骨折等,均有重要价值。

(3)其他　对骨折后期(如股骨头)、骨折早期(如舟骨、距骨等)骨骼无菌性坏死的发现,关节周围软组织损伤的判定,以及对椎管的重建等均有重要价值(图 4-15)。

3. 磁共振成像(MRI)检查　因价格较高,除非需同时判定软组织情况者一般不使用。如,需判定脊髓损伤的程度及其与椎骨骨折的关系,肩关节、髋关节及膝关节内韧带和关节囊的损伤情况等(图 4-16)。

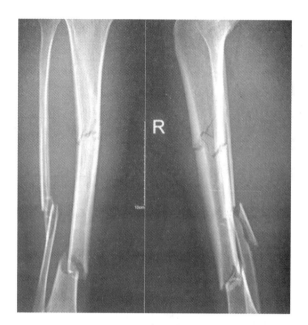

图 4-14　X 线检查

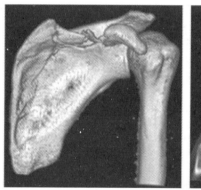 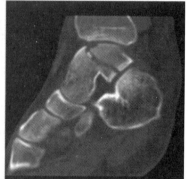

图 4-15　CT 检查

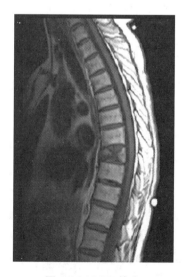

图 4-16　MRI 检查

4. 造影　包括脊髓造影、关节内造影及血管造影等。除少数伴有其他损伤的特殊病例酌情选用外,一般较少使用。

知识链接

隐匿性骨折

在临床的门诊工作中,有时会遇到一些医疗纠纷,常见的一种纠纷就是患者就诊时存在隐匿性骨折,但是未被在初次就诊时发现,导致骨折未固定和处置,骨折移位,导致了纠纷的发生。隐匿性骨折是指用常规 X 线检查难以发现或者难以及时发现,经过一段时间或者用其他影像学方法才能发现的骨折。这类骨折如果不能及时诊断,可能延误治疗,影响治疗效果,给患者带来本可避免的、精神上和身体上的痛苦。

隐匿性骨折是一种假阴性现象。按发病机制结合临床治疗可以分为四种亚型:疲劳骨折、衰竭骨折、隐性创伤骨折、隐性骨内骨折。影像学检查方法包括CT、MRI 和核素骨显像,均有助于隐性骨折的早期诊断,但各有优劣,应合理选用。

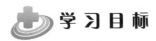 **能 力 检 测**

名词解释

(1) 开放性骨折

(2) 骨骺分离

(3) 骨折的特有体征

第二节　骨折的并发症

 学 习 目 标

掌握:骨折的早期和晚期并发症。

熟悉:骨折的并发症的发生机制。

了解:骨折并发症的治疗。

案 例 引 导

患者,男性,50岁,已婚,教师。患者行左股骨干骨折切开复位内固定术后第 3 天早上起床后家属发现患者突然在床上昏倒,面色苍白,肢体湿冷,呼之不应。5 min 后逐渐好转,但表情淡漠,反应迟钝,呼吸急促。心电监护仪显示心率 128 次/分,血氧饱和度 85%。平素体健,否认肝炎、伤寒、肺结核等传染病

Note

史,否认食物、药物过敏史,否认其他外伤及手术史。系统回顾无特殊。

体格检查:神志清楚,回答切题,血压 90/55 mmHg,呼吸 30 次/分,双肺呼吸音清晰,未闻及干、湿性啰音。四肢活动正常,肌力、肌张力正常,病理征阴性。双瞳等圆、光反射敏感,头面部较多冷汗。左下肢肿胀,增粗,床旁血糖仪检查显示血糖 7.4 mmol/L。胸片显示肺纹理稀疏,无特异性表现。腹部平软,无压痛、反跳痛及肌紧张,肝肋下未触及。肝剑突下未触及。胸廓及骨盆挤压试验阴性。问题:

1. 最可能的诊断是什么?

2. 诊断依据有哪些?

3. 进一步检查的措施有哪些?

4. 治疗方案有哪些?

在一些复杂的损伤中,有时骨折本身并不重要,重要的是骨折伴有某些重要组织或器官损伤,从而引起严重的全身反应,甚至危及患者生命。对患者要进行全面检查,及时发现和处理致命的多发伤及合并症,如休克、颅脑损伤、胸腹部脏器伤及大量出血等。

一、骨折的早期并发症

1. 休克　创伤严重时,骨折引起机体大量出血或者重要器官发生严重损伤,可导致患者休克。创伤性休克是指机体遭受到严重创伤的刺激和组织损害所引起的以微循环障碍为特征的急性循环功能不全,以及由此导致组织器官血流灌注不足、缺氧和内脏损害的综合征。确定为休克后要积极抗休克治疗,否则可能危及生命。

2. 脂肪栓塞综合征　脂肪栓塞多见于长骨骨折患者,主要是由于骨折处的骨髓受到破坏,脂肪滴进入血液后随着血流栓塞于肺部和脑部引起。脂肪栓塞综合征一般有明确骨折病史,主要表现为体温升高,多在 38 ℃左右,心动过速,呼吸频率增快并伴有呼吸困难、咳嗽、咳痰等。有些患者可有肩、颈和胸部的出血点,多见于眼结膜下。根据脂肪栓塞的分布部位及数量不同可有神志不清、昏迷、嗜睡、偏瘫等各种临床表现(图 4-17)。

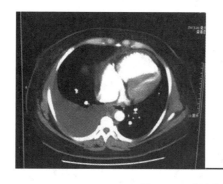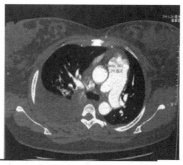

图 4-17　肺栓塞的 CT 表现

3. 重要器官损伤　内脏器官如肝脏、脾脏、肺、膀胱、直肠、脊髓等,都有可能在骨折时受伤。严重的下胸壁损伤,除导致肋骨骨折外,还可以引起肺、脾脏、肝脏破裂出血,而骨盆骨折时有可能引起膀胱、直肠受损。骨盆前部骨折时可损伤膀胱或后尿道,患者可出现排尿困难、血尿。骶尾骨骨折可损伤直肠,直肠损伤的患者可出现腹痛症状,直肠指检可见指套带血。肋骨骨折可引起气胸或血气胸,还可以发生肝脾破裂,引起出血性休克。

4. 重要血管、神经损伤　上肢和下肢的骨干骨折最容易引起大血管损伤,常见的伸直型肱骨髁上骨折容易引起肱动脉损伤(图 4-18)。缺血时间超过 6 h,就有可能引起肌肉、神经坏死,所以一定要及早检查血管有无损伤。当怀疑动脉损伤时应立即申请超声多普勒或血管造影检查。

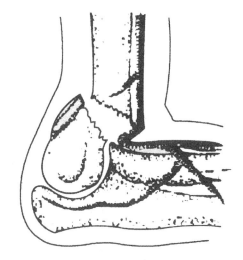

图 4-18　肱骨髁上骨折损伤肱动脉

由于部分神经走行与骨关系密切,骨折时骨折端易造成神经伤害。较常见的有肱骨中段骨折时的桡神经损伤、肘关节脱位和肱骨远端骨折时的正中神经与尺神经损伤、腓骨头或颈部骨折时的腓总神经损伤等。神经损伤可以是暂时性的,也可是永久性的。闭合性神经损伤,如挤压伤或挫伤,多能自行恢复,功能障碍恢复较快。开放性神经损伤,如切割伤或牵拉致神经完全断裂者,多无法自行恢复,需手术修复。

5. 脊髓损伤　颈部、胸腰部的脊柱骨折或脱位患者极易发生脊髓损伤(图 4-19),颈椎和胸椎骨折的患者可出现四肢瘫痪或截瘫,严重的高位颈椎骨折甚至直接危及生命。腰骶部骨折可损伤脊髓或马尾神经,导致下肢瘫痪、大小便障碍和性功能障碍。

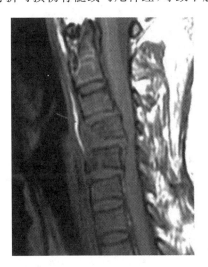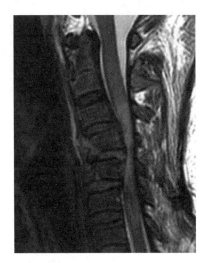

图 4-19　脊髓损伤的 MRI 表现

6. 骨筋膜室综合征　是由骨、骨间膜、肌间隔和深筋膜形成的骨筋膜室内肌肉和神经因缺血而产生的一系列并发症。多见于前臂掌侧和小腿,由于肢软组织挫伤而造成血肿或组织水肿使筋膜室容积减小,并且压力随之增高,可导致肌肉、神经和其他组织的血液循环受阻,严重者可引起神经或肌肉坏死,造成肢体残废。

二、骨折晚期合并症

1. 坠积性肺炎　主要出现在骨折后需要长期卧床的患者,特别是年老体弱和伴有慢性病的患者,严重时可危及生命。患者应积极进行功能锻炼并及早下床活动,护理时可为患者轻拍背部,以帮助痰液咳出,鼓励患者定时做深呼吸,以此减少发病率。

2. 压疮 长期卧床不起的患者,由于身体骨突起的部位经常被压迫,局部的血液循环较差,容易形成压疮,常导致全身感染。经常帮患者翻身,可以帮助预防压疮。翻身的同时还应仔细检查患者的皮肤,经常和床面接触的部位可以擦润滑油,并进行按摩。

3. 下肢深静脉血栓形成 多见于骨盆骨折、下肢骨折或接受髋部、下肢手术的患者。由于长时间卧床,静脉血液流速减慢,加之创伤所致血液高凝状态,很容易出现血栓。应注意患者是否出现下肢肿胀、疼痛,发生这些症状一般提示下肢深静脉血栓(图4-20)。下肢固定期间应加强功能锻炼,也可皮下注射低分子肝素用来预防血栓发生。

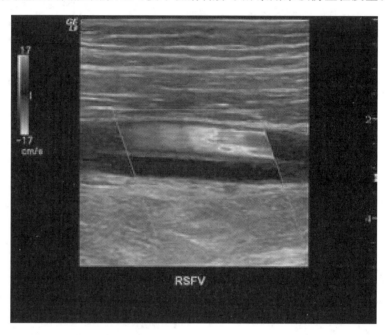

图 4-20 深静脉血栓彩超表现

4. 感染 开放性骨折特别是污染较重或伴有严重的软组织损伤者,若清创不彻底,可能继发细菌感染,导致化脓性骨髓炎。

5. 损伤性骨化 又称骨化性肌炎,这是由于关节扭伤、脱位或者关节附近骨折,引起血肿及关节周围的软组织转化为骨组织,发展为关节变硬,从而导致运动功能障碍(图4-21)。

6. 创伤性关节炎 骨折使关节面遭到破坏,治疗时若没有给予解剖复位,骨折愈合后就会导致关节面不平整,加重磨损而引起创伤性关节炎或关节疼痛(图4-22)。

7. 关节僵硬 骨折的肢体长时间固定,关节周围的组织就有可能发生粘连,并伴有关节囊和周围组织挛缩,导致关节活动障碍,这是骨折和关节损伤最为常见的并发症。及早解除固定、积极进行康复锻炼是预防和治疗关节僵硬的有效方法。

8. 急性骨萎缩 为损伤导致关节附近的疼痛性骨质疏松,典型的症状是疼痛和血管舒缩紊乱,目前认为是交感神经功能紊乱引起的。骨折早期应抬高患肢、积极进行主动运动,可以促进肿胀消退,预防骨萎缩。

9. 缺血性骨坏死 骨折发生后,骨折处的血供被破坏可导致骨骼发生坏死,常见的如股骨颈骨折引起的股骨头坏死(图4-23)。

10. 缺血性肌挛缩 是骨筋膜间室综合征处理不当的严重后果。因肌肉、神经缺血坏死,使肢体严重残废,典型的畸形是爪形手和爪形足(图4-24)。

彩图 4-20

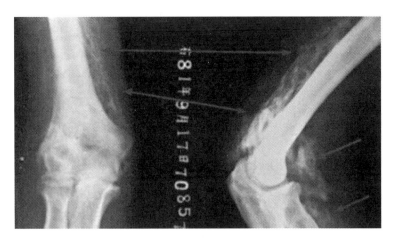

图 4-21　骨化性肌炎 X 线表现

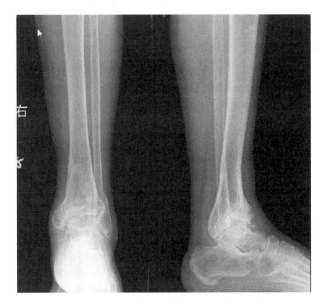

图 4-22　踝关节创伤性关节炎 X 线表现

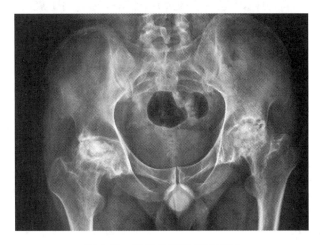

图 4-23　股骨头坏死 X 线表现

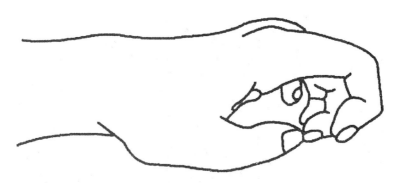

图 4-24　前臂缺血性肌挛缩后的爪形手

知识链接

　　肺栓塞是骨折并发症之一。肺栓塞临床表现复杂多样,病情凶险,最严重的是猝死。典型的肺栓塞的临床表现为呼吸困难、胸痛和咯血"三联征",但发生率不到 20%。肺栓塞多发生于深静脉血栓形成后 3～7 天,10% 患者死于肺栓塞症状出现后 1 h 内。5%～10% 肺栓塞表现有休克或低血压;90% 死亡病例是未治疗过的,只有 10% 死亡病例是被治疗过的。

　　肺栓塞缺乏特异性的临床症状和体征,给诊断带来一定困难,易被漏诊。随着我国临床医师对该病的认识水平和临床诊断水平提高,漏诊逐步减少。

能 力 检 测

1. 骨折的早期并发症有哪些?
2. 骨折的晚期并发症有哪些?

第三节　骨折的愈合过程及影响骨折愈合的因素

学 习 目 标

掌握:骨折的愈合过程。
熟悉:影响骨折愈合的因素。

案 例 引 导

　　患者,女,24 岁,未婚,农民。患者 2 年前因压榨伤致右胫腓骨中下段骨折,2 个月后仍觉骨折处疼痛。1 年后 X 线检查仍未见骨痂生长。平素体健,否认肝炎、伤寒、肺结核等传染病史,否认食物、药物过敏史,否认其他外伤及手术史。

　　体格检查:T 36.4 ℃,P 82 次/分,R 20 次/分,BP 140/90 mmHg。神清语明,发育正常,营养中等,对答切题,查体合作。气管居中,胸廓对称,双肺呼吸音清,未闻及干、湿性啰音及胸膜摩擦音。腹部平软,无压痛、反跳痛及肌紧张,肝肋下未触及。肝剑突下未触及。胸廓及骨盆挤压试验阴性。

　　专科情况:右股四头肌萎缩,右小腿中下段交接部手术瘢痕,压痛,未见窦道。右小腿未见明显外翻畸形。问题:

　　1. 最可能的诊断是什么?

　　2. 诊断依据有哪些?

　　3. 进一步检查项目有哪些?

　　4. 治疗方案有哪些?

　　骨折的愈合过程一般分为三期,包括炎症反应期、修复期和塑型期三个阶段,这三个分期并不是孤立的。骨外膜、骨内膜中骨母细胞的增生并产生新生骨质是骨折愈合的基础。骨折后经血肿形成、纤维性和骨性骨痂形成以及骨痂改建的过程而达到完全愈合,这样最终使骨在结构和功能上恢复正常。

一、骨折的愈合

　　骨折的愈合是一个连续不断的过程,破坏清除与新生修复同时进行,新生修复的过程是由膜内化骨与软骨化骨共同完成的,骨折愈合的过程也是暂时性紧急连接到永久性坚固连接的过程。

　　(一) 骨折愈合的 3 个阶段

　　1. 血肿炎症机化期　骨折后,髓腔内、骨膜下和周围软组织内出血,形成血肿,血肿于伤后 6～8 h 开始凝结成含有网状纤维的血凝块。骨折端由于损伤和局部血液供应断绝,有几毫米的骨质发生坏死。断端间、髓腔内的血肿凝成血块。它和损伤坏死的软组织引起局部无菌性炎症反应。新生的毛细血管和吞噬细胞、成纤维细胞等从四周侵入,逐步消除机化,形成肉芽组织,转化为纤维组织。这一过程需 2～3 周才能初步完成。

　　2. 原始骨痂形成期　由骨内、外膜的骨样组织逐渐钙化而形成新生骨,即膜内化骨。两者紧贴在断端骨皮质的内、外两面,逐渐向骨折处汇合,形成两个梭形短管,将两断裂的骨皮质及其间由血肿机化而成的纤维组织夹在中间,分别称为内骨痂和外骨痂。

　　原始骨痂不断加强,能抗拒由肌肉收缩而引起的各种应力时,骨折已达临床愈合阶段,一般需 4～8 周。X 线片上可见骨干骨折四周包围有梭形骨痂阴影,骨折线仍隐约可见,此时患者可拆除外固定,逐渐恢复日常活动。

　　3. 骨痂改造塑型期　原始骨痂由排列不规则的骨小梁所组成,还不是十分牢固,应防止外伤,以免发生二次骨折。随着肢体的活动和负重,在应力轴线上的骨痂,不断地得到加强和改造;在应力轴线以外的骨痂,逐步被清除,使原始骨痂逐渐被改造成为永久骨痂,后者具有正常的骨结构(图 4-25)。骨髓腔也再次相通,从而恢复骨的原形。

　　(二) 骨折的临床愈合标准

　　(1)局部无压痛,无纵向叩击痛。

　　(2)局部无异常活动。

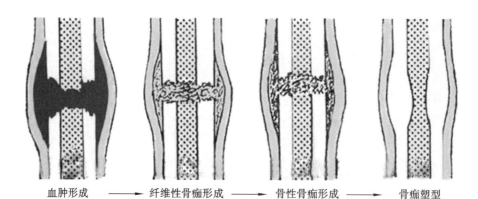

血肿形成　——→　纤维性骨痂形成　——→　骨性骨痂形成　——→　骨痂塑型

图 4-25　骨折愈合过程

（3）X 线片显示骨折线模糊,有连续性骨痂通过骨折线。

（4）功能测定:在解除外固定的情况下,上肢能平举 1 kg 重物达 1 min,下肢能连续徒手步行 3 min,并且不少于 30 步。

（5）连续观察 2 周,骨折处不变形。第 2、4 两项功能的测定必须慎重,以不发生变形或再次骨折为原则。

二、影响骨折愈合的因素

骨折愈合是受多种因素影响的复杂过程,其中有有利因素,也有不利因素。对于这些因素应有充分的认识,以便利用和发挥有利因素,克服不利因素,更好地促进骨折愈合。

（一）全身因素

1. 年龄　不同年龄骨折愈合差异很大,如新生儿股骨骨折 2 周可达坚固愈合,成人股骨骨折一般需 3 个月左右。儿童骨折愈合较快,老年人则所需时间更长。

2. 健康状况　健康状况欠佳,特别是患有慢性消耗性疾病者,如糖尿病、营养不良症、恶性肿瘤以及钙磷代谢紊乱,骨折愈合时间明显延长。

（二）局部因素

1. 骨折的类型和数量　螺旋形骨折和斜形骨折,骨折断面接触面大,愈合较快。横形骨折断面接触面小,愈合较慢。多发性骨折或一骨多段骨折,愈合较慢。

2. 骨折部位的血液供应　这是影响骨折愈合的重要因素,骨折的部位不同,骨折段的血液供应状况也不同。血液供应好的,愈合快;反之,愈合慢。

3. 软组织损伤程度　严重的软组织损伤,特别是开放性损伤,可直接损伤骨折段附近的肌肉、血管和骨膜,破坏其血液供应,影响骨折的愈合。

4. 软组织嵌入　若有肌、肌腱等组织嵌入两骨折端之间,不仅影响骨折的复位,而且阻碍两骨折端的对合,骨折很难愈合甚至不愈合。

5. 感染　开放性骨折,局部感染可导致化脓性骨髓炎,出现软组织坏死和死骨形成,严重影响骨折愈合。

（三）治疗方法的影响

（1）反复多次的手法复位可损伤局部软组织和骨外膜,不利于骨折愈合,应该避免。

（2）切开复位时,软组织和骨膜剥离过多影响骨折段血供,可能导致骨折延迟愈合或不愈合。

（3）开放性骨折清创时，过多地摘除碎骨片，造成骨质缺损，影响骨折愈合。

（4）骨折行持续骨牵引治疗时，牵引力过大，可造成骨折段分离，并可因血管痉挛而致局部血液供应不足，导致骨折延迟愈合或不愈合。

（5）骨折固定不牢固，骨折处仍可受到剪切力和旋转力的影响，干扰骨痂生长，不利于骨折愈合。

（6）过早和不恰当的功能锻炼，可能妨碍骨折部位的固定，影响骨折愈合。

（四）药物及其他因素的影响

1. 药物影响

（1）骨折愈合早期，前列腺素可引起骨折端血管扩张、疼痛等一系列炎症反应。炎症反应是机体的一种防御性反应，炎症后期的反应更是组织修复的重要过程。阿司匹林、布洛芬等非甾体类抗炎药通过抑制环氧酶（COX），干扰前列腺素的合成来达到解热、镇痛和消炎的作用。但在镇痛的同时也抑制了前列腺素的血管扩张作用，使局部血供受到干扰，组织缺氧，细胞功能减退，从而影响骨折愈合。

（2）皮质激素有强大的炎症抑制作用，可以对骨折愈合各个步骤产生影响。在炎症初期，皮质激素能增高血管的紧张性，减轻充血，降低毛细血管的通透性，减轻渗出和水肿；同时它还能抑制白细胞浸润和吞噬反应，减少各种炎性介质的释放，从而缓解红肿热痛等炎性症状。在炎症后期，皮质激素抑制毛细血管和纤维母细胞的增生，抑制胶原蛋白和黏多糖的合成及肉芽组织增生，阻碍粘连和瘢痕形成。

（3）四环素类药物可结合进入钙化组织，抑制骨质生成和婴幼儿的骨骼生长，引起骨小梁变形甚至断裂。

（4）抗凝药可降低凝血酶原的浓度，使骨折断端纤维蛋白量减少，并降低局部钙浓度，影响骨折愈合。

（5）细胞毒性药物主要用于病理性骨折患者，不但有细胞毒性作用，还影响到结缔组织的修复作用。

2. 其他因素　骨形态生成蛋白（BMP）能诱发组织修复，促进未分化间叶细胞增殖与转化为成骨细胞和成软骨细胞，使骨愈合加快。骨源性生长因子由骨细胞释放，不但能刺激骨细胞增殖和胶原合成，而且能刺激软骨合成。骨生长因子能刺激甲状旁腺分泌，在骨形成和吸收中起连接作用。还有诸如血小板源生长因子、生长转移因子等都对骨折愈合有促进作用。

能 力 检 测

1. 骨折愈合的过程有哪些？
2. 影响骨折愈合的因素有哪些？

第四节　骨折的治疗

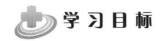 学 习 目 标

掌握：骨折的治疗原则。

熟悉:骨折的临床愈合标准。

了解:骨折的固定方法。

案 例 引 导

患者,女,28岁,未婚,工人。患者1 h前因跌倒致左腕部肿胀,活动受限来我院门诊就诊。门诊X线检查示"左尺桡骨骨折"。患者受伤以来,无头晕、头痛,无恶心、呕吐。平素体健,否认肝炎、结核等传染病史,否认食物、药物过敏史,否认其他外伤及手术史。系统回顾无特殊。

体格检查:T 36.4 ℃,P 82次/分,R 20次/分,BP 140/90 mmHg。神清语明,发育正常,营养中等,对答切题,查体合作。望诊:左侧腕部肿胀严重,活动时疼痛严重。触诊:左腕关节上方局部压痛,左桡骨远端压痛。左手各指末梢循环良好,皮温正常。动诊:左腕关节活动受限,腕关节任何活动都会加重疼痛。量诊:双上肢等长。辅助检查:摄片示"左尺桡骨远端骨折,明显移位"。

问题:

1. 最可能的诊断是什么?

2. 诊断依据有哪些?

3. 治疗方案有哪些?

骨折治疗三大原则:复位、固定、功能锻炼。复位是将移位的骨折端恢复正常或接近正常的解剖关系,重建骨骼的支架作用。但骨折愈合需要一定的时间,因此,还需用固定的方法将骨折维持于复位后的位置,等待其坚固愈合。功能锻炼的目的是在不影响复位和愈合的前提下,尽快恢复患肢肌肉、肌腱、韧带、关节囊的舒缩活动,防止发生肌肉萎缩、骨质疏松、肌腱挛缩、关节僵硬等并发症。

一、骨折复位的基本原则

对任何骨折均应遵循以下基本原则。

(一)早期复位

早期复位不仅能使患者减少痛苦,且易获得满意的复位效果。尤其是在伤后1~2 h内,由于局部创伤性反应刚开始,肿胀及出血较轻,易于使骨折端还纳。因此,对任何骨折均应力争早期进行复位。

(二)无痛

疼痛可增加患者痛苦,容易诱发或加重休克,又能引起局部肌肉疼痛挛缩而直接影响复位的效果,难以达到解剖对位。因此对一般病例均应选用相应的麻醉措施,确保在无痛情况下施以复位术。

(三)肢体中立位

肢体中立位是指作用方向不同的肌肉均处于放松状态的适中体位。适用于周围肌肉丰富的长管骨,如股骨上1/3、股骨髁上、尺桡骨骨干及肱骨上端等处的骨折。

(四)牵引与对抗牵引

通过牵引可以纠正各种常见的骨折错位,包括断端的成角移位、侧向移位、短缩重叠及旋转等。但在牵引的同时,必须具有相应的反牵引力作用,否则无法使骨折远、近端达到复位的效果。

（五）远端对近端

近端为身体躯干侧,其既作为反牵引力的重量,又是远侧骨折端趋向对合的目标。因此,任何骨骼复位均应依此原则,四肢更是如此。近端多伴有强大肌群附着,在复位时也只有让远端去对合近端才是合理有效的做法(图 4-26)。

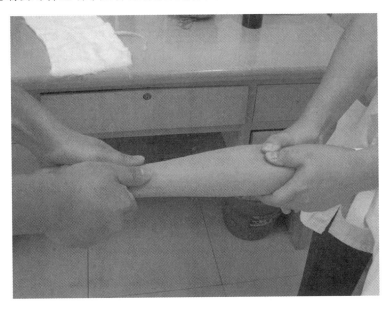

图 4-26 骨折拔伸手法复位

（六）手法操作轻柔

手法操作既可避免造成对周围软组织,尤其是神经血管的损伤,又可使复位顺利进行。在操作时,一般按骨折损伤机制的相反方向逐渐复位,这样对周围组织的损伤最小。

（七）首选闭合复位

原则上对于能用闭合复位达到解剖或功能对位者,切勿随意行手术复位。因为开放复位可能引起各种并发症,造成局部过多的损伤,尤其是对骨膜的过多剥离将明显影响骨折的愈合过程。

（八）力争解剖对位,保证功能对位

良好的解剖对位方能获得满意的生理功能,尤其是关节内骨折,应力争解剖对位。对关节功能影响不大的骨折,至少要求达到功能对位。当肌肉、韧带或关节囊嵌顿无法还纳时,则应选择最佳时机进行开放复位,以保证其功能恢复。

（九）小儿骨折

小儿骨折应以闭合复位为主。因小儿可塑性强,只要不是对位严重不良者,均可获得满意的结果。但对骨骺分离仍应给予解剖对位。

（十）肢体严重肿胀

应先采用石膏托临时固定、患肢抬高及牵引等措施,让肿胀消退后再行手法复位。否则,在肿胀情况下所获得的对位,一旦肿胀消退,便迅速回复到原位,且在肿胀情况下操作较易引起皮肤破损、水疱及外固定选择上的困难。

二、骨折的复位标准

骨折复位的原则是力争解剖复位,保证功能复位。

(一)解剖复位

骨折段通过复位,恢复了正常解剖关系,对位(指两骨折端的接触面)、对线(指两骨折端在纵轴上的关系)完全良好,称解剖复位(anatomical reduction)。

解剖复位是骨折固定和功能锻炼的良好基础,可使骨折愈合获得满意的生理功能,但不可片面追求解剖复位。因为有些骨折(如粉碎形骨折)本身就不具备解剖复位的条件,如果不顾客观困难而一味追求解剖复位,则可能事与愿违。因此,在解剖复位难以达到的情况下,功能复位也是可以接受的。

(二)功能复位

由于各种原因,未能达到解剖复位,但骨折愈合后对肢体功能无明显影响者,称功能复位(functional reduction)。

需要注意的是,由于上下肢体的结构特点及对功能的要求各不相同,每一部位功能复位的标准也不尽一致。如:肱骨干稍有畸形,对功能影响不大;前臂的尺桡骨双骨折就要求对位、对线均良好,否则将影响前臂的旋转功能。但功能复位仍有一些必须遵守的标准:

1. 旋转、分离移位　骨折部的旋转、分离移位必须完全纠正。

2. 缩短移位　成人下肢骨折缩短移位不应超过 1 cm,上肢不应超过 2 cm。儿童处于生长发育期,下肢骨折缩短在 2 cm 以内,若无骨骺损伤,可在生长发育过程中自行矫正。

3. 成角移位　具有生理弧度的骨干,可允许与其弧度一致的10°以内的成角。因成角与关节活动方向一致,日后可在骨痂改造塑型过程中自行纠正。而侧方成角与关节活动方向垂直,不能自行纠正,必须完全复位。否则关节内、外侧负重时受力不均,可继发创伤性关节炎和功能障碍。

4. 侧方移位　长骨干横骨折,骨折端对位至少应达1/3。干骺端骨折对位应不少于3/4。

三、骨折的复位方法

骨折的复位方法包括闭合复位和切开复位。

(一)闭合复位

闭合复位是指通过非手术方法,达到骨折端复位,包括手法复位和牵引复位。多数骨折均可通过闭合复位获得满意效果。

1. 徒手复位　即利用术者或助手双手的手技操作,使骨折断端恢复到原位者。

2. 器械复位　指采用某些器械,如上肢螺旋牵引架、尺桡骨复位牵引装置及跟骨复位器等,协助术者对骨折进行复位。

3. 牵引复位　指利用皮肤或骨骼或兜带牵引达到骨折复位的目的,一般兼具固定作用。牵引方式包括骨牵引、皮肤牵引及兜带牵引 3 种形式。此种复位是持续地使骨折逐渐达到复位,具有固定与制动作用(图 4-27)。

(二)切开复位

切开复位是指通过手术,直视下将骨折复位。目前强调微创技术的应用,尽量避免

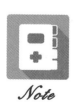

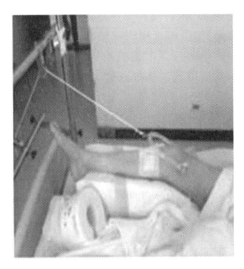

图 4-27 骨牵引

手术的副损伤,尤其是对骨折处血运的破坏。

切开复位的优点是可以使骨折容易达到解剖复位,切开复位一般同时采取内固定或外固定器材固定,固定相对牢固,便于护理。

四、骨折的外固定治疗

由于大多数的骨折都伴有不同程度的移位,而复位后的骨折还有再移位的趋势,加之骨折的愈合需要较长时间,都要求骨折复位后必须进行合理的固定。良好的固定是骨折愈合的关键。

骨折的固定,可分为外固定和内固定两类。外固定的器材和种类很多,各有优缺点和适应范围。目前临床上常用的外固定方法有石膏绷带固定、小夹板固定、牵引固定、外固定支架固定等。

(一) 石膏绷带固定技术

利用熟石膏遇水可重新结晶而硬化的特性将其做成石膏绷带包绕在肢体上起固定作用,这种固定方法称为石膏固定。

石膏绷带适用于骨关节损伤及术后的外固定。其优点是能够根据肢体的形状塑形易于达到三点固定的治疗原则,固定确实,护理方便,便于长途运送。其缺点是较沉重、透气性及 X 线透光性差。一般须超过骨折部的上、下关节,可导致关节僵硬。

1. 常用的石膏绷带

(1)石膏卷 石膏卷由石膏粉涂敷在粗网眼的特制绷带上制成,一般用来制作石膏管型(图 4-28)。

(2)石膏带 是由石膏卷叠成所需长度的多层带,一般是 6~8 层,主要用于需要加强固定的部位,如关节部位。石膏带也可制作石膏托用。

2. 石膏固定的注意事项

(1)石膏固定完成后,要维持其体位直至完全

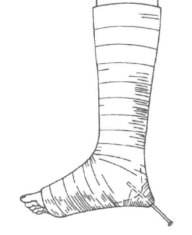

图 4-28 复位后跟骨骨折小腿
石膏管型示意图

Note

干固,以防折裂。为加速石膏的干固,可用电吹风或红外线灯泡烘干。

(2)抬高患肢,以利于消肿,下肢可用软枕垫高,上肢可用输液架悬挂;肢体肿胀消退后,如石膏固定过松,失去作用时,应及时更换石膏。

(3)患者应卧木板床,并须用软垫垫好石膏。注意保持石膏清洁,勿使其污染,变动体位时,应保护石膏,避免折裂或骨折错位。

(4)寒冷季节应注意患肢外露部分保暖。炎热季节,对包扎大型石膏的患者,要注意通风,防止中暑。

(5)防止局部皮肤尤其是骨突部受压,并注意患肢血液循环有无障碍,如有肢体受压现象,应及时将石膏纵行全层剖开松解,进行检查,并作相应处理。

(6)石膏固定期间,应指导患者及时进行未固定关节的功能锻炼,及石膏内肌肉收缩活动,并定期进行 X 线摄片检查。

(7)必须固定于肢体关节的功能位。

（二）小夹板固定技术

夹板局部固定是利用与肢体外形相适应的特制夹板来固定骨折。临床上常用的作为夹板局部外固定的材料是木质夹板、石膏夹板、塑料夹板、纸基塑料夹板。夹板固定的原理是在夹板与皮肤之间放置不同形状的纸压垫作为力点,形成三点固定的杠杆作用,以维持骨折的位置。夹板外以布带作为约束,使夹板通过纸压垫对骨折产生定向的压力(图 4-29)。

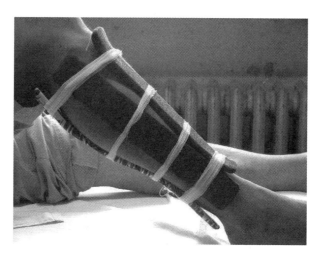

图 4-29　骨折后小夹板固定

小夹板固定适应于:

(1)不全骨折。

(2)稳定性骨折。

(3)四肢闭合性管状骨骨折,但股骨骨折因大腿肌较为丰富,肌拉力大,常需结合持续骨牵引。

(4)四肢开放性骨折,创口小,经处理后伤口已闭合者。

(5)陈旧性四肢骨折仍适合于手法复位者。

(6)用石膏固定的骨折虽已愈合,但尚不坚固,为缩小固定范围可用小夹板固定代替石膏固定。

（三）牵引固定技术

牵引既有复位作用，又是骨折固定的有效措施之一，已广泛应用于临床，尤其适用于需要继续复位而又应同时固定的病例，临床上尤多用于肱骨干骨折。

牵引方法包括皮牵引、骨牵引和兜带牵引。

1. 皮牵引　借助胶布贴于伤肢皮肤或用海绵牵引带包扎伤肢皮肤，利用肌肉在骨骼上的附着点，将牵引力传递到骨骼，又称间接牵引（图 4-30）。

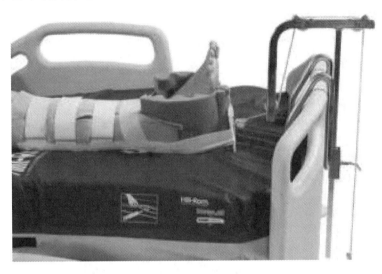

图 4-30　下肢皮牵引

2. 骨牵引　将不锈钢针穿入骨骼的坚硬部位，通过牵引钢针直接牵引骨骼，又称直接牵引。

3. 兜带牵引　利用布带或海绵兜带兜住身体突出部位施加牵引力。

（四）外固定支架固定技术

骨外固定是治疗骨折的一种方法，它是指在骨折的远、近段经皮穿刺放置高强度钢针，借用体外稳定系统与裸露在皮外的针端相互固定，从而达到固定骨折的目的，此固定系统称为骨外固定器或外固定支架。骨外固定支架在不断改进与发展，其形式很多，可按其功能分为以下几类。

1. 单纯固定的外固定支架　如标准的单平面单侧外固定支架，固定前先要整复骨折，骨折整复对位后再行安装外固定支架（图 4-31）。

2. 兼备整复和固定的外固定支架　固定后能进行复位和必要的再调整，以纠正轴线偏差，但是这类外固定支架均还不够理想，主要缺点是灵巧性较差（图 4-32）。

外固定是治疗开放性骨折的方法之一，尤其适用于伴有严重软组织损伤的患者。对于感染风险高的骨折，如延迟就诊的开放性骨折和伤口污染的骨折，外固定支架固定非常有用（图 4-33）。对这类损伤，目前外固定仍是"金标准"，它起到了消除骨折端对皮肤的威胁，可减少污染扩散的机会，便于软组织损伤的处理和伤口的闭合等作用。因不破坏骨膜和血供，可以始终给予骨折端应力刺激，进行动力性加压，有助于骨愈合。外固定支架以往主要用于软组织条件差的小腿开放性骨折，现已扩大到几乎所有四肢骨折，包括闭合性骨折。

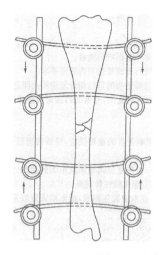

图 4-31　单纯固定的外固定支架

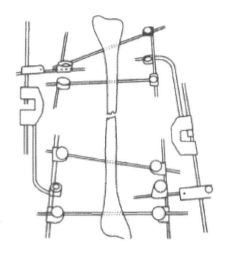

图 4-32　兼备整复和固定的外固定支架

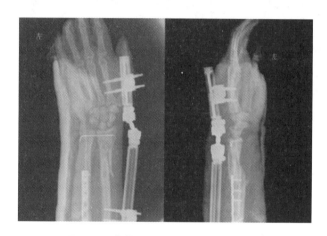

图 4-33　桡骨远端骨折外固定支架固定

五、骨折的内固定治疗

内固定是指采用金属或可降解材料,将切开复位的骨折固定在适当位置的固定方法。内固定的主要目的是使患肢的功能迅速并尽可能得到完全恢复。内固定不能永久性代替折断的骨骼,而只能作为临时的支撑。

骨折切开复位后,根据骨折固定的实际需要,选用不同的内固定器材。常用的内固定器材有各种接骨钢板、螺丝钉、髓内针、骨圆针(斯氏针、克氏针等)、不锈钢丝、可降解材料等。

(一)骨折内固定的适应证

骨折内固定基本上与开放复位的病例选择相似,唯对于小儿骨折,特别是波及骨骺处的骨折应严格控制。

1. 关节内骨折　凡有移位而又难以通过手法复位达到解剖对位者,以肘、膝、踝部为多见。

2. 外固定无法维持对位的骨折　多系因强大肌群牵拉之故,如髌骨骨折、尺骨鹰嘴骨折及胫骨结节撕脱等。

3. 骨折端软组织嵌顿　多系长管骨骨干骨折或邻近关节的骨折,由于肌肉、肌腱或

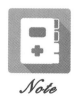

关节囊嵌入骨折两端之间而需行开放复位,并同时行内固定术者。

4. 开放性骨折 在 6～8 h 以内清创,创口污染较轻者,在复位后亦可酌情选用内固定。

5. 多段骨折 包括一骨数折或一肢数折者,多需开放复位及内固定。

6. 畸形愈合 骨折畸形愈合矫正术后亦多选用内固定。

7. 延迟愈合或不愈合 内固定亦可与植骨术并用或单独应用(如对骨折端的加压疗法等)。

(二)内固定的种类基本方式

内固定分为骨内固定、骨外固定及复合式固定三类。

1. 骨内固定 指内固定物通过髓内腔纵轴对骨折端起控制作用达到固定目的者。髓内钉固定技术对骨折的正常愈合过程影响不大(图 4-34)。

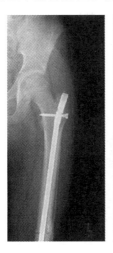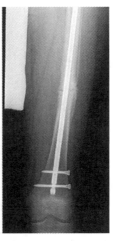

图 4-34 骨折髓内钉固定

2. 骨外固定 指内固定物位于骨皮质外方,借助骨自身或是通过附加的固定物将骨折端持住并维持对位的技术。骨外固定的器材种类较多,一般常用的有钢板螺丝钉、螺丝钉、钢丝、加压钢板、骨栓钉、特殊形态钢板及张力带固定装置等(图 4-35)。

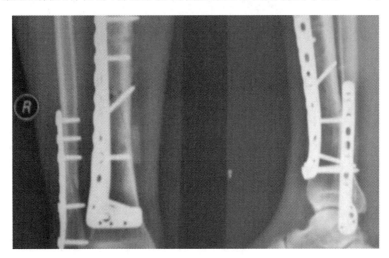

图 4-35 骨折钢板外固定

3. 复合式固定   用于脊柱骨折时的脊柱椎弓根螺丝钉复位固定技术及用于股骨上端骨折的鹅头钉等技术均属此项。

4. 骨折内固定的时间   切开复位的时机须视病情和局部情况而定。手术一般可分为三类,即急诊手术、限期手术和择期手术。

急诊手术处理的损伤包括开放性骨折、无法复位的大关节脱位、伴有撕裂伤或在手术区有全层皮肤脱落的骨折、伴有正在加重的神经系统损伤的脊柱骨折、危及肢体或局部软组织血运的骨折。

限期手术是指那些在损伤后 24～72 h 内应当进行的手术,如严重开放骨折的再清创及多发性创伤患者股骨干骨折、髋部骨折和不稳定骨折－脱位等。

择期手术是指那些能延迟 3 天至 3 周的手术。

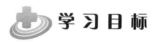 能 力 检 测

1. 骨折的治疗原则是什么?
2. 骨折的临床愈合标准是什么?

第五节　骨折的康复

 学 习 目 标

掌握:骨折康复的治疗方法。
了解:骨折康复的治疗原则。

案 例 引 导

患者,男,35 岁,已婚,职员。患者 1 年前因走路时路滑摔倒后右侧肘部着地,致右肘部剧痛,肘关节不能活动,立即来我院急诊科就诊,急诊行右肘关节 X 线检查示"右侧肱骨髁上粉碎性骨折",初步诊断为"右肱骨髁上粉碎性骨折"。入院后给予完善相关检查后行手术切开复位内固定术,术后患者顺利出院,出院后嘱其行康复功能训练,近日该患者来我院门诊就诊,查体时肘关节僵硬,患者要求行住院康复治疗,门诊以"右肱骨髁上粉碎性骨折术后关节僵硬"为诊断收入院。

患者受伤以来,未行系统康复功能训练。平素体健,否认肝炎、伤寒、肺结核等传染病史,否认食物、药物过敏史,否认其他外伤及手术史。系统回顾无特殊。

体格检查:T 36.4 ℃,P 76 次/分,R 23 次/分,BP 110/70 mmHg。神清语明,发育正常,营养中等,对答切题,查体合作。胸廓及骨盆挤压试验阴性,其余见专科情况。

Note

望诊：右侧肘部可见纵向愈合切口，无红肿、无压痛，肘关节屈曲畸形，肘关节处于屈曲90°位，被动运动时肘部活动约10°。无患肢末梢循环障碍。触诊：肘后关节正常解剖，肘部三点关系正常，可触及皮下瘢痕结节，无感觉障碍。动诊：右侧肘关节主动活动为0°，被动运动时肘部活动约10°。量诊：右前臂较左侧周径短2 cm，右上臂较左侧周径短4 cm。辅助检查：右肘关节正位摄片示"右侧肱骨髁上粉碎性骨折术后，钢板、钢钉在位"。问题：

1. 最可能的诊断是什么？
2. 诊断依据有哪些？
3. 治疗方案有哪些？

骨折的治疗有复位、固定、功能锻炼、内外用药四大部分。骨折愈合需要良好的固定、充足的血供和有利的力学环境，但是长时间制动会造成患者全身多个系统功能的下降和固定肢体的肿胀、肌肉萎缩、肌力与耐力下降、组织粘连、关节囊挛缩、关节僵硬等许多并发症。如果患者长期卧床可产生焦虑、抑郁、对疼痛的耐受力下降、失眠等反应，严重者可出现幻觉和注意力及定向障碍。

一、骨折后康复的机制和作用

骨折后康复可以协调固定与运动之间的矛盾，预防和减少上述骨折并发症的发生，使其朝有利于骨折愈合的方向发展。康复治疗常用方法有物理疗法和作业疗法以及中医康复疗法。科学地使用物理治疗可以有效地控制感染、消除肿胀、促进创面修复、软化瘢痕等。

（一）促进肿胀消退

损伤后局部肿胀，是创伤性炎症反应。如能在局部复位及固定的基础上，逐步进行适量的肌肉收缩，可有助于血液循环，促进肿胀的消退。

（二）尽可能减少肌肉挛缩的程度

因骨折而产生的肢体失用，必然会导致肌肉萎缩，即使做最大的努力进行功能锻炼，也不可避免，但在萎缩的程度上则会有很大差别。此外，还可以使大脑始终保持对关节的支配，而无须在固定解除后重新建立这种关系。

（三）预防关节粘连僵硬

关节发生粘连乃至僵硬的原因是多方面的，但其重要的原因则是肌肉不活动。长时间不恰当的固定可以造成关节僵硬，而未经固定而长期不运动的关节也会产生同样的后果。

（四）促进骨折愈合

功能锻炼既可促进局部的血液循环，使新生血管得以较快的成长，又可通过肌肉收缩作用，借助外固定以保持骨折端的良好接触。

（五）提高功能障碍后期手术的效果

关节的损伤和临近关节部位的骨折所造成的功能障碍，多由关节内或关节周围粘连所致。关节经松解术后的康复治疗是手术能否取得成功的重要因素。

二、骨折的康复治疗

骨折的康复治疗首先应制定一整套切实可行的康复治疗程序和措施,逐步完成康复治疗目的,达到治疗标准,通常包括 4 个方面:①减轻疼痛与痛苦是康复治疗的首要目的;②确定受伤前肢体运动能力即是将来康复治疗的最终目标;③评估当前身体状态,设计治疗程序;④康复医疗应贯穿患者治疗过程的始终。

根据骨折愈合过程,康复治疗可分为早期和后期两个阶段。

(一)骨折固定的早期康复治疗

自伤后或手术后 3 周或 6 周之内,视骨折的严重程度及部位而异。肿胀和疼痛是骨折复位固定后最主要的症状和体征,持续性肿胀是骨折后致残的最主要原因。因此,早期治疗的目的主要是消除肿胀、缓解疼痛。

1. 主动运动 是消除水肿最有效、最可行和最经济的方法。主动运动有助于静脉和淋巴回流。

(1)进行伤肢近端和远端未被固定关节的各个轴位上的主动运动,必要时给予助力。上肢应注意肩关节外展、外旋与手掌指关节屈伸运动,下肢应注意踝关节背屈运动(图 4-36)。老年患者更应防止肩关节粘连和僵硬发生。

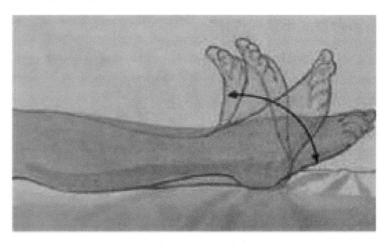

图 4-36　骨折术后踝关节功能练习

(2)骨折固定部位进行该部位肌肉有节奏的等长收缩练习,每日进行多次,每次15～20 min,做成百次的收缩,以防止失用性肌萎缩,并使骨折端挤压而有利于骨折愈合。例如,股骨干骨折后被长腿石膏固定时,应进行股四头肌的等长收缩练习。

(3)关节面骨折常遗留严重的关节功能障碍,为减轻障碍程度,在固定 2～3 周后,如有可能,应每日短时间取下外固定装置,在保护下进行受损关节不负重的主动运动,并逐步增加关节活动范围,运动后继续维持固定。

(4)对健肢与躯干应尽可能维持正常活动,可能时应尽早起床。必须卧床的患者,尤其是年老体弱者,应每日做床上保健操,以改善全身情况,防止压疮、呼吸系统疾病等并发症。

(5)骨干骨折两端关节或骨折关节的活动,需视治疗及固定方法的不同,有不同的锻炼方法。①行坚强内固定的骨折,于手术创伤疼痛缓解之后,即可开始练习关节活动,由10°～20°活动范围开始,逐渐加大。②有效短期外固定,可以早期开始膝关节与踝关节的活动练习。③行牵引治疗的股骨干骨折、肱骨髁上骨折等,可在牵引下做小范围的关节

Note

活动。

2. 被动运动　是通过医生和护士在医生指导下的运动,对截瘫患者和多发性损伤患者失去自主运动的前提下,促进患体和患肢血运循环,加速骨折的愈合和早日康复(图4-37)。

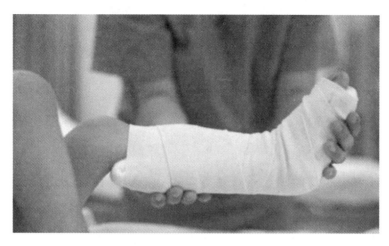

图 4-37　骨折肢体被动练习

3. 患肢抬高　有助于肿胀消退,为了使抬高肢体收效,肢体的远端必须高于近端,近端要高于心脏平面。

4. 物理治疗　可改善肢体血液循环、消炎、消肿、减轻疼痛、减少粘连、防止肌萎缩以及促进骨折愈合。

(1)温热疗法　传导热疗(如蜡疗、中药熨敷)、辐射热疗(如红外线、日光浴)均可应用。

(2)超短波疗法和低频磁疗　可使成骨再生区代谢过程加强,纤维细胞和成骨细胞提早出现。对软组织较薄部位的骨折(如手、足部骨折)更适合用低频磁场治疗,而深部骨折适用于超短波治疗。此法可在石膏外进行,但有金属物内固定时禁用。

(3)音频电或超声波治疗　可减少瘢痕与粘连。

(二)骨折愈合期的后期康复治疗

骨折后肢体从非使用性运动过渡到正常运用,应具备三个条件:①骨愈合;②足够的肌力;③一定范围的关节活动范围。

1. 早期关节持续被动运动的作用　制动和运动是骨关节损伤常用的两种治疗方法(图 4-38)。传统的概念是骨折先制动直到骨折愈合,再积极锻炼恢复关节功能。制动对关节是有损害的。如非损伤的关节经长期制动后常导致关节僵硬、关节软骨退变和滑动肌腱粘连,即使短期制动也可产生关节外组织挛缩和肢端水肿。

2. 恢复关节活动度

(1)主动运动　受累关节进行各运动轴方向的主动运动,轻柔牵伸挛缩、粘连的组织。运动时应遵循循序渐进的原则,运动幅度逐渐增大。每个动作重复多遍,每日数次。

(2)关节松动手法　对僵硬的关节,可配合热疗进行手法松动。

(3)被动运动　刚去除外固定的患者可先采用助力运动,以后随着关节活动范围的增加而相应减少助力。对组织挛缩、粘连严重者,可使用被动运动,但被动运动方向与范围应符合解剖与生理功能。

3. 恢复肌力　逐步增加肌肉训练强度,引起肌肉的适度疲劳。

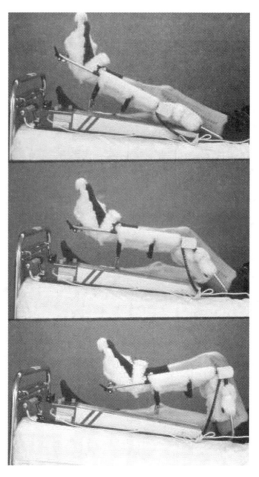

图 4-38 CPM 机膝关节被动训练

（1）当肌力为 0～1 级时，可采用水疗、按摩、低频脉冲电刺激、被动运动、助力运动等。

（2）当肌力为 2～3 级时，以主动运动为主，亦可进行助力运动。做助力运动时，助力应小，防止用被动运动来替代主动运动。

（3）当肌力为 4 级时，进行抗阻练习。有关节损伤时，关节活动应以等长收缩练习为主，以免加重关节损伤性反应。

4. 其他物理治疗 局部紫外线照射，可促进钙质沉积与镇痛。红外线、蜡疗、热疗可作为手法治疗前的辅助治疗（图 4-39、图 4-40），促进血液循环、软化纤维瘢痕组织。音频电、超声波疗法可软化瘢痕、松解粘连。局部按摩对促进血液循环、松解粘连有较好的作用。

5. 手法活动 手法是一种物理治疗方法。对于关节粘连与肌肉挛缩较重者，自己锻炼效果甚微者，可行手法活动。但应用时的先决条件为：①骨折已愈合坚实，手法活动时不致发生骨折；②身体不能太虚弱，有主动锻炼能力；③肌力在Ⅲ级以上；④能积极配合，术后能忍痛锻炼。以膝关节为例，于麻醉下行手法活动，术者抱住小腿以双臂之力或加躯干力，使膝被动屈曲，当听到组织撕裂声且膝关节屈曲角度增加时，即有效。

6. 恢复日常生活活动能力及工作能力 可采用作业疗法和职业前训练，改善动作技能技巧，增强体能，从而恢复患者伤前的日常生活活动能力及工作能力。

7. 手术治疗 如伸膝装置粘连、股四头肌挛缩时行股四头肌成形术，关节内粘连较重者行关节内粘连分离术，膝关节屈曲挛缩及僵直时行膝屈曲挛缩松解术。

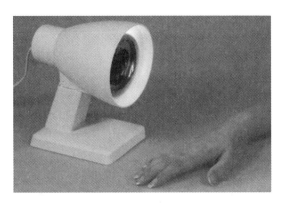

图 4-39　红外线理疗

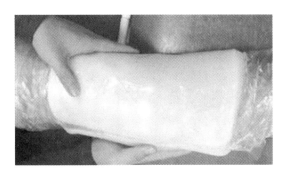

图 4-40　蜡疗

 知识链接

伤筋动骨一百天

　　"伤筋动骨一百天"是千百年来百姓关于骨折伤筋恢复期一种简单、笼统的说法，意思是当机体受到外伤，引起骨折伤筋，经过一百天的治疗休养方可痊愈。这话是有一定道理的，但不是说所有的骨折伤筋患者都需要100天的休养。年龄、身体健康状况、骨折部位、骨折类型、软组织损伤程度、是否感染及治疗方法等均可影响痊愈时间，因此，具体情况要做具体分析。

医学思政金句

　　1. 知针知药，固是良医。

——唐·孙思邈

　　2. 凡腰骨损断，先用门扉一片，放斜一头，令患人覆眠，以手捍止，下用三人拽伸，医以手按损处三时久。

——元·李仲南

　　3. 人民健康是民族昌盛和国家强盛的重要标志。把保障人民健康放在优先发展的战略位置，完善人民健康促进政策。

——习近平

Note

能 力 检 测

1. 骨折的康复时机有哪几个阶段？
2. 骨折后康复的作用有哪些？

（孙文才）

第五章 上肢骨折

第一节 锁骨骨折

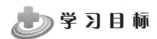
学习目标

掌握：锁骨骨折的应用解剖、诊断要点、治疗方式。
熟悉：常用整复手法、固定方法。
了解：诊疗流程。

案例引导

患者，男性，53 岁，车祸外伤后右肩部肿痛、活动受限 6 h，右肩痛，不敢活动来我院门诊就诊。患者受伤以来，无头晕、头痛，无恶心、呕吐。平素体健，否认肝炎、伤寒、肺结核等传染病史，否认食物、药物过敏史，否认其他外伤及手术史。系统回顾无特殊。

体格检查：T 36.6 ℃，P 76 次/分，R 20 次/分，BP 130/80 mmHg。神清语明，发育正常，营养中等，对答切题，查体合作。双肺呼吸音清，未闻及干、湿性啰音及胸膜摩擦音。腹部平软，无压痛、反跳痛及肌紧张，肝肋下未触及。肝剑突下未触及。胸廓及骨盆挤压试验阴性。望诊：右侧肩部肿胀严重，活动时疼痛加重。触诊右锁骨中段明显压痛，可触及骨擦感。右手各指末梢循环良好，皮温正常。动诊：右肩关节活动轻度受限，Dugas 征（－）。量诊：双上肢等长。辅助检查：摄片示"右侧锁骨骨折，明显移位"。问题：

1. 最可能的诊断是什么？
2. 诊断依据有哪些？
3. 治疗方案有哪些？

一、解剖概要

（1）锁骨是上肢与躯干的连接和支撑装置，呈 S 形（图 5-1）。

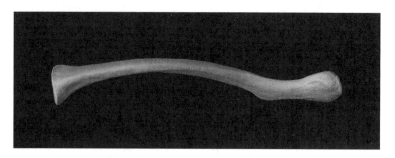

图 5-1　锁骨

（2）近端与胸骨柄形成胸锁关节，远端与肩峰形成肩锁关节（图 5-2）。

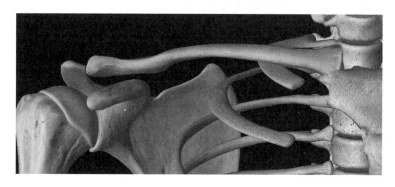

图 5-2　胸锁关节和肩锁关节

（3）外侧有喙锁韧带固定锁骨（图 5-3）。

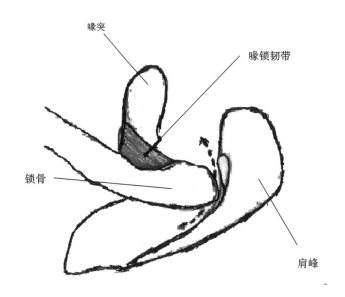

图 5-3　喙锁韧带

二、病因

（1）锁骨骨折好发于青少年，多为间接暴力引起。

（2）常见的受伤机制是侧方摔倒，肩部着地，力传导至锁骨，发生斜形骨折。

（3）锁骨中段骨折后，由于胸锁乳突肌的牵拉，近折端可向上、后移位，远折端则由于上肢的重力作用及胸大肌上部肌束的牵拉,使骨折远折端向前、下移位,并有重叠移位(图 5-4)。

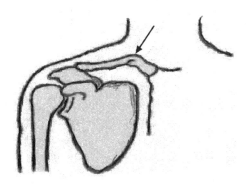

图 5-4

三、临床表现和诊断

(1) 患者常用健手托住肘部,头部向患侧偏斜(图 5-5)。

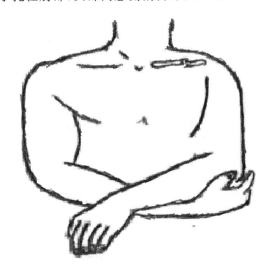

图 5-5　临床表现

(2) 检查时,可扪及骨折端,有局限性压痛,有骨摩擦感。

(3) 上胸部的正位 X 线摄片是不可缺少的检查方法(图 5-6)。

四、并发症

(1) 临近的关节与骨可合并肩锁关节、胸锁关节分离,肩胛骨骨折等。

(2) 胸膜及肺损伤。

(3) 臂丛神经损伤。

(4) 常伴有锁骨下动脉、锁骨下静脉和颈内静脉的损伤。

(5) 可能出现骨折不愈合。

(6) 如进行手术可能出现手术后的并发症,如骨折畸形愈合、创伤性关节炎等。

五、锁骨骨折的愈合标准

(1) 局部无压痛,无纵向叩击痛。

Note

123

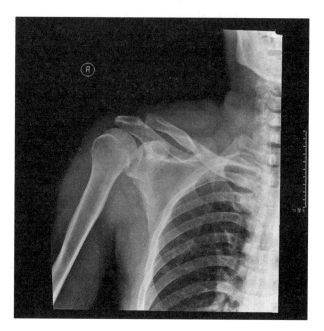

图 5-6　正位 X 线摄片

（2）局部无异常活动。

（3）X 线摄片显示骨折线模糊,有连续性骨痂通过骨折线。

（4）功能测定,在解除外固定情况下,上肢能平举 1 kg 重物达 1 min,连续观察 2 周,骨折处没有变形,则观察的第一天为锁骨骨折的临床愈合时间。需要注意的是,在选择功能测定时需要慎重,以免选择不当造成骨折未愈合导致再次发生骨折。

六、治疗

（1）儿童的青枝骨折及成人的无移位骨折可不做特殊治疗。仅用三角巾悬吊患肢 3～6 周即可开始活动。

（2）有移位的中段骨折:

①采用手法复位,用横形 8 字绷带固定（图 5-7、图 5-8）。

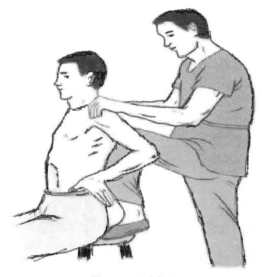

图 5-7　手法复位

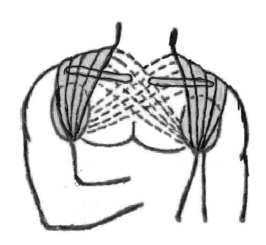

图 5-8　8 字绷带固定

②复位后的 2 周内应经常检查固定是否可靠,及时调整固定的松紧度。

(3) 在以下情况时,可考虑行切开复位内固定:

①患者不能忍受 8 字绷带固定的痛苦。

②复位后再移位,影响外观。

③合并神经、血管损伤。

④开放性骨折。

⑤陈旧骨折不愈合。

⑥锁骨外端骨折,合并喙锁韧带断裂。

(4) 康复治疗:选择锁骨骨折闭合复位治疗,复位后需在腋下加棉垫适当保护,固定松紧需适度,避免太紧压迫神经、血管,太松起不到固定作用。固定后需早期开始练习握拳、伸屈肘关节、双手叉腰、后伸肩关节等活动,卧床休息时,将肩胛区垫高、去枕,保持双肩后伸位。

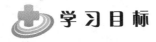 **能 力 检 测**

1. 锁骨骨折的移位特征有哪些?

2. 锁骨骨折的并发症有哪些?

第二节　肱骨外科颈骨折

学 习 目 标

掌握:肱骨外科颈骨折的应用解剖、诊断要点和治疗方式。

熟悉:常用整复手法、固定方法。

了解:诊疗流程。

数字课件 5-2

Note

案 例 引 导

　　患者,女性,46 岁,跌伤后致右肩部肿痛、活动受限 1 h,来我院门诊就诊。患者受伤以来,无头晕、头痛,无恶心、呕吐。平素体健,否认肝炎、伤寒、肺结核等传染病史,否认食物、药物过敏史,否认其他外伤及手术史。系统回顾无特殊。

　　体格检查:T 36.4 ℃,P 86 次/分,R 20 次/分,BP 120/70 mmHg。神清语明,发育正常,营养中等,对答切题,查体合作。双肺呼吸音清,未闻及干、湿性啰音及胸膜摩擦音。腹部平软,无压痛、反跳痛及肌紧张,肝肋下未触及。肝剑突下未触及。胸廓及骨盆挤压试验阴性。望诊:右侧肩部肿胀严重,可见明显畸形,活动时疼痛严重。触诊:右肱骨近端明显压痛,可触及骨擦感,右手各指末梢循环良好,皮温正常。动诊:右肩关节活动障碍。量诊:双上肢等长。辅助检查:摄片示"右侧肱骨外科颈骨折,明显移位"。问题:

　　1. 最可能的诊断是什么?

　　2. 诊断依据有哪些?

　　3. 治疗方案有哪些?

一、解剖概要

(1) 肱骨外科颈为肱骨大结节、小结节移行为肱骨干的交界部位(图 5-9)。

(2) 肱骨外科颈是松质骨和密质骨的交接处。

(3) 肱骨外科颈位于解剖颈下 2～3 cm,有臂丛神经、腋血管在内侧经过。

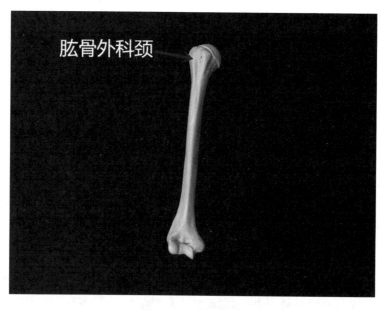

图 5-9　肱骨外科颈

二、病因与分类

（1）患者以中、老年人为多，尤其有骨质疏松症者。

（2）暴力作用是外科颈骨折的主要原因。

（3）分类：

①无移位骨折（图 5-10）。

②外展型骨折（图 5-11）。

③内收型骨折（图 5-12）。

④粉碎性骨折（图 5-13）。

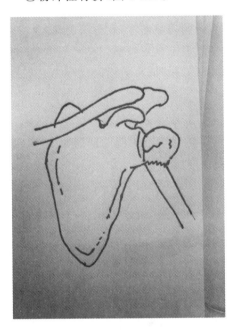

图 5-10　无移位骨折

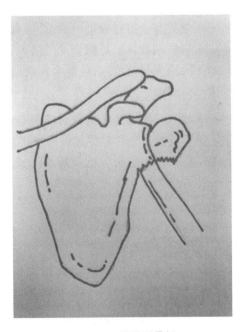

图 5-11　外展型骨折

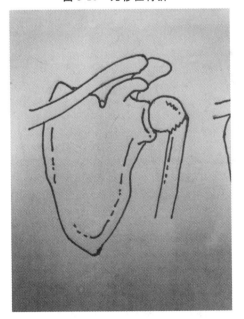

图 5-12　内收型骨折

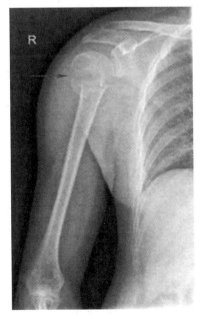

图 5-13　粉碎性骨折

Note

三、临床表现

（一）无移位骨折

（1）受伤后肩部疼痛、肿胀、淤斑，肩关节活动障碍。

（2）在肩部摄正位及腋间位 X 线片，可明确诊断。

（二）外展型骨折

（1）伤后肩部疼痛、肿胀、淤斑，上肢活动障碍。

（2）检查可发现局部明显压痛。

（3）X 线摄片可证实骨折的存在及移位情况。

（4）常见到骨折近端呈内收位，肱骨大结节与肩峰的间隙增宽，肱骨头旋转。

（5）远折端肱骨的外侧骨皮质插入近端髓腔，呈外展位成角畸形。

（6）无论哪种移位，均可能合并向内、向前的侧方移位和成角畸形。

（三）内收型骨折

（1）检查可发现肱骨上端明显压痛，常可扪及骨折断端。

（2）X 线摄片可见骨折远折端位于肱骨头的外侧，大结节与肩峰的间隙变小，肱骨头有旋转，可产生向前、外方的成角畸形或侧方移位。

四、治疗

（一）无移位骨折

（1）不需进行手法复位。

（2）用三角巾悬吊上肢 3～4 周即可开始进行功能锻炼（图 5-14）。

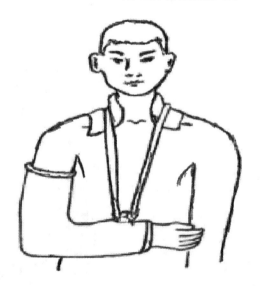

图 5-14 三角巾悬吊法

（二）外展型骨折

（1）复位方法：麻醉后仰卧于骨科牵引床上。助手在伤侧肩外展 45°、前屈 30°、上臂中立位和屈肘 90°位，沿肱骨纵轴向下牵引，由伤侧肩胸部绕过一条宽布带，向健侧锁骨方向作反牵引，待牵引取消重叠、成角畸形之后，术者根据 X 线片上骨折移位方向，进行手法复位,原则是沿着骨折移位方向的反方向进行手法复位,以骨折远端与近端相接,注意矫正成角畸形及侧方移位(图 5-15)。

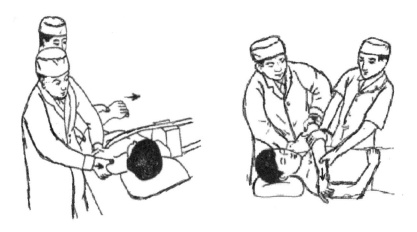

图 5-15　外展型骨折复位方法

(2)采用超肩小夹板固定(图 5-16)。

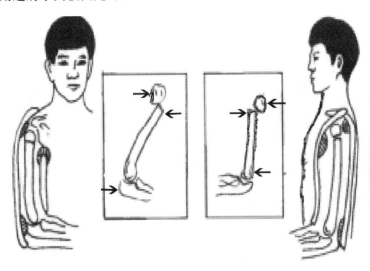

图 5-16　外展型骨折固定方法

（3）U 形石膏固定:在肘关节屈曲 90°位,用有棉垫作衬垫的石膏板由腋窝绕过肘关节、上臂外侧达肩部,再用绷带环形缠绕,使石膏板紧贴肩及上臂。

（三）内收型骨折

(1)内收型骨折仍以手法复位、外固定方法治疗为主(图 5-17)。

(2)外固定:

①复位方法麻醉、体位和牵引方法与外展型骨折复位方法相同。

②在牵引情况下纠正成角、重叠、旋转移位后,术者用手挤压远、近折端,同时助手将上肢外展超过 90°,上举 120°,矫正侧方移位及向外侧成角畸形。

③若为向前成角及侧前方移位,则先固定近端,由前向后推压远折端,助手使患肢逐渐前屈 90°,即可复位(图 5-18)。

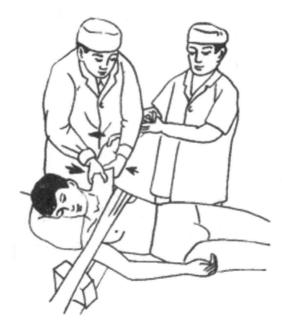

图 5-17　内收型骨折复位手法

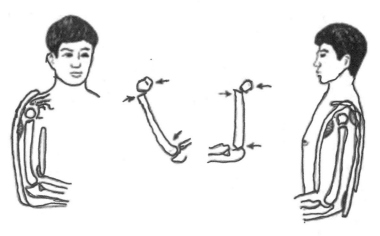

图 5-18　内收型骨折固定方法

（四）康复治疗

无移位骨折用三角巾悬吊固定，伤后 1～2 周以休息、制动为主，有利于组织修复和骨再生。运动练习以腕关节背伸、屈曲训练为主，上臂肌肉做等长收缩练习。

手术后患者以肩关节恢复训练为主，主动训练辅以被动练习肩关节的外旋、内收、后伸及前屈功能。

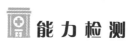 能 力 检 测

名词解释

（1）肩袖

（2）Dugas 征

第三节　肱骨干骨折

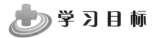

数字课件 5-3

掌握:肱骨干骨折的应用解剖、诊断要点和治疗方式。
熟悉:常用整复手法、固定方法。
了解:诊疗流程。

案 例 引 导

　　患者,男性,48 岁,跌伤后致左上臂疼痛、活动受限 4 h,来我院就诊。患者受伤以来,无头晕、头痛,无恶心、呕吐。平素体健,否认肝炎、伤寒、肺结核等传染病史,否认食物、药物过敏史,否认其他外伤及手术史。系统回顾无特殊。

　　体格检查:T 36.6 ℃,P 72 次/分,R 18 次/分,BP 110/60 mmHg。神清语明,发育正常,营养中等,对答切题,查体合作。双肺呼吸音清,未闻及干、湿性啰音及胸膜摩擦音。腹部平软,无压痛、反跳痛及肌紧张,肝肋下未触及。肝剑突下未触及。胸廓及骨盆挤压试验阴性。望诊:左上臂短缩、成角畸形,局部肿胀、淤斑,活动时疼痛严重。触诊:可触及骨擦感及异常关节活动,左上臂纵向叩击痛阳性。左手各指末梢循环良好,皮温正常。辅助检查:摄片示"左侧肱骨干中下 1/3 段骨折、移位"。问题:

　　1. 最可能的诊断是什么?
　　2. 诊断依据有哪些?
　　3. 治疗方案有哪些?

一、解剖概要

　　肱骨干骨折是指肱骨外科颈以下 1～2 cm 至肱骨髁上 2 cm 之间的骨折(图 5-19)。多发于骨干的中部,其次为下部,上部最少。中下 1/3 骨折易合并桡神经损伤,下 1/3 骨折易发生骨不连。

二、病因与分类

(一) 直接暴力

如打击伤、挤压伤或火器伤等,多发生于肱骨中 1/3 处,多为横形骨折、粉碎性骨折或开放性骨折,有时可发生多段骨折。

(二) 间接暴力

如跌倒时手或肘着地,地面反向暴力向上传导,与跌倒时体重下压暴力相交于肱骨

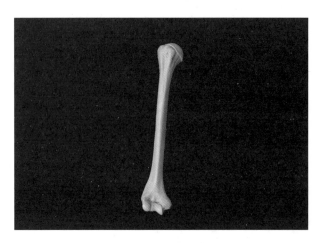

图 5-19 肱骨

干某部即发生斜形骨折或螺旋形骨折,多见于肱骨中下 1/3 处,此种骨折尖端易刺插入肌肉,影响手法复位。

常见的受伤机制是侧方摔倒,肩部着地,力传导至锁骨,发生斜形骨折(图 5-20)。

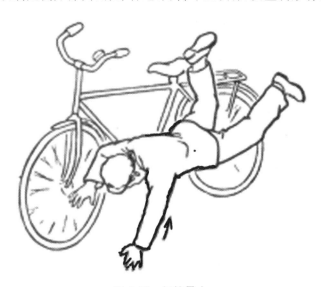

图 5-20 间接暴力

（三）旋转暴力

如投掷手榴弹、标枪或翻腕扭转前臂时,多可引起肱骨中下 1/3 交界处骨折,所引起的肱骨骨折为典型的螺旋形骨折。

三、临床表现和诊断

（1）疼痛　表现为局部疼痛及传导叩痛等,一般均较明显。

（2）肿胀　完全骨折,尤其粉碎性骨折者局部出血可多达 200 mL 以上,加之创伤性反应,因此局部肿胀明显。

（3）畸形　在创伤后,患者多先发现上臂出现成角畸形及短缩畸形,除不完全骨折外,一般多较明显(图 5-21)。

（4）异常活动　多于伤后立即出现。

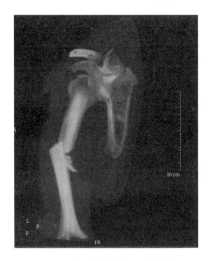

图 5-21　右肱骨中段粉碎性骨折

（5）血管神经损伤症状　患者神经干紧贴骨面走行，较易被挤压或刺伤，周围血管亦有可能损伤。因此在临床检查及诊断时务必对肢体远端的感觉、运动及桡动脉搏动等加以检查，并与对侧对比观察。

四、治疗

（一）非手术治疗

肱骨干有较多肌肉包绕，骨折轻度的成角畸形或短缩畸形不影响外观及功能者，可采取非手术治疗。

（1）上臂悬垂石膏　依靠石膏的重量牵引达到骨折复位并维持对位（图 5-22）。采用悬垂石膏，应每周摄 X 线片，以便及时矫正骨折端分离或成角畸形。2～3 周后应改用其他外固定治疗。

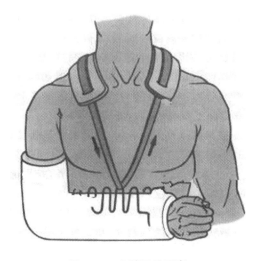

图 5-22　上臂悬垂石膏

（2）U 形接骨夹板　适用于横断形骨折及无明显移位的斜形或螺旋形骨折，起维持骨折对位对线的作用以利于骨折愈合。

（3）维耳波上肢支持带制动　适用于儿童及老年人很少移位的肱骨干骨折。用以维

Note

133

持骨折对位,患者感觉舒适,无须行骨折手法复位。

（4）小夹板固定　适用于移位、成角畸形不大、对线较好的肱骨干中部骨折。夹板置于患肢后,用3～4根布带分别绑扎,并应随时调节绑扎带的松紧,避免影响伤肢血循环及发生压疮。

（5）尺骨鹰嘴骨牵引　适用于长时间卧床的患者和开放粉碎性肱骨干骨折,或短期内无法进行手术治疗的患者。

（6）功能支架　是一种通过软组织的牵拉使骨折复位的装置。但功能支架不宜用于有广泛软组织损伤、骨缺损、骨折端对线不良及不合作的患者。功能支架可应用于骨折早期或伤后1～2周。急性期使用时应注意肢体的肿胀程度,神经、血管的状况。应保持上臂悬垂于胸前,防止骨折端成角畸形。功能支架在4周内应每周随诊。支架至少应维持8周。

（二）手术治疗

（1）开放性骨折　应早期行软组织及骨的清创及骨折内固定。

（2）合并血管、神经损伤的骨折　应用骨折内固定及神经、血管的修复。

（3）双侧肱骨干骨折　非手术治疗可造成患者生活上不便及护理上的困难、应行内固定术。

（4）手法复位不满意的骨折　如螺旋形骨折,骨折端嵌入软组织,即使骨折对线满意,也会导致不愈合,应行内固定术。

（5）非手术治疗效果不满意的骨折　如横断骨折应用悬垂石膏治疗,因过度牵引致骨折不愈合;短斜形骨折用非手术治疗骨折端有明显移位者,也应行手术内固定。

（6）多发伤合并肱骨干骨折　非手术治疗很难维持骨折端满意的对位对线。一旦病情稳定,应积极行手术治疗。

（7）病理性骨折　手术治疗可使患者感到舒适及增加上肢的功能。

（三）康复治疗

术后1周,以制动为主,采用局部红外线治疗,手指、手腕关节的主动运动训练,以及前臂肌群等长收缩练习。术后2周,渐进性活动肩部和肘部,摆动上肢练习肩关节,禁止负重。术后4～6周,在耐受的情况下轻微负重,做肩、肘关节强力活动度训练及轻微力量训练。术后8～12周,完全活动。

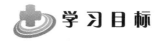 能力检测

1. 肱骨干骨折的并发症有哪些?
2. 肱骨干骨折的治疗原则有哪些?

第四节　肱骨髁上骨折

学习目标

掌握:肱骨髁上骨折的应用解剖、分型和治疗方式。

熟悉:诊断要点。

了解:常用整复手法、固定方法。

案 例 引 导

患者,男性,11岁,跌伤后致右肘肿痛、淤斑、活动受限2 h,跌倒时右手手掌着地,来我院门诊就诊。患者受伤以来,无头晕、头痛,无恶心、呕吐。平素体健,否认肝炎、伤寒、肺结核等传染病史,否认食物、药物过敏史,否认其他外伤及手术史。系统回顾无特殊。

体格检查:T 36.7 ℃,P 86次/分,R 20次/分,BP 110/60 mmHg。神清语明,发育正常,营养中等,对答切题,查体合作。双肺呼吸音清,未闻及干、湿性啰音及胸膜摩擦音。腹部平软,无压痛、反跳痛及肌紧张,肝肋下未触及。肝剑突下未触及。胸廓及骨盆挤压试验阴性。望诊:肘关节肿胀、淤斑、活动受限。触诊:局部压痛明显,可触及骨擦感,肘后三角关系正常。右手各指末梢循环良好,皮温正常。动诊:右肘关节活动障碍。量诊:双上肢等长。辅助检查:摄片示"右侧肱骨髁上骨折"。问题:

1. 最可能的诊断是什么?

2. 诊断依据有哪些?

3. 治疗方案有哪些?

一、概述

肱骨髁上骨折的定义为:肱骨干与肱骨髁的交界处发生的骨折。

肱骨干轴线与肱骨髁轴线之间有30°~50°的前倾角。在肱骨髁内、前方,有肱动脉、正中神经经过。在肱骨髁的内侧有尺神经,外侧有桡神经。

二、病因及分型

(一)伸直型肱骨髁上骨折

(1)多由间接暴力引起。

(2)当跌倒时,手掌着地,暴力经前臂向上传递,身体向前倾,由上向下产生剪式应力,使肱骨干与肱骨髁交界处发生骨折。

(3)通常是近折端向前下移位,远折端向上移位(图5-23)。

(二)屈曲型肱骨髁上骨折

(1)多由间接暴力引起。

(2)当跌倒时,肘关节处于屈曲位,肘后方着地,暴力传导致肱骨下端导致(图5-24)。

三、临床表现

(一)伸直型肱骨髁上骨折

(1)儿童有手着地受伤史,肘部出现疼痛、肿胀、皮下淤斑,肘部向后突出并处于半屈

Note

135

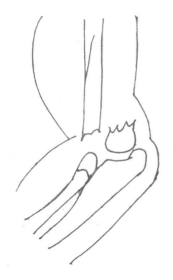

图 5-23　伸直型肱骨髁上骨折

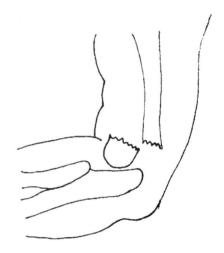

图 5-24　屈曲型肱骨髁上骨折

位,应想到肱骨髁交界处发生骨折。

（2）肘后三角关系正常。

（3）在诊断中,应注意有无神经、血管损伤。

（4）肘部正、侧位 X 线摄片是必需的。

（二）屈曲型肱骨髁上骨折

（1）典型的骨折移位:近折端向后下移位,远折端向前移位,骨折线呈由前上斜向后下的斜形骨折。

（2）少有合并神经、血管损伤。

四、治疗

（一）伸直型肱骨髁上骨折

1. 手法复位外固定

（1）受伤时间短,局部肿胀轻,没有血循环障碍者,可进行手法复位外固定。

（2）若有尺侧或桡侧移位,应首先矫正。

（3）在持续牵引情况下,术者双手 2～5 指顶住远折端,拇指在近折端用力推挤,同时缓慢使肘关节屈曲 90°或 100°,即可达到复位（图 5-25）。

2. 手术治疗适应证

（1）手法复位失败。

（2）小的开放伤口,污染不重。

（3）有神经、血管损伤。

3. 康复治疗

（1）抬高患肢早期进行手指及腕关节屈伸活动,以利于减轻水肿。

（2）4～6 周后可进行肘关节屈伸活动。

（3）手术切开复位、内固定稳定的患者,术后 2 周即开始肘关节活动。

Note

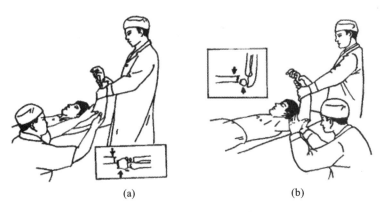

(a)　　　　　　　　　(b)

图 5-25　手法复位固定

（4）伸直型肱骨髁上骨折由于近折端向下移位,极易压迫肱动脉或刺破肱动脉,加上损伤后的组织反应,局部肿胀严重,均会影响远端肢体血循环,导致前臂骨筋膜室综合征。

（二）屈曲型肱骨髁上骨折

（1）治疗的基本原则与伸直型肱骨髁上骨折相同,但手法复位的方向相反。

（2）在肘关节屈曲 40°左右行外固定,4～6 周后开始主动练习肘关节屈伸活动。

（3）术中应注意桡神经和尺神经的牵拉损伤。

（4）康复治疗:骨折经手法复位外固定或手术内固定后 1 周,要注意肘关节的固定（外固定要结实,但一定要注意局部和前臂的皮肤肿胀情况、手指的颜色及感觉）和制动。可以做手指的屈、伸,以及腕关节的屈伸、背伸练习。伸直型可加强肱二头肌,屈曲型做肱三头肌的等长收缩练习,旋前圆肌、旋后肌的等长练习依据情况而定。

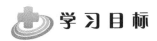　能 力 检 测

1. 肱骨髁上骨折的分型有哪些?
2. 肱骨髁上骨折的并发症有哪些?

第五节　尺桡骨干骨折

学 习 目 标

掌握:尺桡骨干骨折的应用解剖、诊断要点和治疗方式。

熟悉:常用整复手法、固定方法。

了解:诊疗流程。

数字课件 5-5

Note

137

案 例 引 导

　　患者,女性,46岁,跌伤后致右前臂肿痛、活动受限5h,来我院就诊。患者受伤以来,无头晕、头痛,无恶心、呕吐。平素体健,否认肝炎、伤寒、肺结核等传染病史,否认食物、药物过敏史,否认其他外伤及手术史。系统回顾无特殊。

　　体格检查:T 36.0 ℃,P 72次/分,R 19次/分,BP 120/70 mmHg。神清语明,发育正常,营养中等,对答切题,查体合作。双肺呼吸音清,未闻及干、湿性啰音及胸膜摩擦音。腹部平软,无压痛、反跳痛及肌紧张,肝肋下未触及。肝剑突下未触及。胸廓及骨盆挤压试验阴性。望诊:右前臂肿胀、畸形外观。触诊:纵向叩击痛阳性,右腕关节、右手各指末梢循环良好,皮温正常。动诊:右肘关节活动障碍。辅助检查:摄片示"右侧尺桡骨干双骨折"。问题:

　　1. 最可能的诊断是什么?

　　2. 诊断依据有哪些?

　　3. 治疗方案有哪些?

一、解剖概要

前臂骨由尺骨和桡骨组成,两骨借骨间膜相连,近侧与远侧的上、下桡关节是前臂旋转运动的基础(图5-26)。桡骨近侧细小,远端较近端逐渐变

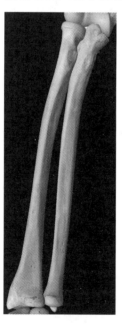

图 5-26 尺骨和桡骨

宽膨大,远端横截面略呈梯形。远端掌侧骨面平滑,背侧骨面不平,有数条纵沟,其内有背侧伸腱肌通过,沟间纵嵴为伸肌支持带附着部。背侧中线稍偏内侧有一不明显结节,称Lister结节,为重要骨性标志。桡骨头上方的杯状面与肱骨小头构成关节,其周边部也有关节面,称柱状唇,与尺骨的桡骨头切迹构成上尺桡关节。尺骨近端粗大,远端细小,并变圆形构成尺骨小头。

二、病因与分类

(一) 尺桡骨双骨折

　　(1)直接暴力　多见于打击或机器伤。骨折为横形或粉碎性骨折,骨折线在同一平面(图5-27)。

　　(2)间接暴力　跌倒手掌触地暴力向上传达桡骨中或上1/3导致骨折(图5-28)。

　　(3)扭转暴力　受外力作用的同时,前臂又受扭转外力造成骨折,跌倒时身体同一侧倾斜,前臂过度旋前或旋后发生双骨螺旋形骨折,多数由尺骨内上斜向桡骨外下,骨折线方向一致,尺骨干骨折线在上,桡骨骨折线在下(图5-29)。

(二) 尺桡骨干骨折

　　残余暴力通过骨间膜转移到尺骨造成尺骨骨折,所以骨折线位置低,桡骨为横形或锯齿状,尺骨为短斜形骨折移位。

Note

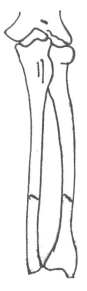

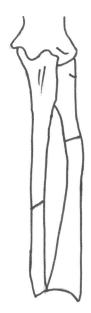

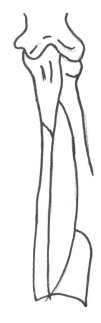

图 5-27　直接暴力　　　　图 5-28　间接暴力　　　　图 5-29　扭转暴力

（三）桡骨干骨折

幼儿多为青枝骨折。成人桡骨干上 1/3 骨折时，附着在桡骨结节肱二头肌及附着于桡骨上 1/3 旋后肌，使骨折近段向后旋转移位，桡骨干中 1/3 或下 1/3 骨折时骨折线在旋前圆肌抵止点以下，由于旋前及旋后肌力量相等，骨折近段处于中立位，而骨折远段受旋前方肌牵拉，旋前移位，单纯桡骨干骨折重叠移位不多。

（四）尺骨干骨折

单纯尺骨干骨折极少见，多发生在尺骨下 1/3，由直接暴力所致，骨折端移位较少。

三、临床表现和诊断

1. 临床表现　为局部肿胀畸形及压痛，可有骨擦音及异常活动，前臂活动受限。儿童常为青枝骨折，有成角畸形而无骨端移位，有时合并正中神经或尺神经、桡神经损伤，要注意检查。

2. 诊断　前臂外伤后疼痛活动障碍，X 线片可明确骨折类型及移位情况。照片应包括肘、腕关节，以了解有无旋转移位及上下尺桡关节脱位。外伤后局部疼痛、肿胀、肢体畸形，旋转功能受限。完全骨折有骨擦音。

四、治疗

（一）手法复位

（1）儿童青枝骨折多有成角畸形，可在适当麻醉下，轻柔手法牵引纠正，石膏固定6～8 周，亦可用石膏楔形切开法纠正成角畸形。

（2）有移位骨折先纵向牵引纠正重叠和成角畸形，并持续牵引，如系上 1/3 骨折（旋前圆肌止点以上），前臂要置于旋后位，中下 1/3 骨折（旋前圆肌止点以下），前臂要置于旋转中立位，以纠正旋转畸形，然后在骨折处挤压分骨恢复骨间膜的紧张度和正常间隙，最后使骨折端完全对位（图 5-30）。复位后用长臂石膏管型固定 8～12 周，石膏成型后立

139

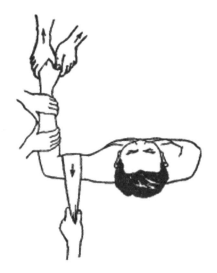

图 5-30　尺桡骨稳定手法复位

即切开松解,固定期间要注意观察肢端血液循环情况,防止发生缺血挛缩。肿胀消退后,及时调整外固定松紧度,注意观察和纠正骨折再移位。

(二) 开放复位、内固定

适用于:手法复位失败者或复位后固定困难者;上肢多处骨折,骨间膜破裂者;开放性骨折伤,后时间不长、污染较轻者;骨不连或畸形愈合、功能受限者。

(三) 手法复位

外固定整复前,根据受伤原理及 X 线片显示骨折类型、部位和移位方向,确定整复步骤及复位手法。

(四) 切开复位

适用于:固定受伤时间不长,伤口污染较轻,手术后不会感染或术后不易固定的开放性骨折;上肢多处骨折,尺桡骨间膜破裂者;手法复位失败或整复后固定困难者;陈旧性重叠旋转畸形愈合骨折,需要手术治疗。

(五) 康复治疗

尺桡骨干骨折康复的重心是恢复前臂正常的旋转功能。骨折复位固定后,即鼓励患者做手指屈伸、握拳活动及上肢肌肉静力舒缩活动;中期做肩肘关节活动,并逐渐增大运动范围,但不宜做旋转活动;后期拆除夹板后,主要行前臂旋转活动,以加大全身各大关节活动量。若肘、腕屈伸功能受限可配合药物熏洗,前臂肌肉挛缩者可配合透热疗法、药物理疗和电子生物反馈疗法,以松解挛缩,恢复肌力。

知识链接

　　Monteggia 骨折,即尺骨上 1/3 骨折合并桡骨头骨脱位。本病是意大利学者 Monteggia(译名:孟特吉亚)于 1814 年首次报告而得名。孟特吉亚当年所报告的尺骨近段骨折合并桡骨头前脱位,应属于伸展型。后来为了治疗的目的 Watson Jones 又将本病分为伸与屈两种类型,1940 年 Speed、Boyd 将本病分为屈曲、伸展及内收三种类型,至今仍为多数学者所沿用。

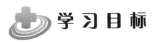能力检测

名词解释

（1）Monteggia 骨折

（2）Galeazzi 骨折

数字课件 5-6

第六节　桡骨下端骨折

学习目标

掌握：桡骨下端骨折的应用解剖、分型和治疗方式。

熟悉：诊断要点。

了解：常用整复手法、固定方法。

 案例引导

患者，女，44 岁，未婚，农民。因跌伤后致右腕肿痛、畸形、活动受限 2 h 来我院门诊就诊。患者受伤以来，无头晕、头痛，无恶心、呕吐。平素体健，否认肝炎、伤寒、肺结核等传染病史，否认食物、药物过敏史，否认其他外伤及手术史。系统回顾无特殊。

体格检查：T 36.1 ℃，P 76 次/分，R 20 次/分，BP 120/90 mmHg。神清语明，发育正常，营养中等，对答切题，查体合作。双肺呼吸音清，未闻及干、湿性啰音及胸膜摩擦音。腹部平软，无压痛、反跳痛及肌紧张，肝肋下未触及。肝剑突下未触及。胸廓及骨盆挤压试验阴性。望诊：右腕关节肿胀，局部呈银叉状畸形，活动时疼痛严重。触诊：可触及骨擦感，右腕活动受限。右手各指末梢循环良好，皮温正常。动诊：右腕关节活动受限，腕关节任何活动都会加重疼痛。量诊：双上肢等长。辅助检查：摄片示"右桡骨下端骨折"。问题：

1. 最可能的诊断是什么？

2. 诊断依据有哪些？

3. 治疗方案有哪些？

一、解剖概要

（1）桡骨下端骨折的定义：距桡骨下端关节面 3 cm 以内的骨折。

（2）桡骨下端关节面呈由背侧向掌侧、由桡侧向尺侧的凹面，分别形成掌倾角（10°～15°）和尺倾角（20°～25°）。

Note

（3）桡骨茎突尺侧与尺骨小头桡侧构成尺桡下关节,与尺桡上关节一起,构成前臂旋转活动的解剖学基础。

（4）桡骨茎突位于尺骨茎突平面以远 1～1.5 cm。

（5）尺、桡骨下端共同与腕骨近侧列形成腕关节。

二、病因与分类

（1）多由间接暴力引起。

（2）跌倒时,手部着地,暴力向上传导,发生桡骨下端骨折。

（3）分为伸直型骨折、屈曲型骨折、关节面骨折伴腕关节脱位。

三、临床表现

（一）伸直型骨折(Colles 骨折)

（1）伸直型骨折多为腕关节处于背伸位、手掌着地、前臂旋前时受伤。伤后局部疼痛、肿胀、可出现典型畸形姿势,即侧面看呈"银叉"畸形(图 5-31),正面看呈"枪刺样"畸形(图 5-32)。

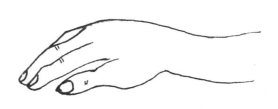

图 5-31 "银叉"畸形

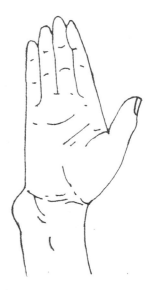

图 5-32 "枪刺样"畸形

（2）检查局部压痛明显,腕关节活动障碍。

（3）X 线摄片可见骨折远端向桡、背侧移位,近端向掌侧移位,因此表现出典型的畸形体征。

（4）可同时伴有下尺桡关节脱位。

（二）屈曲型骨折(Smith 骨折)

（1）屈曲型骨折常由于跌倒时,腕关节屈曲、手背着地受伤引起。

（2）受伤后,腕部下垂,局部肿胀,腕背侧皮下淤斑,腕部活动受限(图 5-33)。

（3）X 线摄片可发现典型移位,近折端向背侧移位,远折端向掌侧、桡侧移位,与伸直型骨折移位方向相反,称为反 Colles 骨折或 Smith 骨折。

（三）桡骨下端关节面骨折伴腕关节脱位(Barton 骨折)

（1）在腕背伸、前臂旋前位跌倒时,手掌着地,暴力通过腕骨传导,撞击桡骨关节背侧

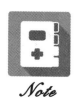

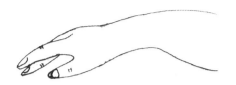

图 5-33　桡骨屈曲型骨折

发生骨折,腕关节也随之向背侧移位(图 5-34)。

(2) 临床上表现为与 Colles 骨折相似的"银叉"畸形及相应的体征。

(3) 当跌倒时,腕关节屈曲、手背着地受伤,可发生与上述相反的桡骨下端掌侧关节面骨折及腕骨向掌侧移位(图 5-35)。

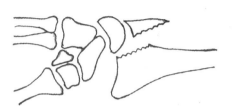

图 5-34　Barton 骨折背侧型

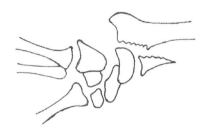

图 5-35　Barton 骨折掌侧型

四、治疗

(一) 伸直型骨折(Colles 骨折)

1. 手法复位外固定(图 5-36)

(1) 麻醉后取仰卧位,肩外展 90°,助手一手握住拇指,另一手握住其余手指,沿前臂纵轴向远端牵引,另一助手握住肘上方做反牵引。

(2) 经充分牵引后,术者双手握住腕部,拇指压住骨折远端向远侧推挤,2～5 指顶住骨折近端,加大屈腕角度,纠正成角,然后向尺侧挤压,缓慢放松牵引,在屈腕、尺偏位检查骨折对位对线情况及稳定情况。

(3) 用超腕关节小夹板固定或石膏夹板固定 2 周,水肿消退后,在腕关节中立位继续用小夹板或改用前臂管型石膏固定。

2. 切开复位内固定

(1) 指征

①严重粉碎性骨折移位明显,桡骨下端关节面破坏。

②手法复位失败,或复位成功,外固定不能维持复位。

(2) 方法

①经腕背桡侧切口暴露骨折端,在直视下复位,用松质骨螺钉或钢针固定。

②若骨折块碎裂、塌陷,有骨缺损,经牵引复位后,分别于桡骨及第 2 掌骨穿针,用外固定支架维持复位,取髂骨植骨,充填缺损,用螺钉或钢针固定。

③6～8 周后可去除外固定支架。

(二) 屈曲型骨折(Smith 骨折)

(1) 主要采用手法复位,用夹板或石膏固定。

(2) 复位手法与伸直型骨折相反,基本原则相同。

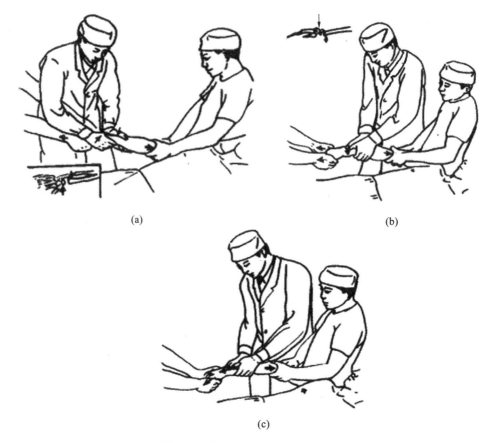

(a)

(b)

(c)

图 5-36　桡骨伸直型骨折复位手法

（三）桡骨下端关节面骨折伴腕关节脱位（Barton 骨折）

（1）无论是掌侧或背侧桡骨下端关节面骨折,均首先采用手法复位、夹板或石膏外固定方法治疗。

（2）复位后很不稳定者,可切开复位,用钢针内固定。

（四）康复治疗

（1）1 周内:进行手指、肩关节的主动活动,手内在肌的等长收缩;不进行腕关节的活动,禁止旋前旋后。

（2）2～4 周:继续手指、拇指、肩关节的主动活动,当水肿消退后,可进行掌指关节及指间关节的关节活动度（range of motion,ROM）练习,固定允许的情况下进行肘的活动;继续手内在肌的等长练习,开始不引起骨折移位的腕屈伸的等长练习,不可旋前旋后。

（3）4～6 周:允许更大的肩、肘、手指的 ROM 活动,主动的尺偏桡偏、旋前旋后活动;开始温和地进行抗阻练习,促进抓握的力量。

（4）6～8 周:继续主动腕关节活动,强调旋后及尺偏,逐渐开始被动关节牵拉,继续手指、腕关节温和的抗阻练习,加强抓握力量。

（5）8～12 周:主动完成手指、拇指及腕关节各平面的活动,继续尺偏、旋前旋后练习,继续手指、腕关节抗阻练习,可进行腕关节的负重。

桡骨下端骨折的并发症

本病多由于外伤性因素引起,其并发症主要有以下几种:

(1) 正中神经损伤。

(2) 迟发性伸拇肌腱断裂。

(3) 股骨颈骨折。

桡骨下端骨折作为一种常见骨折,占全部骨折的 1/6。早在 1914 年,Abraham Colles 教授在其文献中这样描述桡骨下端骨折:"虽然骨折后的畸形将伴随患者终生,但值得安慰的是,肢体最终都能恢复良好并且无痛的运动功能。"但当时的条件下并无麻醉存在,也无法进行无菌外科手术及放射学检查,同时也不存在电器设备等。由于高能量损伤的增多,骨折的复杂性也在不断提升,随着对骨折机制的进一步理解以及现代外科技术的提高,以上描述逐渐变得过时了。桡骨下端骨折畸形愈合将导致下尺桡关节以及桡腕关节的动力学改变,从而导致功能损害,但这对于腕部功能要求很高的年轻患者来说,是无法接受的。因此,治疗的重点逐渐转移到了如何恢复桡骨下端的解剖结构,并且最大限度地恢复患肢功能。

 能 力 检 测

名词解释

(1) Barton 骨折

(2) Colles 骨折

第七节　掌指骨骨折

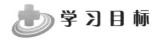 学 习 目 标

掌握:掌指骨骨折的应用解剖、分型和治疗方式。

熟悉:诊断要点。

了解:常用整复手法、固定方法。

数字课件 5-7

案 例 引 导

患者,男性,43 岁。因重物压伤致左手肿胀、疼痛、活动受限,急诊来我院就诊。患者受伤以来,无头晕、头痛,无恶心、呕吐。平素体健,否认肝炎、伤寒、肺结核等传染病史,否认食物、药物过敏史,否认其他外伤及手术史。系统回顾无特殊。

Note

体格检查:T 36.2 ℃,P 70 次/分,R 18 次/分,BP 110/70 mmHg。神清语明,发育正常,营养中等,对答切题,查体合作。双肺呼吸音清,未闻及干、湿性啰音及胸膜摩擦音。腹部平软,无压痛、反跳痛及肌紧张,肝肋下未触及。肝剑突下未触及。胸廓及骨盆挤压试验阴性。望诊:左手肿胀。触诊:可触及骨擦感,左手活动受限。辅助检查:摄片示"左手2~5掌骨骨折"。

问题:

1. 最可能的诊断是什么?
2. 诊断依据有哪些?
3. 治疗方案有哪些?

一、解剖概要

掌骨由五个小管状骨组成,自大拇指向小指分别为第1~5掌骨,第1掌骨活动度较大,受损伤引起骨折的机会也多,且常合并有掌骨头脱位。指骨除拇指为两节外,其余各指均为三节,并按部位分为近节、中节、末节(图5-37)。

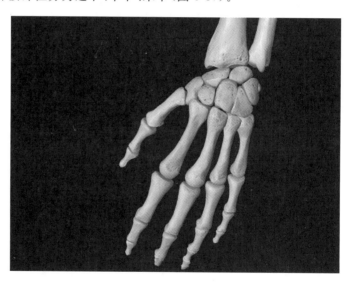

图 5-37 掌骨和指骨

二、病因

外伤是掌指骨骨折的主要原因。暴力多种多样,如重物压砸伤、机器绞伤、压面机挤压伤、模具压砸伤等。这种暴力往往比较大,常造成皮肤、神经、肌腱等组织的复合性损伤。骨折也比较严重,有明显的移位成角、旋转畸形。有的损伤相对简单,如掌骨颈骨折,又称"拳击者骨折",是发生在第5掌骨颈的骨折。当握拳作拳击动作时,暴力纵向施加在掌指关节上,传达到掌骨颈部造成骨折。其次,掌骨颈骨折也可以发生在第2掌骨,其他掌骨颈骨折较少见。

三、分型

第1掌骨骨折可发生在掌骨颈、掌骨干和掌骨基底。骨折类型可以是横形、斜形、螺旋形或粉碎性。临床上,以第 1 掌骨基底部骨折最常见。按 X 线表现,第 1 掌骨基底骨折可分为以下类型(图 5-38)。

Ⅰ型:掌骨基底骨折合并第 1 腕掌关节半脱位或全脱位,又称 Bennett 骨折脱位。由于纵向和扭转暴力沿第 1 掌骨干作用于掌骨基底,拇收肌、拇长屈肌和拇长展肌的牵拉,产生桡侧方向的力,使掌骨基底发生骨折脱位。又由于第 1、第 2 掌骨间掌侧和背侧斜韧带对第 1 掌骨基底的牢固附着,使骨折的近折块留在原来的位置,因而出现典型的 X 线表现。

Ⅱ型:掌骨基底粉碎性骨折合并第 1 腕掌关节半脱位,又称 Rloando 骨折。与 Bennett 骨折不同的是,掌骨基底骨折部呈粉碎性,可表现为"T"形或"Y"形。

Ⅲ型:骨折线不进入关节内,在第 1 掌骨基底发生斜形骨折。骨折线由桡侧远端斜向尺侧近端,为ⅢA 型,若骨折线由桡侧近端斜向尺侧远端,为ⅢB 型。

Ⅳ型:为发生在儿童的第 1 掌骨基底骨折,骨折部位常在近侧干骺端尺侧,折线通过骺板,但很少发生脱位。

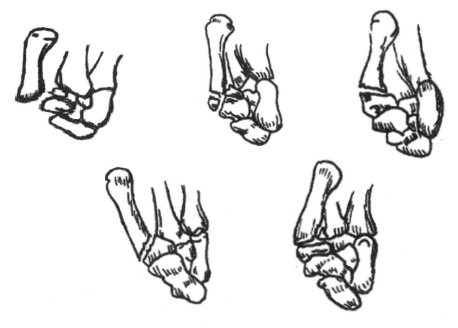

图 5-38　第 1 掌骨骨折分型

第 2~5 掌骨骨折根据 X 线表现,可分为掌骨基底骨折、掌骨干骨折、掌骨颈骨折和累及关节的骨折。手指指骨骨折根据 X 线表现,也可分为指骨基底、指骨干、指骨远端及累及关节的骨折。

四、治疗

(一) 第 1 掌骨骨折

Bennett 骨折的脱位掌侧骨折块小,又有关节囊、韧带附着,留在原位;背侧骨折块大,在拇长展肌、拇长屈肌及拇收肌共同作用下,向桡背侧脱位(图 5-39)。

(1)非手术治疗　Bennett 骨折的治疗比较困难,特点是复位容易,固定难。复位时,向外展牵引拇指,同时向尺侧、掌侧压迫掌骨基底,骨折容易复位。但放松牵引后骨折也

Note

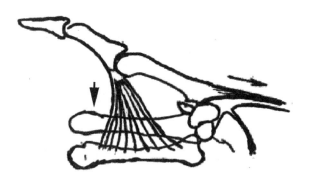

图 5-39 Bennett 骨折

容易再移位。在手法复位外固定时,先于掌骨基底部放一软垫保护。自前臂至拇指近节加一管型石膏,在石膏未凝固前,进行手法整复,操作者一旦感觉骨折已经复位时,就将拇指外展,掌指关节轻度屈曲位,直到石膏凝固为止。术后拍 X 线片,若骨折复位满意,制动 5 周左右,多可愈合。

(2)手术治疗 对非手术治疗失败者及开放性掌骨基底骨折需手术治疗。

(二)第 2~5 掌骨骨折

第 2~5 掌骨基底骨折常有侧方和背侧移位。采用手法复位易于成功(图 5-40),以石膏外固定较好。4~6 周后去除石膏固定,进行功能锻炼。

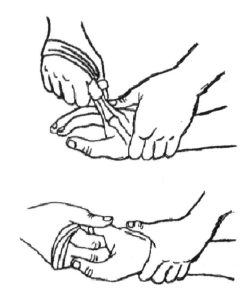

图 5-40 第 2~5 掌骨的复位方法

(三)康复治疗

对待掌指骨骨折,除及时正确地进行初期外科处理和必要的晚期处理外,还应该充分发挥患者的主观能动作用,积极地、长期地进行手的功能锻炼,多使用患手,应用理疗、体疗、弹性夹板等辅助方法,争取最大限度地恢复手的功能。

医学思政金句

1. 医者仁术,圣人以之赞助造化之不及,所贵者,扶危救困,起死回生耳。

——明·聂尚恒

2. 摸者,用手细细摸其所伤之处,或骨断、骨碎、骨整、骨软、骨硬、筋强、筋柔、筋歪、筋正、筋断、筋走、筋粗、筋翻、筋寒、筋热,以及表里虚实,并所患之新旧也。

——《医宗金鉴》

3. 长期以来,我国广大卫生与健康工作者弘扬"敬佑生命、救死扶伤、甘于奉献、大爱无疆"的精神,全心全意为人民服务,特别是在面对重大传染病威胁、抗击重大自然灾害时,广大卫生与健康工作者临危不惧、义无反顾、勇往直前、舍己救人,赢得了全社会赞誉。

——习近平

能力检测

1. 掌骨骨折的分型有哪些?
2. 掌骨骨折的并发症有哪些?

(辛兆旭)

第六章　下肢骨折

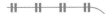

第一节　股骨颈骨折

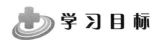

学习目标

掌握:股骨颈的解剖、骨折的病因、各型分类方法、临床表现、诊断和治疗原则。

熟悉:股骨颈骨折的影像学表现。

了解:股骨颈骨折的分型。

案例引导

患者,女性,65 岁,"跌倒后右髋部疼痛伴活动受限 5 h"入院。查体:血压 160/90 mmHg,右髋关节无红肿,右下肢较健侧短 0.5 cm,轻度外旋(图 6-1),右髋部前方压痛(+),右下肢轴向叩击痛(+),双下肢感觉正常。问题:

1. 本案例最可能的诊断是什么?

2. 本案例诊断依据有哪些?

3. 治疗方案有哪些?

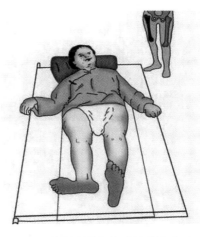

图 6-1　股骨颈骨折伤肢的外旋畸形

股骨颈骨折是一种创伤性疾病，临床骨折中较常见。目前，临床上有多种手术治疗方法，但没有一种方法适用于任何类型股骨颈骨折。在治疗过程中需要根据患者各自的状况及疾病的具体情况，对其手术治疗方式进行恰当选择。对于老年患者，在手术开始前对其有无内科疾病进行全面了解能够有效降低术后并发症的发生率。股骨颈骨折主要发生在中老年人，其中女性发生率比男性高。股骨颈骨折的发生一般是由多种因素的综合作用造成的，由于股骨颈部位于疏松骨质和致密骨质交界处，且结构比较细小，负重量又比较大，再加上老年人往往在身体机能方面有各种各样的缺陷，比如筋骨衰弱、肝肾亏虚及骨质疏松等，在遭受外界轻微的直接或间接作用的时候，容易发生骨折，其中骨质疏松是最重要的因素。据数据统计，约80％的股骨颈骨折的发生与骨质疏松有关。另外，帕金森病、认知障碍、下肢功能障碍及其他各种损伤等也是股骨颈骨折发生的危险因素。

一、概述

股骨颈骨折是指股骨头以下到股骨基底的骨折，为关节囊内的骨折，多见于中老年人。患者多患有骨质疏松，摔倒或扭伤等低能量损伤就可能导致股骨颈骨折，该骨折易发生骨折不愈合和股骨头坏死。

二、应用解剖

股骨颈是连接股骨头与股骨干的桥梁。股骨头与股骨干之间有两个重要的角度：颈干角和前倾角。

（1）颈干角　股骨颈与股骨干之间形成的角度，正常为110°～140°，平均为127°（图6-2）。颈干角的存在使股骨粗隆部分与股骨干和髋臼保持一定距离，从而髋关节可以大幅度活动。一般儿童的颈干角大于成年人。颈干角变大为髋外翻，颈干角变小为髋内翻。

（2）前倾角　下肢中立位时，股骨头与股骨干在冠状面上形成的角度，即股骨颈有向前的12°～15°的角度（图6-3）。儿童的前倾角大于成年人，在临床股骨颈骨折复位或人工髋关节置换时应注意前倾角的存在。

股骨头、颈与髋臼共同构成髋关节，是连接躯干与下肢的重要承重结构。髋关节的关节囊从各个方向包绕髋臼、股骨头和股骨颈。在髋关节后、外、下方则没有关节囊包绕（图6-4）。

股骨头的主要血液供应大致有三支（图6-5）。

（1）股骨头圆韧带内的小凹动脉，提供股骨头凹部的血液供应。

（2）股骨干滋养动脉升支，沿股骨颈进入股骨头。

（3）旋股内、外侧动脉的分支，是股骨头和颈部的重要营养动脉。旋股内侧动脉在股骨颈基底部关节囊滑膜反折处分为骺外侧动脉，干骺端上侧动脉、干骺端下侧动脉进入股骨头。其中骺外侧动脉供应股骨头约80％的血液循环，是股骨头的主要供血来源。旋股内侧动脉损伤是导致股骨头缺血坏死的主要原因。旋股内、外侧动脉的分支在股骨颈基底部互相吻合形成动脉环，并分支营养股骨颈。

三、股骨颈骨折的分类

对骨折进行分类可以反映骨折移位的程度、稳定性，推测暴力大小，估计预后，指导治疗方案。

Note

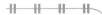

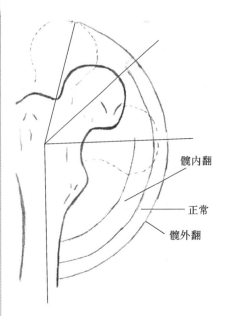

图 6-2 股骨颈颈干角

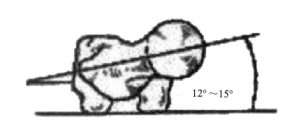

图 6-3 股骨颈前倾角

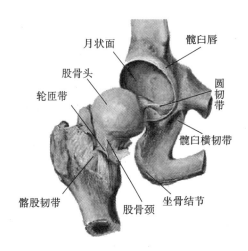

图 6-4 髋关节基本解剖

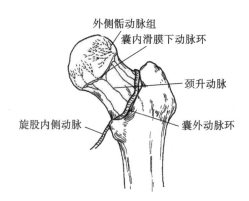

图 6-5 股骨头的血液供应图

（一）股骨颈骨折按照骨折线部位分类

可分为以下三种类型（图 6-6）。

（1）股骨头下骨折　骨折线位于股骨头与股骨颈的交界处。股骨头的血液循环大部分中断，故该型发生股骨头缺血坏死的机会很大。

（2）股骨颈头颈部骨折　骨折线由股骨颈上缘股骨头下开始，向下至股骨颈中部，骨折线与股骨纵轴线的交角很小，造成骨折不稳定，常导致股骨头血管损伤，易造成骨折不愈合及股骨头坏死。

（3）股骨颈颈中部骨折　骨折线通过股骨颈中段，保存了旋股内侧动脉分支、骶外侧动脉，因此骨折愈合尚可。

（4）股骨颈基底骨折　骨折线位于股骨颈与大转子、小转子连线处，由于旋股内外侧动脉分支吻合形成的动脉环提供血液供应，对骨折部血液供应干扰较小，骨折容易愈合。

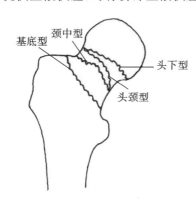

图 6-6　股骨颈骨折按骨折线部位分类

（二）股骨颈骨折按照骨折移位程度分类

分为 4 型，即 Garden 分型，该分型为临床常用的分型方法（图 6-7）。

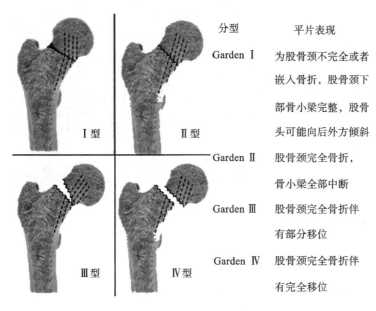

分型	平片表现
Garden Ⅰ	为股骨颈不完全或者嵌入骨折，股骨颈下部骨小梁完整，股骨头可能向后外方倾斜
Garden Ⅱ	股骨颈完全骨折，骨小梁全部中断
Garden Ⅲ	股骨颈完全骨折伴有部分移位
Garden Ⅳ	股骨颈完全骨折伴有完全移位

图 6-7　按照骨折移位程度所采用的 Garden 分型

（1）不完全骨折，骨折完整性仅有部分出现裂纹。

（2）完全骨折，但不移位。

（3）完全骨折，部分移位且股骨头与股骨颈有接触。

（4）完全移位的骨折。

四、临床表现与诊断

1. 症状　老年人跌倒后诉髋部疼痛，不敢站立和走路，应考虑股骨颈骨折的可能。

2. 体征

（1）畸形　患肢多有轻度屈髋屈膝及外旋畸形。这是因为骨折远端失去关节囊及髂股韧带的稳定作用，附着于大转子的臀中肌、臀小肌和臀大肌的牵拉和附着于小转子的髂腰肌和内收肌的牵拉而发生外旋畸形。若外旋角度大于 90°，则考虑可能为转子间骨折。

（2）疼痛　髋部自发疼痛，移动患肢时疼痛更加明显。在患肢足跟部或大粗隆部叩击时，髋部也感疼痛，在腹股沟韧带中点下方常有压痛。

（3）肿胀　股骨颈骨折多为囊内骨折，骨折后出血不多，再加上关节外丰厚的肌群包围，外观上一般无肿胀表现。

（4）功能障碍　一般有移位的骨折患者多不能站立及行走，但也有一些无移位的线状骨折或嵌插骨折的患者能够在伤后走路或骑车。对此类病例要注意不要遗漏诊断，使无移位骨折变成移位的不稳定骨折。

（5）患肢短缩　有移位骨折，远端受肌群牵引而向上移位，因而患肢变短（图 6-8）。

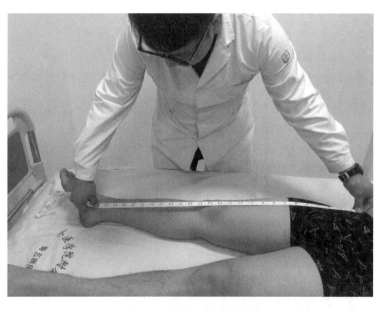

图 6-8　伤后患肢的测量

（6）患侧大粗隆升高　一种是大粗隆在髂-坐骨结节连线（Nelaton 线）之上（图 6-9），另一种是大粗隆与髂前上棘的水平距离缩短，短于健侧，即 Bryant 三角的底边短于 5 cm（图 6-10）。

3. 辅助检查　最后确诊需要髋正侧位 X 线检查（图 6-11），尤其对线性骨折和嵌插骨折更为重要。当一些线性骨折患者当时拍摄 X 线片看不见骨折线时，可行 CT 或 MRI 检查，或等 2～3 周后骨折部骨质吸收，才能观察到骨折线。

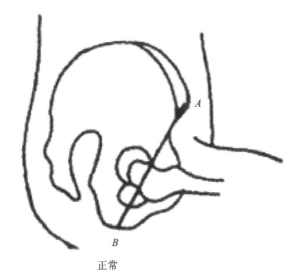

正常

图 6-9 Nelaton 线

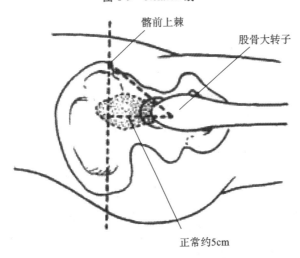

髂前上棘

股骨大转子

正常约5cm

图 6-10 Bryant 三角

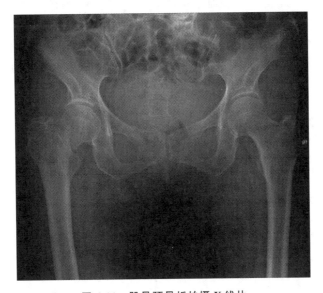

图 6-11 股骨颈骨折拍摄 X 线片

Note

五、鉴别诊断

1. 股骨转子间骨折　由于股骨转子间骨折的治疗原则和方法与股骨颈骨折不同,因此鉴别诊断十分重要。股骨转子间骨折也多见于老年患者,多由外伤引起,可出现患肢外旋畸形、肢体缩短。单股骨转子骨折的患肢外旋畸形往往较股骨颈骨折更加明显,髋关节周围可出现皮肤青紫、淤斑,无明显大转子上移的体征。X线检查对诊断和鉴别诊断有重要的意义。

2. 髋关节脱位　髋关节脱位也由外伤引起,患者也可出现髋关节疼痛、活动受限、畸形、患肢缩短、大转子上移。但髋关节脱位一般由强大暴力所致,受伤后疼痛、活动受限较股骨颈骨折更加明显。如为髋关节后脱位可出现髋关节屈曲、内收、内旋畸形,在臀部可摸到脱位的股骨头;如为髋关节前脱位可出现髋关节外展、外旋、屈曲畸形,腹股沟处肿胀,并能摸到脱位的股骨头。X线检查对鉴别诊断有决定性意义。

学习指导

股骨颈骨折的诊治要点

1. 好发于老年人,常合并骨质疏松等内科疾病,轻微暴力即可导致。
2. 骨折移位明显者,存在患肢短缩,外旋畸形(一般在 $45°\sim60°$ 之间)。
3. 保守治疗长期卧床,易发肺部感染、压疮、深静脉血栓等并发症。
4. 骨折不愈合及股骨头缺血坏死发生率高。

六、股骨颈骨折的治疗

（一）非手术治疗

适用于无明显移位的骨折,年龄较大,全身情况差,合并有基础疾病的患者。

（1）穿防旋鞋,下肢皮牵引 6～8 周,卧床休息(图 6-12)。

（2）适量做股四头肌及踝、足趾的屈伸练习,避免下肢深静脉血栓形成。

（3）保守治疗易引发诸多并发症。

（4）卧床期间不可侧卧,不可使患肢内收,避免骨折移位。8 周后床上坐起,但不能盘腿。3 个月后逐渐拄双拐下地,患肢不负重,6 个月后弃拐行走。

非手术治疗对骨折端的血供未进一步破坏,治疗后股骨头坏死的发生率较低,但容易产生诸多卧床并发症,如坠积性肺炎、压疮、泌尿系统感染等。

（二）手术治疗

股骨颈骨折的最佳治疗方法是手法复位内固定。其治疗原则是:早期无创伤复位,合理采用多钉固定,早期康复。

1. 适用范围

（1）骨折明显移位。

（2）65 岁以上老年头下型骨折。

（3）青少年股骨颈骨折尽量解剖复位。

（4）股骨颈骨折不愈合、畸形愈合或伴有股骨头坏死、髋关节骨关节炎等。

2. 手术方法

（1）空心加压螺钉内固定　3 枚平行螺纹钉固定是股骨颈骨折标准做法。在硬膜外

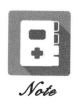

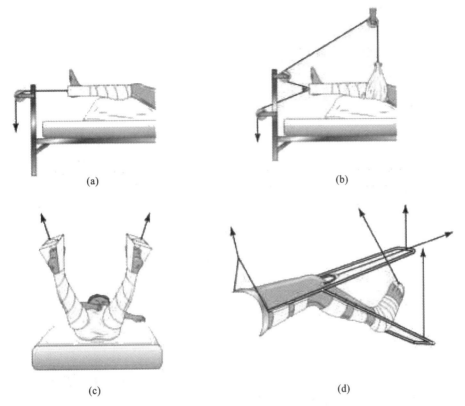

(a)   (b)

(c)   (d)

图 6-12　下肢常见一些牵引方式

麻醉下,患者仰卧于骨科手术床上。先纵行牵引取消短缩移位。逐渐外展,术者在侧方施加外展牵引力,同时使下肢内旋,逐渐减少牵引力。整个操作过程在 C 臂机下完成,复位成功后,在股骨外侧纵行切口,暴露股骨大转子及股骨近端,经大转子向股骨头方向打入引导针,X 线下证实导针穿过骨折线,进入股骨头下软骨下骨质,然后通过导针打入加压螺钉内固定(图 6-13)。

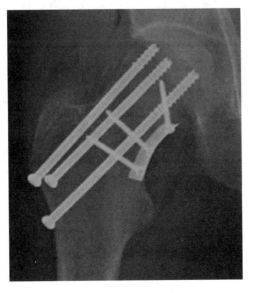

图 6-13　股骨颈骨折加压螺钉内固定

（2）钉板系统内固定　髓外内固定，接骨板固定于外侧骨皮质，比空心钉固定更坚固。通常在髋螺钉上方平行加 1 枚加压螺纹钉，防止旋转（图 6-14）。

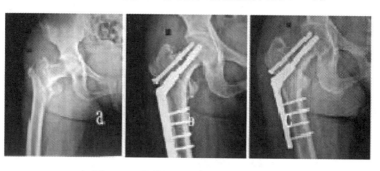

图 6-14　股骨颈骨折钉板系统内固定

（3）人工股骨头置换术　目前，人工股骨头置换术治疗股骨颈骨折已成为一种重要方法（图 6-15）。假体置换后可允许老年患者立刻负重并恢复活动能力，有利于预防卧床并发症，假体置换消除了股骨颈骨折的骨不连和缺血坏死的风险。但假体置换术后，出现机械失败及感染时，处理比较复杂。该手术方法适用于 70～75 岁及以上 Garden Ⅲ 型、Ⅳ 型，多合并基础疾病行全髋关节置换手术风险高者。如伤前髋部有疾病影响关节功能者，理论上应行全髋关节置换术，需术前评估风险。

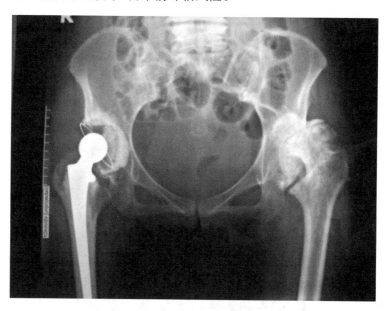

图 6-15　人工股骨头置换术术后

（4）人工全髋关节置换术　适应证为 65～75 岁 Garden Ⅲ 型、Ⅳ 型，健康状况佳者，对于术前伴有股骨头坏死、先天性髋关节脱位者，可不考虑年龄限制（图 6-16、图 6-17）。

（5）带血运骨瓣植骨内固定术　适用于青壮年股骨颈陈旧性骨折，该手术能提高骨折愈合率并降低股骨头坏死发生率。

股骨颈骨折患者的血供特点决定了股骨颈骨折特别是有移位的骨折，术后可能出现骨不连及股骨头缺血、坏死等并发症，需在术前向患者及家属交代清楚。

（三）术后康复锻炼

（1）若是牵引患者，则：①利用床上吊环，屈曲健膝关节，用健足蹬床，保持患肢在牵

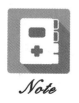

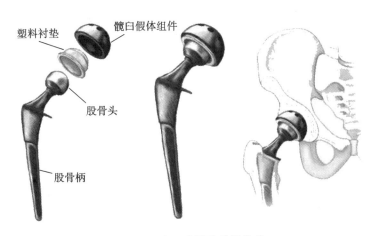

图 6-16　人工全髋关节置换术

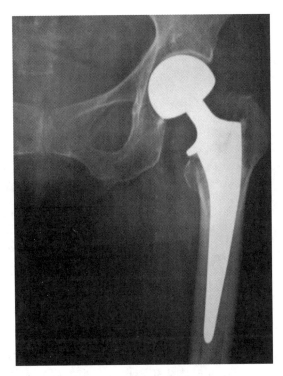

图 6-17　人工全髋关节置换术术线片

引下做抬高臀部运动，5 遍/次，要求保持整个臀部平衡，不能歪斜，抬离床面 15°～30°；②利用床上吊环抬高上身及扩胸运动，10 遍/次，胸背部抬离床面＞30°以上，训练 3～4 次/天，由治疗师演示、指导、协助完成。

（2）内固定术后患肢穿丁字形矫形鞋，以防止患肢旋转；或长型沙袋固定于患侧下肢两侧，也可用外展夹板或者枕头放在两腿之间，防止患肢内收。如果伤口周围水肿严重可行髋周冷敷，20 min/次，2 次/天，待水肿减轻可停用。

（3）术后第 1 天开始进行肺部深呼吸和咳嗽练习，3～5 min/次，2～3 次/天；患肢股四头肌等长收缩练习，保持 10 s，放松 5 s，由 10 次/天开始，15～20 遍/次，逐渐增加。做足趾伸、屈及踝关节跖屈、背伸运动，特别强调踝的背伸运动。健侧下肢和双上肢各关节的主动活动及抗阻运动，3～4 次/天，10～15 min/次，以有轻度疲劳感为度。

（4）术后第 2 天，重复第 1 天内容。鼓励患者患肢足、踝、膝关节主动运动。其间可

Note

用持续被动运动(continuous passive motion,CPM)做髋、膝关节的被动功能锻炼,从 30°开始逐渐增加到 90°,2 次/天,1～2 h/次。腘绳肌、臀大肌伸膝位等长收缩,重复 10～20 遍/次,2～3 次/天。此外,还可进行抬高臀部运动、扩胸运动等。

定时给患者行按摩(由足趾向上轻揉按摩),患者可取半卧位。

1 个月后继续训练髋外展,但应做到三不:不充分负重、不盘腿、不内收腿。待 X 线摄片显示骨折已愈合,无股骨头坏死,方可弃杖行走。3 个月至半年后视骨折愈合情况,从双杖而后用单杖做部分负重的步行训练,至大部分负重行走。髋内收内旋和外展外旋:患者直腰坐于椅上,双手置于膝上方,足间距与肩等宽,双膝靠拢后再分开,反复进行。手术 4 周后开始练习屈髋,进行髋关节周围肌力锻炼、关节活动范围训练、步态训练及生活自理能力训练。手术第 6 周进行渐进抗阻运动,做双小腿下垂坐姿练习。

手术 3 个月后:①逐渐负重。②内固定术后 3 个月逐渐增加下肢内收、外展的主动运动,股四头肌抗阻力练习(图 6-18),恢复膝关节伸屈活动的练习。③增加下蹲站起训练、马步练习。④进行本体感觉和功率自行车的训练。

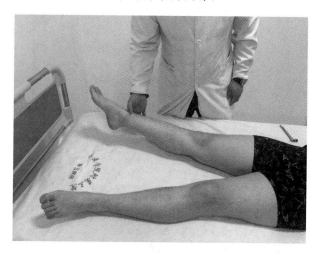

图 6-18　下肢股四头肌功能锻炼

需要注意:①不要坐低椅、沙发及低的马桶。睡觉时应采用仰卧姿势,患肢外展位,避免侧卧,在床铺上休息时亦同。如果要采用侧卧应将两枕头放于两腿之间。若仰卧时,不要将双足重叠在一起。坐位时,不要双腿或双足交叉。起立时,应依照正确方法去做,由卧位转变坐位时亦同。站起时脚尖不能向内。当拾取地面物品时,不应过分弯曲髋关节。穿鞋袜时,也应注意。建议在日常生活中使用穿袜器及拾物器,加高马桶及座椅。勿蹲在地上。当沐浴时,应取站立位,并防止滑倒。②日常生活中的健康教育:不宜进行激烈运动或劳损性高的运动,例如跑步及过度剧烈的球类活动。若发现手术后髋关节有红肿、疼痛现象,应主动求诊。

能 力 检 测

1. 成人股骨头的血液供应有哪些?
2. 股骨颈骨折按照骨折线的位置分类有哪几种?
3. 股骨颈骨折的临床表现有哪些?

第二节　股骨转子间骨折

 学习目标

掌握:熟悉股骨转子间骨折的病因、分类、临床表现、诊断和治疗原则。

熟悉:股骨转子间的解剖概要,股骨转子间骨折的病因。

了解:股骨转子间骨折的手术方法及术后康复治疗。

案 例 引 导

　　患者,男性,82 岁,因"摔伤后左髋部疼痛,活动受限 2 h"入院。查体发现左侧髋关节广泛肿胀,左下肢 90°外旋畸形,腹股沟处压痛明显,左下肢轴向叩击痛,左髋活动疼痛加重,左下肢短缩 2 cm,影像学 X 线检查示左股骨转子间骨折,骨折为粉碎性,移位明显,诊断为"左转子间骨折",入院完善相关检查后,行"左股骨转子间骨折闭合复位内固定术"。问题:

　　1. 最可能的诊断是什么?

　　2. 诊断依据有哪些?

　　3. 鉴别诊断是什么?

　　4. 治疗方案有哪些?

　　股骨转子间骨折是最常见的髋部骨折,80 岁以上老年患者发生率最高,虽然该部位血供丰富,骨折易愈合,但老年患者多数合并内科基础疾病,长期卧床易引起多种并发症,伤后 1 年死亡率高达 20%,目前多主张手术治疗。年轻患者多是由高能量损伤如车祸或高处坠落造成,对于此类患者应当密切观察生命体征,明确心肺、颅脑及腹腔脏器是否有危及生命的合并伤。股骨粗隆间骨折为基底至小粗隆水平之间的骨折,男性多于女性,约为 1.5∶1,属于关节囊外骨折。由于股骨粗隆部位的血液供应丰富,很少发生骨折不愈合或股骨头缺血性坏死。治疗以非手术疗法为主。凡伤后髋内翻越严重,骨折越不稳定,反之,原始髋内翻越轻或无内翻者,骨折越趋稳定。因此,骨折的稳定性似与骨折走向无关。

一、解剖概要

　　股骨上端上外侧为大转子,下内侧为小转子。在大转子、小转子和转子间均为松质骨。转子间处于股骨干与股骨颈的交界处,是承受剪式应力最大的部位。大转子似长方形,在股骨颈的后上部,位置表浅,是可以触及的明显的骨性标志。上部为转子窝,大转子上有梨状肌、臀中肌、臀小肌、闭孔内肌、股外侧肌、股方肌附着。小转子呈锥状突起,位于股骨干的上后内侧,有髂腰肌附着其上。髋关节囊附着于转子间线。旋股外侧动脉

Note

和旋股内侧动脉在股骨转子间关节囊处形成基底动脉环,供应转子部及股骨头的血液。在股骨颈与股骨干的内后方,形成致密的纵行骨板,称为股骨矩。股骨矩的存在决定了转子间骨折的稳定性(图 6-19)。

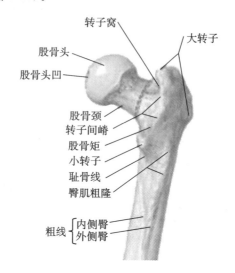

图 6-19　股骨转子间解剖图

二、病因与分类

　　股骨转子间骨折好发于中老年骨质疏松患者,转子间骨折多为间接暴力引起,在跌倒时,身体扭转,在过度外展或内收位着地时发生骨折,也可能因直接暴力引起,跌倒时侧方着地,大转子直接受到撞击,从而引起转子间骨折。通常骨折后股骨矩的完整性未受到破坏,为稳定性骨折,股骨矩不完整,为不稳定性骨折。

　　股骨转子间骨折的分类(图 6-20):

　　(1) Ⅰ型:单纯转子间骨折,骨折线由外上斜向内下,无移位。

　　(2) Ⅱ型:在Ⅰ型基础上发生,轻度移位,多合并小转子撕脱骨折,但股骨矩完整。

　　(3) Ⅲ型:合并小转子骨折,骨折累及股骨矩,有移位,常伴有转子间后部骨折。

　　(4) Ⅳ型:大、小转子粉碎性骨折,可出现股骨颈和大转子冠状面的爆裂骨折。

　　(5) Ⅴ型:反转子间骨折,骨折线由内上斜向下外,伴小转子骨折,股骨矩破坏。

三、股骨转子间骨折的临床表现及诊断

　　(1) 老年人跌倒后髋部疼痛,活动受限,多不能站立或直立行走,年轻患者为高能量损伤(高处坠落、车祸)。

　　(2) 患侧可有肿胀、淤斑、叩击痛,患侧下肢外旋畸形近 90°,患髋外侧叩击痛及股骨沟中点下方压痛,多有活动受限。无移位的嵌插骨折或移位较少的稳定骨折,上述症状轻微,检查时可见患侧大转子升高,局部可见肿胀及淤斑,局部压痛明显,叩击足跟部常引起患处剧烈疼痛,一般股骨转子间骨折局部疼痛和肿胀程度要比股骨颈骨折明显,前者压痛点多在大转子部,后者的压痛点多在腹股沟韧带中点外下方。

　　(3) 影像学支持诊断:X 线片可评估骨折类型,了解伤前骨质疏松程度,测量颈干角。侧位片可了解内侧骨块移位情况。CT 检查:CT 三维重建可观察复杂髋部骨折。MRI 检查:可检查隐匿性骨折,优于骨扫描,还可检查骨的缺血坏死情况。一般而言,普通 X 线检查可明确诊断,对于无移位或嵌插骨折,临床上高度怀疑,可行 CT 或 MRI 检查或骨

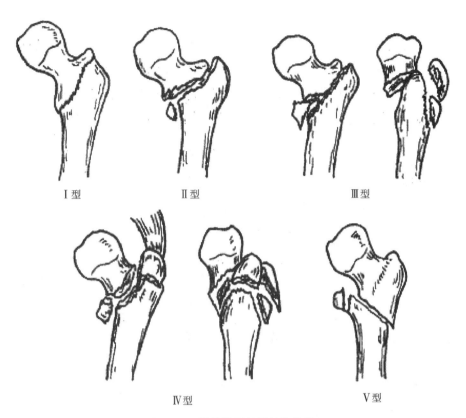

Ⅰ型　　　　Ⅱ型　　　　　Ⅲ型

Ⅳ型　　　　　　　Ⅴ型

图 6-20　股骨转子间骨折的分类

折后 2 周复查 X 线片,但需要制动,防止骨折再移位(图 6-21、图 6-22)。

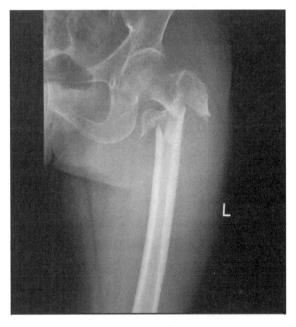

图 6-21　股骨转子间骨折 X 线片

　　老年股骨转子间骨折患者一般都伴有骨质疏松症,此种骨折是老年退化性骨质疏松症的主要并发症之一,老年人伤后摄食减少,吸收功能低下,加之长期卧床,骨折后势必加重全身骨质疏松,延缓骨折愈合过程,故给予抗骨质疏松等综合治疗是十分必要的。

Note

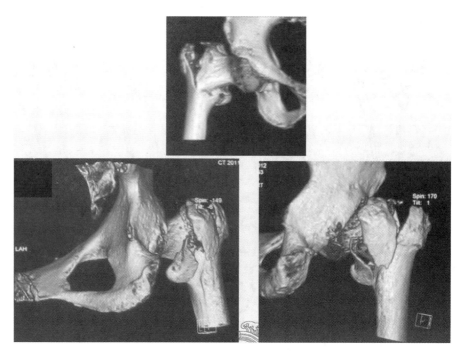

图 6-22　股骨转子间骨折 CT 三维重建检查

否则随着年龄增长,骨质量进一步退化,将导致其他部位的骨折发生及已愈合部位再骨折。治疗方法包括:①补充足够的钙和维生素 D,常规补充维生素 D 400～800 U/d,钙 1500 mg/d。②降钙素的应用:可以抑制骨吸收,减轻疼痛,降钙素 100 U/次,皮下或肌内注射 1～2 天一次,用药至少 3 个月。适当运动和锻炼,术后患者应早期下床,患肢不负重锻炼,或借助拐杖活动和功能锻炼。

四、鉴别诊断

股骨转子间骨折可与股骨颈骨折相鉴别,重点在于粗隆间骨折的外旋畸形较股骨颈骨折大。

五、股骨转子间骨折的治疗

股骨转子间骨折多发生在关节囊外,血供较好,大多愈合良好,但多发于老年人,会产生主动远期并发症,因此目前治疗目标是对骨折进行坚强内固定,以便早期活动,缩短卧床时间,减少远期并发症。

1. 非手术治疗　转子间部分肌肉丰富,血供充足,非手术治疗也能使骨折愈合。传统治疗方法是卧床牵引,可于胫骨结节或股骨髁上骨牵引,维持患肢外展中立位和肢体长度。治疗期间加强护理,预防下肢深静脉血栓形成。牵引期间拍摄床边 X 线片,8～10 周后经临床检查与 X 线摄片确定骨折骨性愈合,可下床负重行走。股骨转子间骨折的非手术治疗死亡率很高,因此仅适用于受伤前没有行走能力的患者,预期寿命较短或有严重的内科合并症不能耐受手术的患者。

2. 手术治疗　排除手术绝对禁忌证,建议 48 h 内手术,从而早期康复,减少并发症。

(1) 骨折复位　复位方式包括闭合复位和切开复位。

闭合手法复位:患者仰卧于复位床,健侧髋关节外展于支架,将患肢外展外旋沿下肢长轴牵引,随后内收内旋下肢,通常在内旋位或中立位复位,通过 C 臂机 X 线透视检查复位情况(包括对位,颈干角、前倾角恢复情况),特别是股骨是否有向后方下沉,伴小转子骨折时可不要求解剖复位,如有股骨下沉,应切开复位,不能盲目固定在非解剖位置上(图 6-23)。

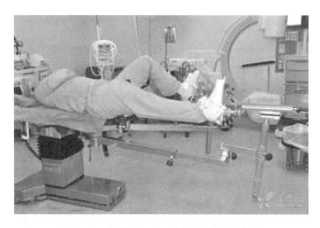

图 6-23　股骨转子间骨折闭合复位牵引

(2) 内固定方法

①动力髋螺钉(DHS)固定:由髋拉力螺钉和侧方加压钢板构成(图 6-24),术后螺钉可在钢板套筒内滑动,可对骨折断端产生持续的加压,减少断端间隙,提高稳定性,促进骨愈合。螺钉角度通常选用 135°。滑动加压螺丝钉的位置,应尽量置于压力骨小梁和张力骨小梁的交界处,形成股骨头中心骨质疏松致密区,因为此固定方式没有有效的防旋转作用,必要时在滑动加压螺丝钉的上方拧加一枚空心螺丝钉。髋拉力螺钉进入股骨头的深度是影响骨折块把持力最重要的因素,螺钉尖在软骨下应在 1 cm 以内,在前后位片位于股骨头颈中央或稍偏下,侧位片位于股骨头颈的中央。尖顶距为正、侧位 X 线片上,分别测量自股骨头顶点到髋拉力螺钉尖端之间的距离,矫正放大率后,两数值之和应小于 25 mm,这样可有效防止螺钉穿出和复位丢失。需要注意的是对于 V 形反转子间骨折,禁忌使用髋拉力螺钉,因为髋拉力螺钉无法穿过主要的转子间骨折线,滑动加压时会造成骨折的进一步分离而非加压,从而导致内固定失败。

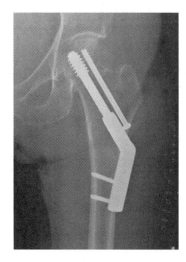
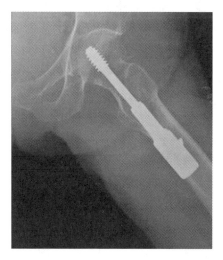

图 6-24　动力髋螺钉内固定

②髓内钉内固定:髓内钉内固定是目前最为广泛的固定方法。目前 PFNA 髓内固定

Note

系统(图 6-25)临床应用较多,其固定主要针对老年骨质疏松患者,由于 PFNA 固定时只需在打入主钉后在股骨颈打入一枚螺旋刀片,并在远端再打入一枚锁钉即可完成操作,节省了手术时间。打入螺旋刀片的骨质横切片显示的是四边形的骨质隧道,而不是螺钉旋入时的圆形骨隧道,因此具有较好的抗旋转作用,并且螺旋刀片可以自动锁定,一旦打入并锁定后自身不会再旋转,也不会退钉,防止了股骨头的旋转。螺旋刀片可压紧松质骨形成通道,骨量丢失少,明显提高了刀片周围骨质的密度和把持力。

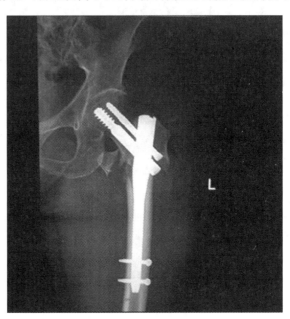

图 6-25　股骨近端防旋转髓内钉内固定术后(PFNA)

(3) 人工股骨头置换术　股骨转子间骨折为囊外骨折,一般不影响股骨头血运,很少进行关节置换,该手术仅用于股骨转子间骨折不愈合及内固定失败者。至于是选择人工股骨头置换还是全髋人工关节置换,主要根据髋臼有无变形破坏,若髋臼基本完整,多主张人工股骨头置换,因单头置换可节约手术时间,减少血量,且高龄患者术后活动较少,应能满足其日常生活的需要。

3. 康复治疗　老年患者如果骨折固定牢固,心肺功能较好,可以在术后第 2 天进行负重活动,但年轻人若发生股骨转子间骨折,由于需要解剖复位,术后不应过早负重。

学习指导

　　1. 老年股骨转子间骨折治疗原则是通过坚强内固定,尽早活动,减少并发症。

　　2. 股骨转子间骨折最常用的内固定为动力髋螺钉固定和髓内钉固定,哪种方式最佳目前仍有争议,粉碎性骨折采用髓内钉固定更加可靠。

能力检测

1. 股骨转子间骨折的病因是什么?

2. 简述股骨转子间骨质的临床表现和诊断。

第三节 股骨干骨折

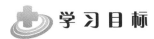

学习目标

掌握:股骨干的解剖、骨折的病因、分类、临床表现、诊断和治疗原则。

熟悉:儿童股骨干骨折的治疗方案。

了解:股骨干骨折的手术治疗方案。

案 例 引 导

患者,男性,28 岁,患者于 1 h 前因车祸受伤,致左大腿受伤,局部疼痛,畸形,活动受限,急来我院诊治,拍片示左股骨干斜形骨折线。以"左股骨干骨折"收住院。平素体健,否认肝炎、结核病等传染病史,否认食物、药物过敏史,否认其他外伤史及手术史。系统回顾无特殊。

体格检查:T 37 ℃,P 120 次/分,R 22 次/分,BP 100/60 mmHg。强迫卧位,神清语明,发育正常,查体合作。胸廓对称,双肺呼吸音清,未闻及干、湿性啰音及胸膜摩擦音。腹软,无压痛、反跳痛及肌紧张,肝肋下未触及。胸廓及骨盆挤压试验阴性,其余见专科情况。

望诊:被动卧位,左大腿肿胀明显,畸形。触诊:股骨中段可见明显异常活动及骨擦感。辅助检查:X 线片示左股骨中段横形骨折。问题:

1. 最可能的诊断是什么?

2. 诊断依据有哪些?

3. 鉴别诊断是什么?

4. 治疗方案有哪些?

股骨干骨折是人体中最长的管状骨。股骨干包括粗隆下 2～5 cm 至股骨髁上 2～5 cm 的骨干。股骨干为三组肌肉所包围:其中伸肌群最大,由股神经支配;屈肌群次之,由坐骨神经支配;内收肌群最小,由闭孔神经支配。由于大腿的肌肉发达,骨折后多有错位及重叠。股骨干周围的外展肌群,与其他肌群相比其肌力稍弱,外展肌群位于臀部附着在大粗隆上,由于内收肌的作用,骨折远端常有向内收移位的倾向,已对位的骨折,常有向外弓的倾向,这种移位和成角倾向,在骨折治疗中应注意纠正和防止。

股骨下 1/3 骨折时,由于血管位于股骨的后方,而且骨折远断端常向后成角,故易刺伤该处的腘动、静脉。股骨干骨折是指小粗隆下 2～5 cm 至股骨髁上 2～5 cm 的股骨骨折,占全身骨折的 4%～6%,男性多于女性,约 2.8：1。10 岁以下儿童占多数,约为总数的 1/2。

Note

一、解剖概要

股骨干骨折是指转子下、股骨髁上这一段骨干的骨折。股骨干是人体最粗、最长、承受应力最大的管状骨(图 6-26)。股骨干有轻度向前的弧度,股骨干后面有股骨嵴,为大腿后部肌肉附着处,切开复位时常以股骨嵴作为复位的标志(图 6-27)。股骨干骨折出血量多为 300～2000 mL,因该骨折出血较多,可能出现休克表现,急诊需及时行补液治疗,严密监测生命指征,可酌情行胫骨结节牵引,给予制动止痛治疗。股部的肌肉是膝关节屈伸活动的重要结构,导致股骨干骨折的暴力使周围肌肉筋膜损伤,出血后血肿机化粘连及骨折的不合理固定常使肌功能发生障碍,从而导致膝关节活动受限。

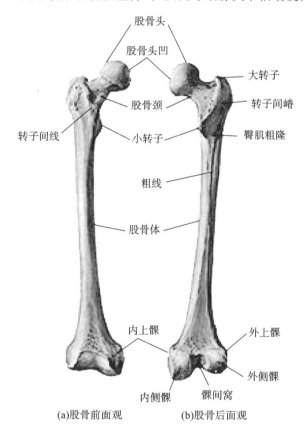

(a)股骨前面观　　(b)股骨后面观

图 6-26　股骨干解剖

股骨干上三分之一骨折时,骨折近端因受髂腰肌、臀中肌、臀小肌及外旋肌的作用,而产生屈曲、外展及外旋移位,远骨折段则向上向内移位。

股骨干中三分之一骨折时,骨折端移位,视暴力方向不同,骨折端尚有接触而无重叠时,由于内收肌的作用,骨折向外成角。

股骨干下三分之一骨折时,由于膝后关节囊及腓肠肌的牵拉,骨折远端多向后倾斜,有压迫或损伤动、静脉和胫、腓总神经的危险,而骨折远端内收向前移位(图 6-28)。

二、股骨干骨折的临床表现和诊断要点

(1) 多为严重暴力损伤,骨折侧大腿肿胀、畸形和疼痛。

(2) X 线片可明确诊断(图 6-29)。

(3) 在下三分之一段骨折,由于远端向后移位,有可能损伤腘动脉、腘静脉、胫神经和

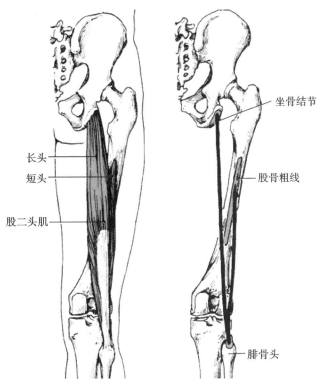

图 6-27　股骨干部肌肉附着

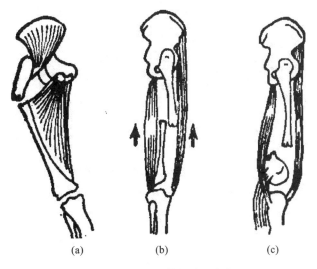

(a)　　　　　(b)　　　　　(c)

图 6-28　股骨干骨折移位方向

腓总神经,需检查肢体远端血供、感觉和运动可能(图 6-30)。

(4)单一股骨干骨折因失血量较多,可能出现休克前期的临床表现,若合并多处骨折或两侧股骨干骨折,发生休克的可能性很大,应对患者全身情况进行评估。

三、股骨干骨折的治疗

稳定的股骨干骨折,软组织条件差的患者,可行非手术治疗。麻醉下,在胫骨结节或股骨髁上进行骨牵引,取消短缩移位后,采取手法复位,减轻牵引重量,叩击肢体远端,使骨折端嵌插紧密。若 X 线检查证实对位对线好,大腿部可用四块夹板固定。对于 3 岁以

Note

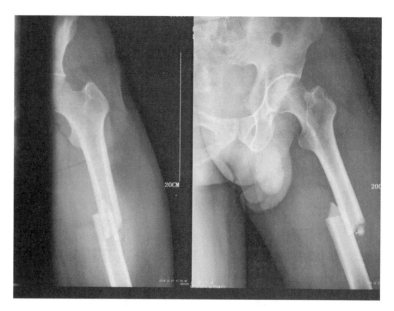

图 6-29　股骨干骨折的 X 线表现

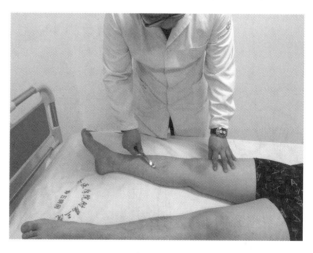

图 6-30　骨折后对下肢感觉的检查

下儿童则采用垂直悬吊皮肤牵引，在牵引过程中要定时测量肢体长度并进行 X 线摄片，从而了解牵引力的大小，牵引力若过大，则会导致牵引过度，骨折端出现间隙，从而造成骨折不愈合。儿童股骨干骨折多采用手法复位、夹板固定、皮肤牵引维持治疗（图 6-31）。儿童股骨干骨折，较小的成角畸形和 2 cm 以内的重叠是可以接受的，因为儿童骨的塑型能力较好，随着生长发育可以逐步纠正，不留残疾。

　　成人股骨干骨折一般需持续牵引 6～8 周，一般采用 Braun 架或 Thomas 架牵引，做床旁 X 线检查证实骨愈合，在维持牵引条件下活动髋部、膝关节，做肌肉等长收缩练习，防止肌肉粘连萎缩。也可在牵引 8～10 周后，改用外固定架治疗，早期不负重。

　　目前只要不存在严重手术禁忌，任何类型的股骨干骨折首选手术治疗，内固定方式首选交锁髓内钉固定，目前已成为股骨干骨折治疗的标准方法。

　　（1）髓内钉固定技术　根据方向，分为顺行髓内钉和逆行髓内钉，根据锁定方式分为静态锁定和动态锁定两种，根据是否扩髓分为扩髓型和非扩髓型。目前股骨干骨折髓内钉治疗主要使用扩髓技术。髓内钉固定应注意的问题是术前应做 X 线检查，取股骨全长

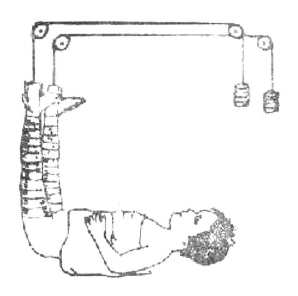

图 6-31　儿童股骨干骨折的垂直悬吊

正侧位,以判断骨折类型,这是测量骨的长短及粗细的依据。对于横形或斜形股骨上中段骨折,可用动态锁定治疗,但对于任何程度粉碎性骨折或股骨远、近端骨折,均应采取静态锁定髓内钉。手术体位采用仰卧位,有利于术中观察和骨折整复,能够更好地控制旋转,但仰卧位对显露大粗隆顶点及正确确定进针点有困难,应将患肢内收及躯干向健侧倾斜。股骨干骨折带锁髓内钉固定是目前应用较多的内固定方法,插入髓内钉后,在钉的远端插入螺栓,加压,在大转子部钉尾部加栓,形成既可加压又可控制远侧骨段旋转的髓内钉,有利于骨折愈合(图 6-32、图 6-33)。

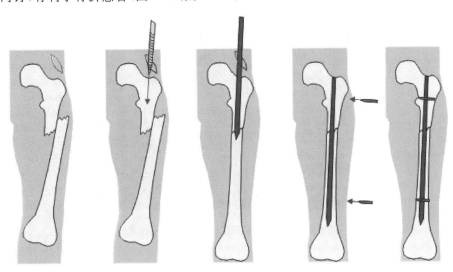

图 6-32　股骨干骨折髓内钉治疗

(2) 钢板螺钉内固定技术(图 6-34)　当髓内钉无法获得、髓腔过细无法获得合适髓内钉以及多发骨折髓内固定有困难时,可选择钢板内固定,特别是骨折延伸到关节周围时,也以钢板固定为宜。其中骨皮质螺钉目前多为自攻式螺钉,其螺钉与螺纹径的差距较大,必须在钻孔后,选用丝锥攻丝,再顺势徐徐旋入,否则会将钻孔壁挤压形成无数微骨折,从而使螺钉把持力大大削弱。钢板螺钉内固定由于达到了坚强内固定,术后可早期活动,但可能产生应力遮挡效应,影响骨折愈合的质量。

Note

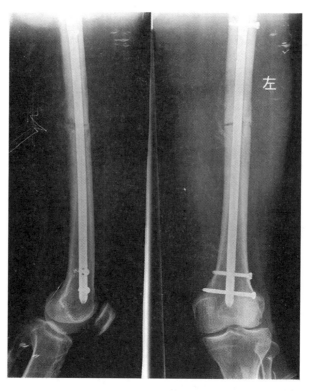

图 6-33　股骨干骨折髓内钉固定术后的 X 线片

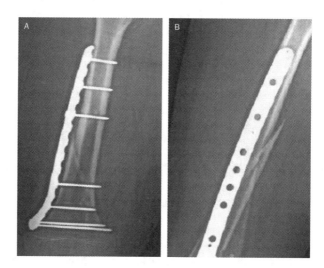

图 6-34　股骨干骨折钢板螺钉内固定技术

学习指导

　　1. 股骨干骨折首选手术治疗。

　　2. 内固定首选交锁髓内钉，在股骨远、近端髓腔扩大处，髓内钉固定要确保复位和髓内钉在髓腔内位置正确。

　　3. 骨折延伸到关节周围时宜选用钢板螺钉内固定。

四、术后康复锻炼

（1）在患者麻醉清醒后立即指导患者开始进行患肢的足趾及踝关节主动屈伸活动，以及髌骨的被动活动（尤其是髌骨的上下活动非常重要），以促进肢体的肿胀消退、骨折断端愈合，并可预防关节畸形挛缩。该活动训练至少 3 次/天，时间从 5～10 min/次开始，逐渐增加活动量，以免影响骨断端的稳定性。同时还可以在骨折部位近心侧进行按摩，使用向心性手法，以促进血液回流，水肿消退，并可防止肌肉废用性萎缩和关节挛缩，1～2 次/天，15 min/次左右。

（2）术后次日开始行患肢肌肉的等长收缩活动，主要是股四头肌。进行患肢肌肉"绷紧—放松"的练习，训练量亦从 3 次/天，5～10 min/次开始，根据患者的恢复情况逐渐增加运动量，每次训练量以不引起肌肉过劳为度，即练习完后稍感肌肉酸痛，但休息后次日疼痛消失，不觉劳累。

（3）膝关节活动度的练习：施行手术治疗的患者，股四头肌等长收缩练习 3～5 天后可以逐渐过渡到小范围的主动伸屈膝练习，1～2 次/天。内固定后无外固定者可在膝下垫枕，逐渐加高，以增加膝关节的活动范围。逐渐增大活动范围，争取术后早期使膝关节活动范围超过 90°或屈曲范围接近正常。

（4）CPM 治疗：手术治疗的患者在术后麻醉未清醒的状态下即可开始使用 CPM 训练，最迟于术后 48 h 开始。将患肢固定在 CPM 上被动屈伸，首次膝关节活动度在患者无痛的范围内进行，以后可根据患者耐受程度每日增加 5°～10°，1 周内增加至 90°，4 周后大于或等于 120°。每天的训练时间不少于 2 h，根据患者的耐受情况，甚至可以全天 24 h 不间断地进行。

（5）对健肢和躯干应尽可能维持其正常活动，尤其是年老体弱者，应每日做床上保健操，以改善全身状况，防止制动综合征。在患肢的炎症水肿基本消除后，如无其他限制情况，患者可扶双拐下地，进行患肢不负重行走练习。

注意事项：股骨干骨折越靠近膝关节，膝关节功能损害越大，血肿容易使股中间肌粘连，造成严重的膝关节功能障碍。应早期采用物理治疗以促进血肿吸收，减少粘连形成。早日开始股四头肌和髌骨的训练非常重要。在恢复期，物理治疗也宜长期进行。

能力检测

1. 股骨干骨折的手术治疗有哪些？
2. 股骨干中下三分之一段损伤应注意哪些问题？

第四节 髌骨骨折

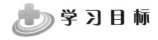 学习目标

掌握：髌骨骨折的原因及分类，临床表现、诊断和治疗原则。
熟悉：髌骨的解剖概要及骨折原因。

了解:髌骨骨折的手术方法。

案 例 引 导

患者,男性,50岁,已婚,农民。患者3h前行走时不慎摔倒,右膝部着地,伤后右膝关节疼痛,活动不能,急诊入我院诊治。摄片示:右髌骨骨折,拟诊"右髌骨骨折"。患者受伤以来,无头晕、头痛,无恶心、呕吐。既往体健,否认肝炎、结核等传染病史,否认食物、药物过敏史,否认其他外伤史及手术史。系统回顾无特殊。

体格检查:T 36.4 ℃,P 82次/分,R 20次/分,BP 130/80 mmHg。强迫卧位,神清语明,发育正常,查体合作。骨盆挤压试验阴性,其余见专科情况。

望诊:强迫卧位,右膝关节肿胀,髌骨压痛,髌骨可触及裂隙及骨擦感,浮髌征阳性,右膝应力试验阴性,抽屉试验阴性,Lachman征阴性,半月板旋转试验(McMurray试验)阴性。神经系统正常。

辅助检查:右膝关节正侧位摄片示右髌骨粉碎性骨折,关节腔积液。问题:

1. 最可能的诊断是什么?
2. 诊断依据有哪些?
3. 鉴别诊断是什么?
4. 治疗方案有哪些?

髌骨是膝关节伸膝功能的重要组成部分,有助于提高股四头肌的力臂,在伸膝运动中要承担5倍于体重的力量。髌骨骨折约占全身骨折的1%。虽然保守治疗是髌骨骨折的一种治疗方法,但是切开复位内固定或部分髌骨切除术为髌骨骨折治疗的首选。髌骨骨折的治疗主要由骨折类型决定。其治疗目的主要包含两点:恢复伸膝装置的完整和恢复关节面的平整。因此,关于髌骨骨折治疗的适应证,主要关注的是治疗的方法而不是骨折类型。髌骨骨折是较常见的损伤,以髌骨局部肿胀、疼痛、膝关节不能自主伸直,皮下淤斑以及膝部皮肤擦伤为主要表现。髌骨骨折的发生年龄一般在20~50岁之间,男性多于女性,约为2:1。

一、解剖概要

髌骨为人体最大的籽骨,前方由股四头肌腱膜覆盖,向下延伸形成髌韧带,止于胫骨结节(图6-35)。两侧为髌旁腱膜,后方为关节软骨面,与股骨形成髌股关节(图6-36)。暴力直接作用于髌骨,常导致髌骨粉碎性骨折。当摔倒过程中,为防止跌倒,股四头肌猛烈收缩以维持躯体平衡,可导致髌骨横形撕裂骨折。髌骨骨折为关节内骨折,若不能良好复位,可导致创伤性关节炎及活动受限。大部分髌骨骨折是由直接和间接暴力联合作用造成的,髌骨骨折后最重要的影响是伸膝装置连续性丧失及髌股关节面不平整,从而造成后期形成创伤性关节炎,因此目前临床多采用手术治疗恢复膝关节功能。在膝关节生理运动中,髌骨的主要作用是增强股四头肌伸膝时的力臂,髌骨骨折约占所有骨折的1%。

Note

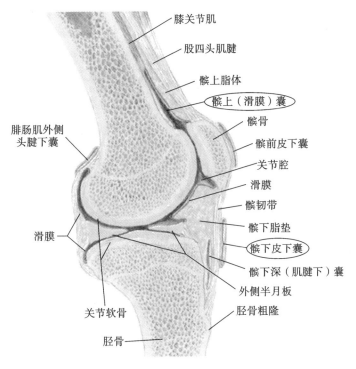

图 6-35　髌骨解剖

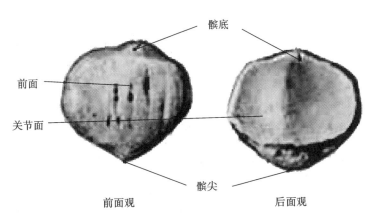

图 6-36　髌骨正反面

二、髌骨骨折的临床分型

　　根据膝关节 X 线片上的骨折线形态可将髌骨骨折分为无移位骨折和移位骨折,并进一步分为横形骨折、纵形骨折和粉碎性骨折。移位的横形骨折最为常见,可由直接或间接暴力引起,一般累及髌骨的中三分之一,也可累及髌骨的上极或下极,髌骨的两极部位也存在不同程度的粉碎,纵形骨折和粉碎性骨折常发生于膝前方的直接创伤,纵形骨折多见于髌骨的中三分之一或下三分之一,一般不发生支持带撕裂,伸膝装置可保持完整。

三、髌骨骨折的临床表现及诊断

　　(1)跪地伤后膝关节前方疼痛、活动受限。

　　(2)患侧髌前肿胀、淤斑,压痛明显,有时可触及骨折间隙。骨折后关节内大量积血,严重者皮肤可发生水疱。

Note

（3）普通 X 线片常可提示骨折,膝关节的正侧位可明确骨折的部位、类型和移动程度,是作为治疗方法的重要依据(图 6-37)。

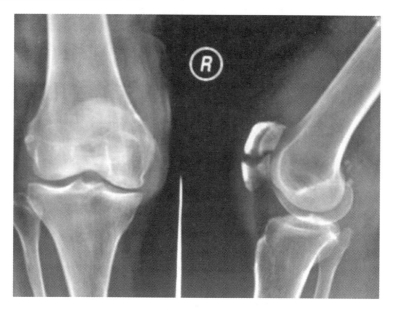

图 6-37 髌骨骨折的 X 线片表现

四、髌骨骨折的治疗

诊断明确后应评估下一步是否需手术治疗,髌骨骨折治疗的目的是恢复伸膝关节的连续性,并保持髌股关节面的完整性,恢复关节面光滑,应给予较牢固的内固定,早期活动膝关节,恢复其功能,防止创伤性关节炎的发生。

（1）髌骨骨折非手术治疗 伸膝装置完整的无移位髌骨骨折使用石膏或支具,选用上至腹股沟、下至踝关节的长腿石膏或支具外固定伸直位膝关节 4~6 周。

（2）髌骨骨折的手术治疗 当伸膝装置破坏,髌骨错位有阶梯感,并超过 2 mm,或有骨折伴关节面塌陷,骨折间隙超过 2 mm,需行手术治疗。

影响髌骨骨折预后的因素:

（1）髌骨关节面复位不佳,不平滑。如环形固定或 U 形钢丝固定的固定力不够坚强,在活动中不易保持关节面复位,固定偏靠前部,则可使关节面骨折线张开,愈合后易发生髌股关节炎。

（2）内固定不坚强者,尚需一定时间外固定,如髌骨骨折愈合较慢,则外固定时间长达 6 周以上,关节内可发生粘连,妨碍关节活动。因此髌骨骨折的治疗原则应当是关节面恢复平滑,内固定牢固可靠,骨折愈合快,关节活动早。

髌骨骨折的手术方式:

（1）张力带钢丝内固定 通常取纵形正中切口,显露内、外侧支持带至其断裂处。用两枚克氏针平行于髌股关节面固定,并用钢丝紧贴克氏针拧紧,也可以与骨块间拉力螺钉固定相结合,张力带最适用于主骨折线为横形的骨折,可将骨块承受的张力变为压应力,但不适用于关节面粉碎时(图 6-38、图 6-39)。

（2）记忆合金髌骨抓内固定 如图 6-40 所示。

（3）髌骨部分切除术 适用于髌骨下极或上极粉碎性骨折。切除较小骨块或骨折粉碎部分,将髌韧带附着于髌骨上段,或将股四头肌附着于髌骨下段骨块,术后长腿石膏伸

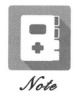

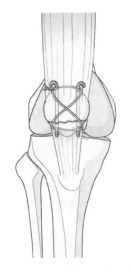

图 6-38　髌骨骨折张力带固定

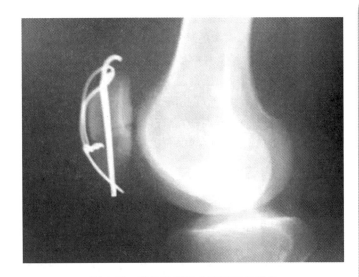

图 6-39　髌骨骨折张力带固定 X 线片

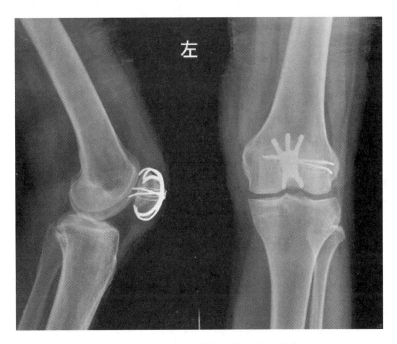

图 6-40　记忆合金髌骨抓内固定 X 线片

直位固定 3 周,去石膏后不负重练习关节活动,6 周后扶拐逐渐负重行走,并加强关节活动度及股四头肌肌力锻炼。此法可保全髌骨作用,韧带附着于髌骨,愈合快,股四头肌功能得以恢复,无骨折愈合后关节面不平滑问题。只要准确按上法处理,术后及时做关节活动及股四头肌锻炼,可以达到关节活动好、股四头肌肌力恢复好的治疗目的,且因关节面平滑,不致因骨折引起髌股关节炎。

　　(4)髌骨全切除　适用于严重粉碎性骨折无法复位固定者,髌骨全切除将不可避免地影响伸膝功能,应尽可能避免。将碎骨全部切除,同时直接缝合股四头肌腱与髌韧带,修复关节囊,术后用石膏固定膝于伸直位 3~4 周,逐渐锻炼股四头肌及步行功能。

　　(5)空心钉张力带内固定　手术方法与张力带钢丝内固定相似,用空心钉取代克氏针,将张力带穿过空心钉,然后在髌骨前方收紧,该方法对于骨量较好的患者会在骨折端产生更好的加压,对骨质疏松患者也能提供更高的力学强度。

(6)环绕髌骨周缘的环形钢丝固定 用钢丝沿髌骨周围软组织环扎可固定粉碎严重的骨折,但难以达到坚强的固定,膝关节活动只能延迟至术后 3～4 周,因此该手术方法很少单独适用于髌骨骨折,通常与张力带结合,以实现骨折端的稳定。

(7)髌骨-胫骨钢丝环扎法 髌骨下极骨折经拉力螺钉内固定或经骨穿孔缝合修复后,髌韧带起点固定不牢靠,应在髌骨和胫骨结节之间加用 8 字钢丝保护,钢丝远端穿过胫骨结节,收紧钢丝时应确保膝关节可以屈曲到 90°。

五、髌骨骨折术后康复治疗

髌骨骨折经手术治疗后,适度的躯体治疗可提高膝关节活动功能,促进恢复。

1. 训练目的 减轻疼痛,增加肢体的活动范围,及早恢复关节功能。

2. 训练范围 被动活动包括股四头肌的收缩与放松,下肢屈伸练习,固定自行车训练,以非受伤腿控制速度和活动范围,手动控制牵拉训练使股四头肌、腓肠肌和梨状肌得到恢复;开放性系列动力学等长及等张强化练习,包括股四头肌训练、直腿抬高训练、髋关节外展训练等。

3. 训练方法

(1)抬高患肢 开始 48 h 用弹性绷带加压包扎,肢体置于垫枕上,抬高患肢 20°～30°,这样有利于静脉回流消除肿胀。

(2)股四头肌等长收缩锻炼 术后第 1 天开始,并坚持于康复全过程中。指导患者锻炼时,要注意检查股四头肌内侧头是否收缩有力。这是一个关键点。因股四头肌是运动及稳定膝关节的最重要的肌肉,指导患肢做股四头肌"绷劲"。可做 40～50 次/h,分 2～3 次进行。目的在于促进静脉血和淋巴液回流,加速渗出液的吸收,以防止股四头肌粘连、萎缩、伸膝无力。

(3)踝泵运动 足趾、踝关节的主动活动。踝关节的活动要求 3～4 次/天,20～30 min/次,完成屈伸及环绕运动各 40～50 次,并尽量做到全幅运动。

(4)膝活动练习 术后第 2 天于床上行膝部的活动,治疗师以手托膝部后方,嘱患者放松,靠小腿重力屈曲膝关节,再嘱其慢慢伸直,3～5 次即可,关节活动范围＞50°。术后 3～4 天膝关节下开始垫高,逐渐加大屈膝度。

(5)髌骨活动 如无禁忌应随时左右上下推动髌骨,特别是从髌骨上方向下推拉髌骨,以防止髌骨与关节面粘连,2～3 次/天。

(6)被动运动 术后第 2 天,开始以 CPM 机持续被动运动,由 45°开始,每日增 5°, 1～2次/天,1 h/次,并坚持于住院全过程中。

(7)直腿抬高训练 应在不加重关节疼痛的情况下进行,以增加股四头肌的肌力。方法是仰卧,患肢屈髋伸膝,做直腿抬高,抬高过程中患膝保持伸直。

(8)站立行走与下蹲 对于横断稳定骨折,1 周后扶拐下地逐渐负重开始行走训练,术后 10～12 天开始在床旁双足站立,过渡到患肢单足站立,并在站立位练习直腿抬高和膝关节伸屈活动。3 周后训练缓慢下蹲后站起。可逐步进行患肢不负重、部分负重及充分负重的站立、下蹲及步行练习,但必须避免摔倒及不正确的过度活动。

(9)配合按摩、推拿 辅以向心性按摩。指导患者及家属每日轻捏髌骨周围软组织,以髌骨为中心,向肢体两端揉。

　　1. 髌骨骨折为外伤后膝部撞击的直接暴力或股四头肌收缩的间接暴力造成。

　　2. 髌骨骨折的治疗目的是恢复髌股关节面及伸膝装置的连续性。

　　3. 张力带内固定通常可获得良好疗效。

　　4. 全髌骨切除术仅用于骨折严重粉碎不能修复时,也应尽可能保留完整的髌骨骨块。

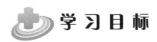

能力检测

1. 髌骨骨折的病因是什么?

2. 髌骨骨折的治疗方式是什么?

3. 髌骨骨折的治疗原则是什么?

第五节　胫腓骨干骨折

学习目标

掌握:胫腓骨干的解剖、骨折的病因分类及治疗。

熟悉:胫腓骨骨折的诊断。

了解:胫腓骨骨折的手术治疗方案。

案例引导

　　患者,女性,50岁,已婚。患者3 h前骑车不慎被汽车撞伤,当时感左小腿疼痛,不能行走,左小腿畸形,送至我院急诊救治。X线片示"左胫腓骨粉碎性骨折"。转入我科治疗。患者受伤后无意识障碍,无胸腹疼痛及大小便障碍。无头部、胸部、腹部疼痛等症状。患者平素身体健康,否认结核、肝炎等传染病史。无药物过敏史及重大外伤手术史。系统回顾无特殊。

　　体格检查:T 36.7 ℃,P 85 次/分,R 20 次/分,BP 100/70 mmHg。发育正常,营养良好,痛苦面容,查体合作。胸廓无畸形,心肺未发现异常。腹部平坦,无腹壁静脉曲张;腹壁柔软,肝脾肋下未触及,未触及包块。

　　专科检查:右小腿肿胀畸形,压痛阳性,可触及骨擦感。足背动脉搏动存在,足趾运动感觉功能正常。神经系统检查正常。

　　辅助检查:左胫腓骨正侧位片,示左胫腓骨中段斜形骨折。问题:

Note

1. 最可能的诊断是什么？
2. 诊断依据有哪些？
3. 鉴别诊断是什么？

　　胫腓骨干骨折在全身骨折中最为常见,10 岁以下儿童尤为多见。其中以胫骨干单骨折最多,胫腓骨干双骨折次之,腓骨干单骨折最少。胫骨是连接股骨下方的支持体重的主要骨骼,腓骨是附连小腿肌肉的重要骨骼,并承担 1/6 的重量。胫骨中下 1/3 处易于骨折。胫骨上 1/3 骨折移位,易压迫腘动脉,造成小腿下段严重缺血坏死。胫骨中 1/3 骨折淤血潴留在小腿的骨筋膜室,可增加室内压力造成缺血性肌挛缩。胫骨中下 1/3 骨折使滋养动脉断裂,易引起骨折,延迟愈合。

一、解剖概要

　　胫骨和股骨一样,是重要的承重骨骼(图 6-41)。前方的胫骨嵴是进行骨折手复位的重要标志。由于整个胫骨均位于皮下,骨折端容易穿破皮肤,成为开放性骨折。胫骨中下三分之一损伤由于获得的血液循环很少,因此下三分之一骨折愈合较慢,易发生延迟愈合及不愈合。胫骨干横切面呈三棱形,在中下三分之一交界处变成四边形,在三棱形和四边形交界处是骨折的好发部位,胫骨上端与下端关节面是相互平行的,若骨折对位对线不良,使关节面失去平行关系,改变了关节的受力面,容易造成创伤性关节炎。腓骨的上、下端与胫骨构成胫腓上关节和胫腓下关节,为微动关节,腓骨不产生单独运动,可承受人体 1/6 的负重。胫腓骨间有骨间膜连接,在踝关节承受的力不仅沿胫骨干向上传导,也经骨间膜由腓骨传导。腘动脉在分出胫前动脉后,穿过比目鱼肌腱向下走行,胫骨上三分之一骨折可导致胫后动脉损伤,引起下肢严重的血液循环障碍或缺血坏死。小腿的肌筋膜与胫骨、腓骨和胫腓骨间膜一起构成四个筋膜室,由于骨折后骨髓腔或肌肉损伤出血或血管损伤出血,均可引起骨筋膜室高压,导致肌缺血坏死,后期纤维化,将严重影响下肢功能(图 6-42、图 6-43)。在腓骨颈,有腓总神经由腘窝后、外侧斜向下外方,经腓骨颈进入腓骨长、短肌及小腿前方肌群,腓骨颈有移位的骨折可引起腓总神经损伤。

二、病因分类

　　胫腓骨位置表浅,又是下肢负重的重要结构,容易遭受直接暴力损伤,例如重物撞击、车轮碾压,可引起胫腓骨同一平面的横形、斜形和粉碎性骨折,由于直接暴力通过皮肤作用于骨骼,因此常合并软组织损伤,成为开放性骨折。有些患者从高处坠落,足部着地,身体发生扭转,可引起胫腓骨螺旋形或斜形骨折,如果为双骨折,腓骨的骨折线常较胫骨的骨折线高,有时胫骨下三分之一骨折,经力的传导,可导致腓骨颈骨折,这种不在同一平面发生的骨折是胫腓骨遭受间接暴力损伤引起的一种特殊情况,临床上往往容易漏掉腓骨近端的骨折。胫腓骨干骨折可分为三种类型:①胫腓骨干双骨折;②单纯胫骨干骨折;③单纯腓骨骨折。临床上以胫腓骨干双骨折最为多见。

三、胫腓骨骨折的治疗

　　对于胫腓骨折,应在尽可能挽救肢体的前提下,保证局部软组织愈合以及骨折在解剖位或功能位正常愈合,恢复肢体功能,预防并发症发生。其治疗目的是矫正成角、旋转畸形,恢复胫骨上、下关节面的平行关系,恢复肢体长度。对于无移位的胫腓骨骨折多采

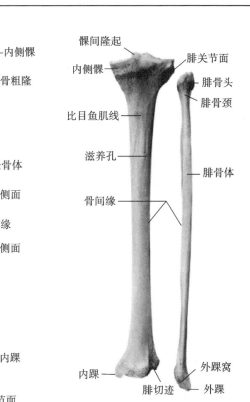

图 6-41　胫骨和腓骨解剖图

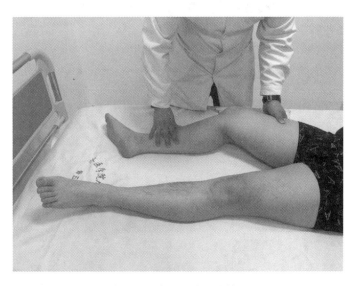

图 6-42　伤后可触及骨擦感

用小夹板或石膏外固定(图 6-44)。固定期间应注意夹板或石膏的松紧度,并定时行 X 线检查,发现移位随时进行调整或重新外固定,一般固定 6~8 周后便可拄拐下地行走。对于不稳定的胫腓骨骨折,可采用跟骨结节牵引,牵引中注意观察肢体长度,避免牵引过度而导致骨折不愈合(图 6-45),6 周后取消牵引,改用小腿功能支架固定或行石膏外固定,便可下地行走。单纯的胫骨干骨折由于有完整的腓骨的支撑,多不发生明显移位,石膏固定 6~8 周后可下地活动。对于单纯腓骨骨折,若无上、下胫腓关节分离,一般不需要特殊治疗,一般石膏外固定 3~4 周以减少下地活动时肢体的疼痛。

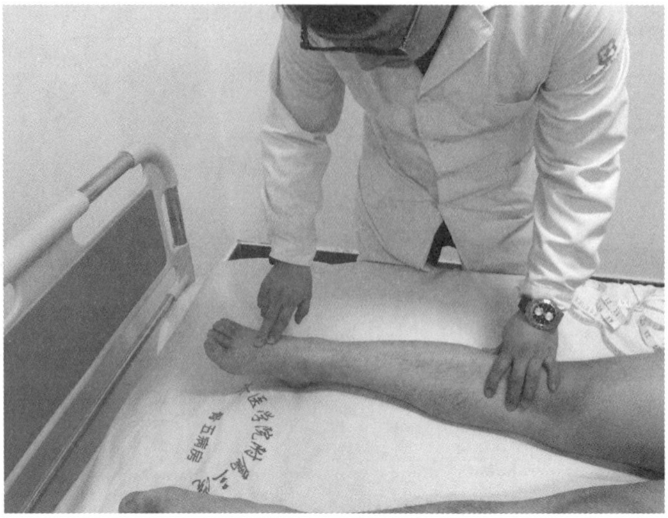

图 6-43　骨折后检查足背动脉

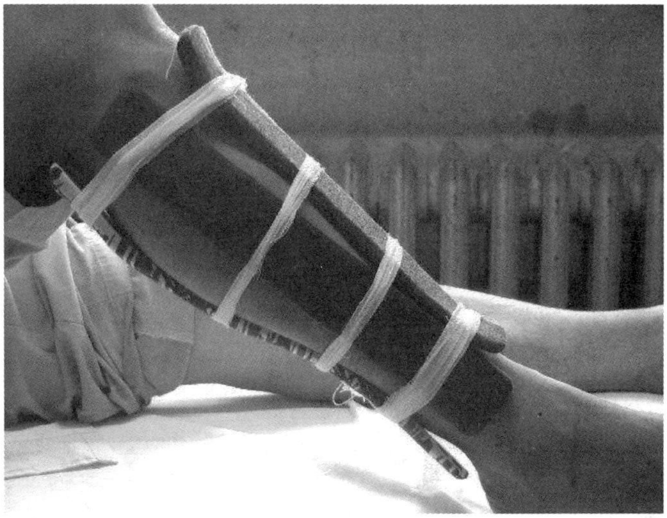

图 6-44　胫腓骨骨折小夹板固定

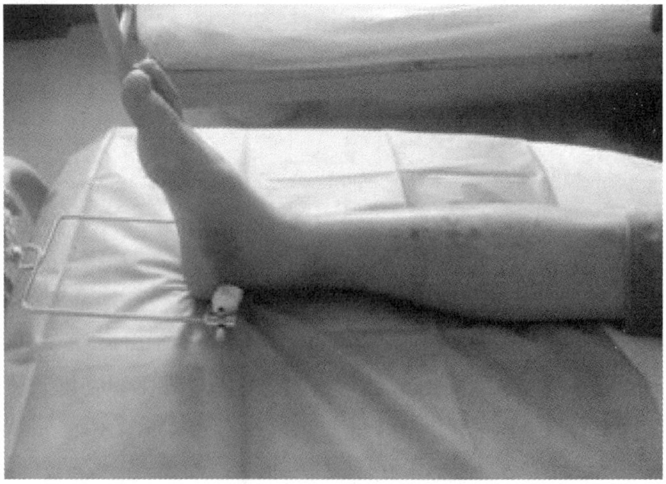

图 6-45　胫腓骨骨折跟骨骨牵引

Note

　　总结起来,胫腓骨骨折保守治疗主要依靠石膏和支具,主要用于低能量损伤所致的闭合性简单骨折,骨折相对稳定,移位轻。保守闭合复位的要求是内翻或外翻的侧方成角在5°以内,前后成角在10°以内,旋转对线不良在10°以内,短缩在15 mm以内。

　　对于不稳定的胫腓骨干双骨折如遇到以下情况(图6-46),应采取切开复位内固定:①手法复位失败;②严重粉碎性骨折或双段骨折;③污染不重,受伤时间较短的开放性骨折。

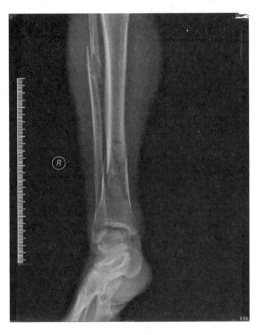

图6-46　胫腓骨干双骨折X线片

　　手术治疗适用于保守治疗再次移位,多次闭合复位不满意,高能量损伤所致的骨折、明显移位,粉碎性骨折等,若无手术绝对禁忌,均应手术治疗。手术应在直视下复位,首先固定好胫骨,然后另作切口,复位固定腓骨,若固定牢固,术后4~6周可负重行走。软组织损伤较重的胫腓骨双骨折,在进行彻底清创后,可以选用钢板或髓内钉内固定,同时做局部皮瓣或肌皮瓣转移覆盖创面,这样做可以降低内固定物或骨质外露的概率。也可以在复位后选用外固定支架固定,此法可作为长期固定方式,可以固定骨折,也方便换药,但容易造成钉道感染。

学习指导

胫骨干骨折内植物的选择原则

　　1. 胫骨干骨折以手术治疗为主,胫骨干中段骨折固定方法首选髓内钉固定。

　　2. 胫骨远近端髓腔扩大处累及关节面的胫骨干骨折宜采用钢板固定。

　　3. 外固定支架用于软组织条件差,不允许内固定的患者。

　　1. 交锁髓内钉固定　　目前对于胫腓骨骨折患者,多采用交锁髓内钉固定,该固定方式可用于几乎所有胫骨干骨折。

　　交锁髓内钉运用的范围是距上、下关节面各4 cm以外的骨折。对较为稳定的,尤其

Note

是短缩趋势小的中段横形骨折,可采用动力型带锁髓内钉(图 6-47),远端不加螺钉交锁,以利于骨折端间的紧密接触乃至加压。对不稳定性的胫骨骨折,静力型带锁髓内钉显然对维持复位十分有利,它不仅可以限制骨折进一步的移位或短缩,也可以限制其延长,维持接触,不发生分离。

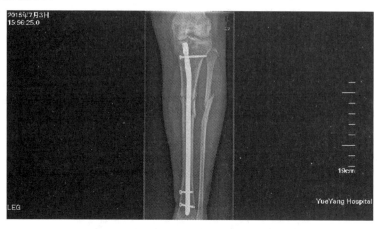

图 6-47　胫骨骨折髓内钉内固定 X 线片

2. 钢板固定　前提是骨折部位软组织覆盖良好,否则软组织剥离严重将影响骨的血液供应,以致术后切口皮肤坏死或愈合不良、感染、骨折延迟愈合或骨不连发生率提升。钢板内固定对于斜形、横断或粉碎性骨折均可应用。由于胫骨前内侧皮肤及皮下组织较薄,因此,钢板最好放在胫骨外侧胫前肌的深面。若采用加压钢板内固定,由于加压钢板的压力不易控制,压力过大有可能造成骨折端压迫坏死,反而影响骨痂生长,坚强的钢板,可产生应力遮挡,使骨的生理应力消失,骨皮质可因此而萎缩变薄,拆除钢板后易发生再骨折。加压钢板厚度大,也容易压迫皮肤发生坏死,因此,临床应用受到一定的限制(图 6-48)。

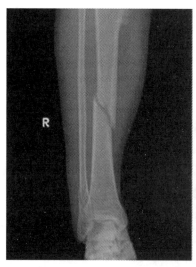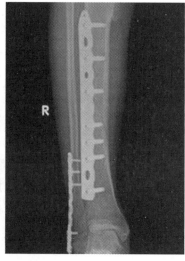

图 6-48　胫腓骨双骨折钢板内固定前后对比

3. 外固定支架固定　可作为软组织条件差时无法髓内固定或钢板固定的临时固定手段,或作为骨筋膜室综合征切开减压、血管探查修复后的临时固定。当然,外固定支架也可用作骨折固定的最终治疗手段。有皮肤严重损伤的胫腓骨骨折,外固定支架可使骨折得到确实固定,便于观察和处理软组织损伤,尤其适用于肢体有脱套伤的创面处理。

粉碎性骨折或骨缺损时，外固定支架可以维持肢体长度，有利于晚期植骨（图 6-49）。

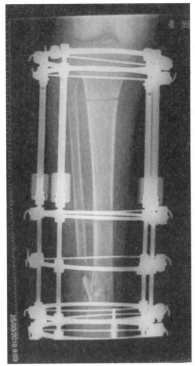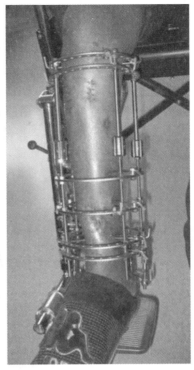

图 6-49　胫腓骨骨折外固定架治疗

四、康复锻炼

功能锻炼应选取对骨折愈合有促进作用的活动，而一些不利于骨折愈合的活动则尽量避免。要注意臀肌、股四头肌和腓肠肌的肌力改善和保持踝关节活动度。

功能训练有被动活动、主动辅助活动、主动活动、抗阻活动等，其中应以主动活动为主，其他方式的活动是主动活动的补充和准备。

在伤后早期疼痛稍减轻后就应尽可能开始练习臀肌、股四头肌和腓肠肌的等长收缩、膝关节和踝关节的被动活动以及足部环趾关节和趾间关节的活动，为日后的步行做好准备。

在伤后 2 周至骨折临床愈合期间，此期骨折端原始骨痂形成，断端日益稳定。训练除继续行患肢肌肉的等长收缩和未固定关节的伸屈活动外，可在内、外固定稳妥保护下，扶拐下床做适当负重训练。

行石膏外固定者，术后第 1、2 周行股四头肌和小腿三头肌的等长收缩练习，足趾主动的跖屈和背伸。术后第 4、6 周时，除有长腿石膏固定者外，患者可做膝、踝关节全范围的主动活动（横形骨折负重可耐受的量）；当骨痂可见时，斜形或螺旋形骨折可部分负重甚至全负重。

跟骨连续牵引者，除注意避免牵引过度会造成愈合延迟外，要适当配合双手支撑臀部抬起法进行肌肉等长收缩练习，即练习用双手支起臀部并将健肢吸起，患者用力绷紧受伤腿部肌肉，空蹬足跟然后放松，一蹬一松，反复练习，一般每日在石膏内做 300 次以上，直至石膏拆除，但要注意伤肢不要单独用力伸膝，以免受牵引力的影响使骨折向前成角。

Note

切开复位内固定的患者可早期练习膝关节屈伸和踝关节内外摆动的活动。方法是用力使踝关节背屈(伸)、跖屈及伸、屈足趾,300 次/天以上,同时做踝关节按摩,活动踝、足趾关节。可利用自身重量进行膝关节屈伸练习,当下肢肌力可支撑身体时,可做蹲、起运动。可扶椅子或床头。逐渐增大角度、训练时间,既可以增强下肢肌力,又加强膝关节的稳定性。可早期下地扶拐不负重行走,至完全负重行走,但要注意在膝关节伸直的情况下禁止旋转大腿。

持续性负重或生理压力,可促进骨组织生长,加速骨折愈合。尽早进行完全负重功能锻炼,对一般稳定性胫骨骨折患者,大多数是复位固定 3 周后持双拐下地(患足着地不负重,不可悬起),4 周改用单拐(去掉健侧),5 周弃拐,6 周时解除外固定。外固定去除后,充分练习各关节的活动,并练习行走。注意石膏拆除后的髋关节、膝关节、踝关节的关节训练,不要过急、过重,应小幅度、小次数开始,循序渐进。对于胫骨中下 1/3 处粉碎性骨折的患者视骨折愈合情况而定。

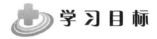

能力检测

1. 胫骨干骨折好发部位在哪里?
2. 胫腓骨骨折的治疗选择方案有哪些?

第六节　踝部骨折

学习目标

掌握:踝关节的解剖,踝部骨折的临床表现、诊断和治疗。
熟悉:踝关节骨折的影像学检查方法及表现。
了解:踝关节骨折的手术治疗方案。

案例引导

　　患者,女性,24 岁,学生。患者入院诊治 1 h 前行走时不慎扭伤左踝部,当时左踝疼痛,同时逐渐肿胀,疼痛,行走时为重,送至我院诊治,摄片示左外踝骨折,以"右外踝骨折"而收住院。患者受伤以来,无头晕、头痛,无恶心、呕吐。平素体健,否认肝炎、结核等传染病史,否认食物、药物过敏史,否认其他外伤及手术史。系统回顾无特殊。

　　体格检查:T 36.7 ℃,P 100 次/分,R 20 次/分,BP 120/70 mmHg。强迫体位,神清语明,发育正常,营养中等,对答切题,查体合作。腹部平软,无压痛、反跳痛及肌紧张。

　　专科情况:①望诊:强迫体位,左踝肿胀畸形,外踝局部青紫。②触诊:左外踝可触及台阶改变,压痛明显,可扪及异常活动及骨擦感。③动诊:左踝活动受限。④量诊：双上肢等长。

　　辅助检查：左踝正侧位摄片示左外踝骨折，骨折线位于胫距关节面以下，为横形骨折，下胫腓关节无分离。问题：

　　1. 最可能的诊断是什么？

　　2. 诊断依据有哪些？

　　3. 鉴别诊断是什么？

　　4. 治疗方案有哪些？

　　踝关节由胫腓骨下端与距骨组成，其骨折、脱位是骨科常见的损伤，多由间接暴力引起踝部扭伤后发生。根据暴力方向、大小及受伤时足的位置的不同可引起各种不同类型的骨折。目前临床常用分类方法是 Lange-Hansen 分类法、Davis-Weber 分类法和 AO 分类法。Lange-Hansen 分类法于 1950 年提出，根据足在受伤时的位置和暴力的方向将骨折分为旋后/内收型、旋后/外旋型、旋前/外展型和旋前/外旋型四类，每一类又根据骨折程度及是否伴有韧带软组织损伤而分为不同的亚类。该分类对于踝关节不稳定骨折的闭合复位有指导意义。Davis-Weber 分类法根据外踝骨折的位置，把踝关节骨折分为 A、B、C 三型，该分类以下胫腓联合为界将骨折分为下胫腓联合水平以下的骨折（A 型）、经下胫腓联合的腓骨骨折（B 型）以及下胫腓联合水平以上的骨折（C 型），较简单，使用方便，但却不能说明整个踝关节各种复杂改变。国际创伤学会（AO）进一步细化了 Davis-Weber 分类法，提出了 AO 分类法。本文对踝关节骨折分型不详细赘述，而是重点介绍其诊断和治疗。

一、解剖概要

　　踝部骨折是最常见的关节内骨折，约占全身骨折的 3.92%，青壮年最易发生。踝关节由胫骨远端、腓骨远端和距骨体构成（图 6-50）。胫骨远端内侧突出部分为内踝，后缘唇状突起为后踝，腓骨远端突出部分为外踝。由内踝、外踝和胫骨下端关节面构成踝穴，包容距骨体。距骨体前方较宽，后方略窄，在跖屈时，距骨体与踝穴间隙增大，因而活动度增大，相对不稳定，这是踝关节在跖屈位时容易发生骨折的解剖因素。与踝穴共同构成关节的距骨滑车其关节面约有 2/3 与胫骨下端关节面接触，是人体负重的主要关节之一。

二、踝部骨折的临床表现和诊断

　　（1）多为扭伤等间接暴力损伤所致。

　　（2）踝关节周围肿胀，有时明显畸形，内翻或外翻畸形，活动障碍，骨折处可扪及局限性压痛，有时可触及骨擦感。

　　（3）重视患肢末端血管神经检查，触诊包括小腿全长。

　　（4）一般行常规 X 线检查，踝关节正侧位片可明确骨折的部位、类型和移位方向（图 6-51），必要时行 CT 检查能更好地显示骨折细节（图 6-52）。

　　（5）必要时需检查腓骨全长避免漏诊高位腓骨骨折。

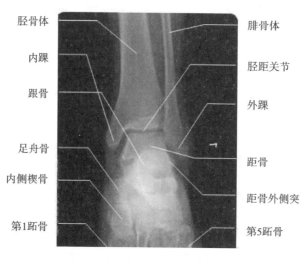

图 6-50 踝关节解剖

胫骨体　　腓骨体
内踝　　胫距关节
跟骨　　外踝
足舟骨　　距骨
内侧楔骨　　距骨外侧突
第1跖骨　　第5跖骨

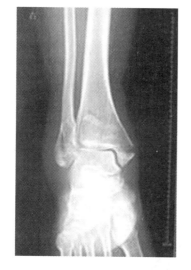
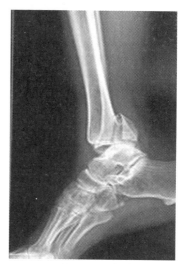

图 6-51 踝关节骨折 X 线片

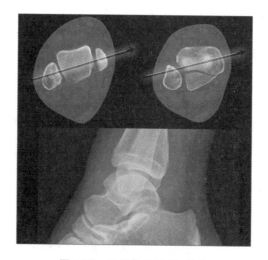

图 6-52 踝关节骨折 CT 检查

踝关节垂直压缩型骨折(Pilon 骨折)

该型骨折多为高处跌落时胫骨下端受距骨垂直方向的压力,导致塌陷型骨折,根据受伤时踝及足所处的位置不同,压缩重点部位可在胫骨下端的前缘、中部及后缘。中心部位压缩时常同时伴有腓骨下端的粉碎性骨折或斜形骨折。

三、踝部骨折的分型

根据力学机制 Lange-Hanson 分类:Ⅰ型旋后内收型;Ⅱ型旋后外旋型;Ⅲ型旋前外展型;Ⅳ型旋前-外旋型;Ⅴ型垂直压缩型。

四、踝部骨折的治疗

踝部结构复杂,伤后一般先手法复位,失败后则采用切开复位内固定术。踝关节面比髋、膝关节面小,但其承受的体重却大于髋、膝关节,而踝关节接近地面,作用于踝关节的承受应力无法得到缓冲,因此对踝关节的治疗较其他部位要求更高。

目前,对踝关节骨折的治疗主要分为手术治疗和保守治疗,由于踝关节骨折为关节内骨折且多合并韧带损伤,良好的解剖复位及韧带修复是恢复踝关节正常功能的基础。多数学者认为理想的手术时间是伤后 6~8 h 以内,即真正肿胀和水疱发生以前。早期肿胀是由于血肿形成而不是真正意义上的水肿。已有明显水肿或水疱存在时,切开复位必须推迟到软组织情况改善时才能实施,遇到这种情况时骨折应行闭合复位并采用石膏固定,推迟 4~6 天以后待水肿减轻后再行手术。韧带的损伤及处理踝关节韧带对于踝关节的稳定性起着重要作用,踝关节损伤多为骨与韧带的合并伤,故而治疗韧带损伤应当与骨折并重。术中应常规探查三角韧带、距腓前韧带、距腓后韧带、跟腓韧带。因为韧带断端可卷入踝穴内或骨折断端,影响骨折复位,如不进行修补将形成瘢痕、踝关节韧带和关节囊松弛、踝关节不稳、反复扭伤,久之可发生创伤性关节炎。

踝关节骨折的治疗目标是保证距骨位于踝穴内解剖位置、骨折及韧带损伤获得愈合。①复位时胫骨-距骨间完全匹配、解剖复位。②恢复并维持骨折及损伤韧带的稳定性,应先对腓骨远端骨折解剖复位,避免短缩移位。踝关节复位要求高,所以目前踝关节骨折多采取切开复位内固定。常用的治疗方法如下。

(1)保守治疗　对于无移位和无胫腓下关节分离的单纯内踝或外踝骨折,在踝关节内翻或外翻位时石膏固定 6~8 周,固定期可进行功能锻炼。

(2)手术治疗　对于有移位的内踝或外踝单纯骨折,由于骨折块移位导致附着的韧带松弛,手法复位难以成功,应切开复位,给予松质骨螺钉固定或可吸收螺钉固定。胫腓下关节分离常在内、外踝损伤时出现,应首先修复内外侧副韧带,复位固定骨折才能使胫腓下关节稳定。为防止术后不稳定,在进行韧带修复、固定骨折的同时,用螺钉固定胫腓下关节,石膏外固定 6~8 周。

踝部不同部位骨折有着不同的内固定原则:

(1)踝部骨折合并腓骨骨折　如果存在腓骨骨折,则腓骨骨折的解剖复位是治疗成功的关键,应完全纠正腓骨的短缩外移和旋转移位。可采用克氏针张力带或螺钉固定腓骨远端骨折,而腓骨骨折经典固定方法是三分之一管型钢板或重建钢板固定。

Note

（2）内踝骨折　主要的固定方法是采用各种螺丝钉,包括皮质骨螺钉、半螺纹拉力螺钉、空心拉力螺钉及 AO 踝螺钉等,也可用克氏针张力带、带细螺纹克氏针等固定,有时内踝有前丘撕脱骨折,可能同时伴有三角韧带深层损伤,此时如果仅仅固定内踝前丘而不修复三角韧带深层,术后仍会有内侧失稳,手术时应探查并及时修复三角韧带深层(图6-53)。

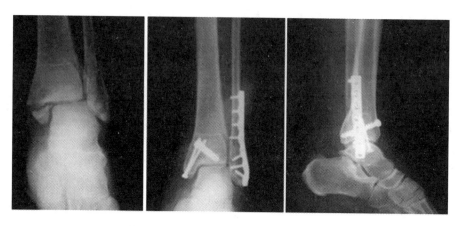

图 6-53　踝关节骨折术后内固定 X 线片

（3）后踝骨折　一般侧位片显示后踝骨折块累及关节面达 20％～35％需要内固定,通常采用后外侧入路,在显露后踝骨折块并复位后从后向前用拉力螺钉固定,使用空心钉较容易操作。

（4）下胫腓联合损伤　如内固定完成后进行外旋应力试验,下胫腓间隙仍增宽,需要进行下胫腓关节复位并固定。固定时维持下胫腓关节复位状态,在下胫腓关节上缘近侧2 cm 范围内从腓骨外侧向内侧钻孔后拧入一枚 3.5 mm 全螺纹皮质骨螺钉,平行于胫骨远端水平关节面,螺钉置入应从后外侧斜向前内侧,与管状面呈 30°角,通过三层皮质固定。

五、康复锻炼

（1）术后 2～3 天开始患肢未被固定关节的主动运动、伸趾练习,保持最大限度的抬高。如 24～48 h 伤口正常,可在指导下进行踝关节的主动活动。

（2）第 1～2 周,保持中立位,增加踝屈伸和趾屈伸静力性肌收缩练习,持双拐的三点式步行,患足不着地,确保患肢非承重行走。可开始坐位保健操。在恢复踝关节活动度的练习及步行练习中,特别注意避免局部疼痛及肿胀加重,以防止创伤性关节炎的发生。

（3）第 3 周,评估伤口。如伤口愈合尚可,内固定比较稳定,可移去石膏中的支撑物及开始轻度非承重的主动 ROM 训练。跖屈 15 遍/次,4 次/天,背屈 15 遍/次,4 次/天,进行直腿抬高和股四头肌肌力练习,以增强下肢肌力。进行轻微牵伸运动(特别是背屈运动),2～3 次/天。

（4）继续用拐杖着地负重行走,如内固定比较稳定,允许用拐杖在 4 周时双足部分承重,但要在不引起疼痛的前提下。去除固定后,进行踝部和足趾各方向主动运动,股四头肌和踝背伸肌肉的抗阻运动。

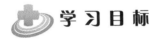

能 力 检 测

1. 踝部骨折临床表现有哪些?
2. 踝部骨折手术治疗方式有哪些?

第七节　跖骨骨折

 学 习 目 标

掌握:跖骨骨折的临床表现。

熟悉:跖骨骨折的影像学检查方法及表现。

了解:跖骨骨折的治疗。

案 例 引 导

患者,女性,30 岁,学生。患者入院前被重物砸伤左足足背,伤后左足逐渐肿胀,疼痛,行走时为重,送至我院诊治,摄片示左足跖骨骨折,以"左足跖骨折"而收住院。患者受伤以来,无头晕、头痛,无恶心、呕吐。平素体健,否认肝炎、结核等传染病史,否认食物、药物过敏史,否认其他外伤及手术史。系统回顾无特殊。

体格检查:T 36.5 ℃,P 80 次/分,R 20 次/分,BP 120/78 mmHg。强迫体位,神清语明,发育正常,营养中等,对答切题,查体合作。腹部平软,无压痛、反跳痛及肌紧张。

专科情况:①望诊:强迫体位,左足足背肿胀畸形,皮肤青紫。②触诊:足背压痛明显,可触及异常活动及骨擦感。③动诊:左足活动受限。④量诊:双上肢等长。

辅助检查:左足正侧位摄片示左足第 2 跖骨骨折。问题:

1. 最可能的诊断是什么?
2. 诊断依据有哪些?
3. 鉴别诊断是什么?
4. 治疗方案有哪些?

跖骨骨折多因重物打击足背、碾压及足内翻扭伤引起。跖骨干骨折因相邻跖骨的支持,一般移位不大。第 2、3 跖骨颈部易发生应力骨折(疲劳性骨折)。第 5 跖骨基部骨折是由于足突然内翻,腓骨短肌猛烈收缩撕脱造成,很少移位,需与该部未闭合的骨骺相鉴别。

一、跖骨骨折的临床表现和诊断

跖骨骨折大多数由直接暴力引起,如重物打击或碾压等,或者由于长期慢性损伤如长跑、行军导致第 2、3 跖骨干发生疲劳性骨折(图 6-54)。由于第 5 跖骨基底是松质骨,常因腓骨短肌猛烈收缩而发生骨折。单纯的第 5 跖骨基底骨折在足外翻位使用石膏固定 4~6 周即可进行康复锻炼。

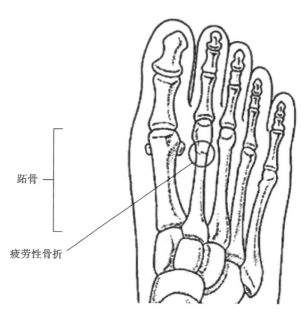

跖骨

疲劳性骨折

图 6-54　跖骨疲劳性骨折

跖骨骨折可发生在基底部、跖骨干和跖骨颈部,跖骨基底骨折后,远折端常向下及向后移位,可能压迫或损伤足底动脉弓,若合并足背动脉损伤时,可发生足前部的坏死,应急诊手法复位,行石膏外固定。若手法复位失败,可经跖骨头下方打入髓内针,通过骨折端直接到跗骨做内固定。

跖骨骨折可因暴力大小及方向不同,出现横形、斜形及粉碎性骨折。第 2~4 单纯跖骨干骨折一般无明显移位,不需特殊治疗,休息 3~4 周可行康复锻炼及下地活动。

跖骨颈骨折后,骨折远端常向下、后移位,使跖骨头下垂,影响足的正常负重,会出现疼痛,应先行手法复位,若复位失败,则做切开复位,交叉钢针内固定,4~6 周后拔出钢针,待骨愈合后可负重行走。

二、跖骨骨折术后康复锻炼

(1)术后患肢抬高放置,术后 24 h 开始足趾被动活动。

(2)1 周内开始趾和跖趾关节的主动运动并逐渐加强,使用助行器进行不负重的站立和行走。

(3)伤后第 2 周,继续第 1 周的练习,进行趾和跖趾关节的非抗阻的屈伸练习,踝关节在固定夹板内进行背伸和跖屈的等长收缩练习;根据骨折的类型和程度,选择不负重的站立和行走或部分负重的站立和行走。

(4)伤后第 4~6 周,继续上述练习,进行趾和跖趾关节的非抗阻的屈伸练习,去除夹板时,进行踝关节和距下关节轻柔的主动运动;踝关节进行背伸和跖屈的等长收缩练习,根据骨折的类型和程度,选择部分负重的站立和行走或不负重的站立和行走。

（5）伤后 6~8 周时,若去除夹板,进行跟关节和距下关节轻柔的主动和被动运动,踝关节和距下关节周围肌肉等长和等张收缩练习;根据骨痂生长情况,部分负重或全负重。对累及关节面的骨折,固定 2~3 周,如有可能应每日短时取下固定物,做受损关节不负重的主动运动,并逐步增加活动范围,运动后固定,可促进关节软骨的生化修复,并使关节面有较好的塑型,同时防止或减轻关节内粘连。

医学思政金句

1. 夫为医之法,不得多语调笑,谈谑喧哗,道说是非,议论人物。炫耀声名,訾毁诸医,自矜己德。

——唐·孙思邈

2. 损伤之症,肿痛者,乃瘀血凝结作痛也。

——吴谦

3. 建设体育强国、健康中国,最根本的是增强人民体质、保障人民健康。这是全面建设社会主义现代化国家的一个重要方面。

——习近平

能力检测

1. 跖骨骨折临床表现有哪些?
2. 跖骨骨折的手术治疗方式有哪些?
3. 疲劳性骨折好发于第几跖骨?

（姜　鑫）

Note

第七章　躯干骨折

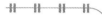

学习目标

掌握:脊柱骨折、肋骨骨折、骨盆骨折的临床表现和治疗方法。

熟悉:脊柱、骨盆骨折的分型和脊柱损伤的急救流程。

了解:脊柱骨折恢复阶段的注意事项及锻炼方法和躯干部骨折的并发症。

第一节　脊柱骨折

案 例 引 导

患者,男性,48 岁,因"跌倒致腰背部疼痛,活动受限 3 h"于近日入院。患者自述在楼梯上不慎摔倒。伤后即感腰背部疼痛难忍,转侧困难,送我院就诊。检查:腰背部挫伤、肿胀,腰部后凸畸形、屈曲困难,无咳嗽、咳痰、腹痛,大小便正常。问题:

1. 该患者最可能的诊断是什么

2. 为进一步确诊需做哪些检查?

3. 如何对患者进行康复指导?

脊柱骨折无论是古代还是现代都是较为多见的损伤,治疗上在隋唐时期很多医家提出了手法、针灸等多种治疗方法,但是在元代发生了巨大改变,危亦林在总结前人经验基础上加以创新,于 1345 年提出"悬吊复位"治疗脊柱骨折。同时期的西方国家还在崇尚宗教治百病的状态,直到 1927 年达维斯才提出"悬吊法"治疗脊柱骨折,比中国整整晚了582 年。

这种"立式牵引"操作相对不方便,很多患者不能耐受长时间牵引,于是就有了现代的"平卧式"牵引床。

一、概述

脊柱骨折是指颈椎、胸椎或腰椎在外力作用下其连续性或完整性遭到破坏,引起颈部、胸部或腰部功能障碍，称为脊柱骨折。青壮年多见，占全身骨折的 5%～6%，以胸腰椎部骨折多见，多为高处跌落伤所致，而颈椎骨折是脊柱骨折较严重的一种，常合并脊髓或马尾神经损伤，而脊髓损伤是重要的致残因素，常遗留严重的后遗症，包括运动功能丧失（瘫痪）、感觉障碍、膀胱排尿功能紊乱、肌痉挛、关节挛缩和疼痛、压疮、心理障碍、性功能不全，甚至危及生命，需要及时有效的治疗。

　　人体正常脊柱正反面观是一条直线，侧面观呈"S"形，正常脊柱是由 33 个椎体组成，包括 7 个颈椎、12 个胸椎、5 个腰椎、9 块骶尾骨，随着年龄增长，骶尾骨融合成 1 块（图7-1）。人体脊柱有四个生理弯曲，包括颈曲、胸曲、腰曲、骶曲，颈曲、腰曲呈前凸，胸曲、骶曲呈后凸，连接肋弓和骨盆。胸椎、腰椎是脊柱活动范围最大的部分，易发生骨折。

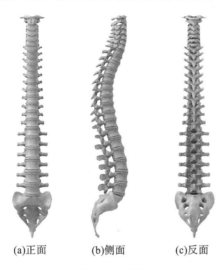

(a)正面　　(b)侧面　　(c)反面

图 7-1　脊柱

　　脊柱通过韧带、关节及椎间盘连接，上承颅骨，下联髋骨，中附肋骨，为胸廓、腹腔、盆腔后壁，脊柱作为人体的中轴具有支持躯干，保护内脏、脊髓和支持运动的功能，椎体与椎体间借助椎间盘来维持稳定性和缓冲外力冲击与震荡。

　　椎孔构成椎管，脊髓位于椎管内，呈长圆柱状，其长度小于椎管，全长 41～45 cm，上端与颅内的延髓相连，下端呈圆锥形随个体发育而有所不同，成人终于第 1 腰椎下缘或第 2 腰椎上部，新生儿平第 3 腰椎。脊髓共发出 31 对脊神经，包括 8 对颈神经(C)、12 对胸神经(T)、5 对腰神经(L)、5 对骶神经(S)、1 对尾神经(C_O)。因为人体发育过程中脊柱生长速度快于脊髓，故成年人脊髓末端平第 1 腰椎下缘，第 2 腰椎上缘以下为马尾神经。临床上做腰椎穿刺或腰椎麻醉时，常在 L_3～L_4 或 L_4～L_5 进行，因为此处穿刺不会损伤脊髓。

　　脊髓有两个生理性膨大，即颈膨大（位于第 3 颈椎至第 7 颈椎椎体间）和腰膨大（位于第 10 胸椎至第 1 腰椎椎体间），主要支配下肢运动、感觉及膀胱自主排尿活动，若脊柱骨折、脱位伴脊髓损伤者，常引起截瘫。

　　脊柱的血供主要依靠脊柱动脉，脊柱动脉主要由主动脉发出的节段动脉供应，分支之间有许多吻合支。供应脊柱各节段血液的动脉在相应的椎间孔处发出腹外侧支、背侧支、脊前支和脊后支，并彼此于椎管内外形成纵横相连的动脉网。脊髓的血供来源主要有两个，包括椎动脉降支和来自节段性血管的多个根动脉。总之脊柱和脊髓血供丰富，但第 4～8 胸椎处椎管最为狭窄，血供较差，骨折后受血液循环影响极大，易发生截瘫（图7-2）。

Note

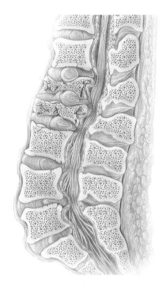

图 7-2　脊柱椎体压缩性骨折

二、病因病机

1. 直接暴力　多引起粉碎性骨折,少数由直接外力引起,如房子倒塌压伤、汽车压撞伤或火器伤等。

2. 间接外力　多引起压缩性骨折,高处跌落时臀部或足着地、冲击性外力向上传至胸腰段发生骨折;老年人由于骨质疏松致使骨密度下降,摔伤后易引起胸、腰椎的压缩性骨折。

1) 脊柱骨折分型(按骨折形态分型)　是临床常用分型。

(1) 压缩骨折　椎体前缘受上下方椎体压迫导致的骨折。根据压缩程度分为三度。

Ⅰ度:椎体前缘占后缘的 1/3,为轻度压缩。

Ⅱ度:椎体前缘占后缘的 1/2,为中度压缩。

Ⅲ度:椎体前缘占后缘的 2/3,为重度压缩。

(2) 爆裂骨折　主要表现为髓核突出进入椎体,骨折块向椎管移位,伴脊髓损伤。

(3) Chance 骨折　指横越椎骨的屈曲牵张性骨折,多见于高速公路紧急刹车时上身突然前屈所致,多无骨折移位和脊髓损伤。

> **知识链接**
>
> 　　对 Chance 骨折的早期认识见于使用保险带的乘车人员紧急刹车造成身体上部屈曲并向前的剪力导致骨折,但逐渐发现此类骨折并非只发生于系安全带人员,称之为屈曲过伸型骨折应该更为合理。

(4) 骨折合并脱位　多为脊柱骨折伴关节突小关节错位或错缝。

(5) 其他　如发生在颈椎的寰椎前后弓骨折、棘突骨折,发生在腰椎的横突骨折等。

2) 脊柱骨折分类(按稳定性分型)

(1) 稳定性骨折　单纯的椎体楔形压缩不超过椎体前缘原有高度的 1/3 者。

(2) 不稳定性骨折　椎体骨折合并附件骨折和脱位、棘间韧带断裂、脊髓损伤及严重的椎体粉碎性骨折者。

三、诊断

1. 外伤史　严重外伤病史,如高空坠落,重物撞击腰背部,塌方事件被泥土、矿石掩埋等。

2. 临床表现

(1)颈部骨折　脊柱损伤局部疼痛、肿胀或青紫淤斑,功能活动障碍,颈肌痉挛,颈部广泛压痛,并且发麻发胀,局部症状严重。一般均有程度不同的瘫痪体征,而且脊髓完全性损伤的比例较高。因伤情严重,当瘫痪平面高时,颈4平面的骨折脱位有可能由于呼吸肌麻痹引起呼吸困难,并继发坠积性肺炎,腹胀、压疮及尿路感染亦常见。

(2)胸腰椎骨折　脊柱损伤局部疼痛、皮下淤血、脊柱畸形、局部压痛、站立或翻身困难或伴有脊髓损伤的定位体征。第1胸椎损伤时表现为手的内在肌功能障碍伴双下肢运动障碍;第2胸椎以下脊髓损伤表现双下肢迟缓性瘫痪,肌张力低下或无张力。损伤平面以下深、浅感觉丧失,严重者出现双下肢感觉运动完全消失,腹痛、腹胀甚至出现肠麻痹。

3. 专科检查　椎体旁肌肉挛缩,棘突压痛明显,棘突间距增大,出现后凸畸形,胸腰段脊柱骨折常可摸到后凸畸形,甚至棘突受骨折移位的影响不在一条直线。

4. 神经检查　由于脊神经支配的肢体运动与感觉具有节段性分布的特点,因此可根据外伤后运动及感觉丧失区域,来推断脊髓损伤的平面。检查内容包括四肢及躯干的深浅感觉、深浅反射、肌力、肌张力、肌容积、病理反射和植物神经检查等。

(1)感觉检查　包括上肢、下肢和躯干共28个皮区关键点的深感觉、浅感觉(图7-3)。感觉检查能够对神经进行定位诊断,有利于制定最有效的治疗方案和康复训练方法(表7-1)。

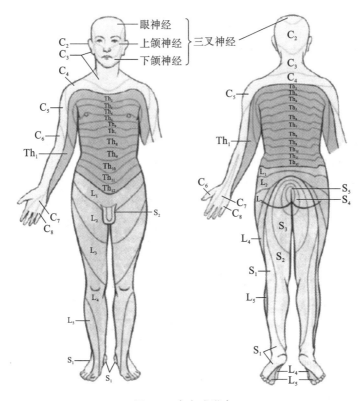

图 7-3　全身感觉点

表 7-1 神经损伤后感觉功能评定标准（Highet 评价标准）

等　级	评 定 标 准
S_0	绝对供应区内感觉丧失
S_1	绝对供应区内深感觉恢复
S_2	绝对供应区内浅表痛觉和触觉一定程度上恢复
S_3	绝对供应区内浅表痛觉和触觉恢复，过反应消失
S_4	在 S3 的基础上的 2PD 恢复

（2）运动检查　主要检查 10 对肌节，包括三角肌、肱二头肌、肱肌、肱桡肌、肱三头肌、中指屈指肌、小指外展肌、髂腰肌、股四头肌、胫前肌、趾长伸肌、小腿三头肌。

（3）肛门深部压觉检查（肛门括约肌检查）　此为美国脊柱损伤协会 2011 年修订的脊髓损伤分类和功能标准中重点完善和强调的一项。检查者食指插入肛门，拇指和食指对肛门直肠壁施加压力，存在肛门括约肌收缩为不全脊髓损伤，消失为完全性损伤。

（4）脊髓检查　颈部脊髓损伤导致上肢和下肢均瘫痪称为四肢瘫，胸腰部脊髓损伤导致双下肢瘫痪，称为截瘫。美国脊柱损伤协会 2000 年修订的脊髓损伤临床分级标准见表 7-2。

表 7-2 脊髓损伤临床分级标准

级　别	指　标
A 级：完全性损伤	骶段（$S_4 \sim S_5$）无任何感觉或运动功能保留
B 级：不完全损伤	损伤平面以下包括骶段有感觉但无运动功能
C 级：不完全损伤	损伤平面以下存在运动功能，大部分关键肌肌力为 3 级以下
D 级：不完全损伤	损伤平面以下存在运动功能，大部分关键肌肌力为 3 级或以上
E 级：正常	感觉或运动功能正常

注：C 级和 D 级除 $S_4 \sim S_5$ 有感觉或运动保留外，还具备以下之一。①肛门括约肌有自主收缩；②神经平面以下有 3 个神经节以上运动功能保留。

5. 影像学检查

（1）X 线检查　脊柱骨折首选的检查方法。老年人由于感觉迟钝，单纯腰椎摄片会遗漏下胸椎骨折，因此摄片部位应包括下胸（$T_{11} \sim T_{12}$）在内。通常要拍摄正侧位片，必要时加摄双斜位片来判断有无椎弓峡部裂。由于颈椎前方半脱位没有明显的骨折，是一种隐性损伤，X 线检查时很容易漏诊而难以明确诊断，其主要有四种特征性 X 线表现：①棘突间间隙增宽；②脊椎间半脱位；③脊椎旁肌痉挛使颈椎丧失了正常的前凸弧；④下一节椎体前上方有微小突起，表示有轻微的脊椎压缩性骨折。X 线检查不能显示出椎管内受压情况是该项检查在脊柱骨折中的局限性。

（2）CT 检查　有中柱损伤或神经症状者均须做 CT 检查。CT 检查的优势在于显示椎体的骨折情况和判断有无碎骨片突于椎管内，计算椎管的前后径与横径损失量。不足在于 CT 检查不能显示脊髓受损情况。

（3）MRI 检查　是伴有脊髓损伤的首选检查方法。MRI 检查能够清晰显示与发现包括脊柱、椎间盘、黄韧带、脊髓和椎管内出血的损伤情况，反映出因脊髓损伤所表现出的异常高信号（图 7-4）。

四、鉴别诊断

1. 椎体代偿性变形　从事负重工作的劳动者，长时间受重物压力影响导致胸椎下

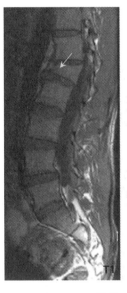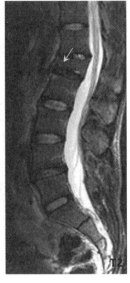

图 7-4　椎体压缩性骨折 MRI

段、腰椎上段出现楔形改变,应与压缩性骨折相鉴别。

2. 颈椎病　两者均有颈部疼痛、活动受限,但颈椎病发病缓慢,反复发作,无外伤史,X 线或 CT 检查能够进一步明确诊断。

五、治疗

1. 治疗原则　脊柱骨折由于严重影响患者生命安全,故早发现、正确搬运、积极有效治疗是处理该损伤的重要原则。

2. 急救与搬运　脊柱骨折的现场急救至关重要,处理不当易造成严重后果。现场急救应采取正确的搬运方式,对合并有颅脑、胸、腹脏器损伤的,要先处理紧急情况,抢救生命,再进行搬运。搬运过程中避免患者出现屈曲、扭转,始终保持脊柱伸直位。

急救搬运常用的搬运方式:脊柱骨折者从受伤现场运输到医院的急救搬运方式至关重要,两人抬送或用搂抱的搬运方法十分危险(图 7-5),因这些方法会增加脊柱的弯曲,可以将碎骨片向后挤入椎管内,加重了脊髓的损伤,正确的方法是采用担架、木板甚至门板运送,先使伤员双下肢伸直,木板放在伤员一侧,三人用手将伤员平托至门板上,或两三人采用滚动法,使伤员保持平直状态,成一整体滚动至木板上(图 7-6)。有其他严重多发伤者,应优先治疗技术损伤,以挽救伤员生命为主。

3. 手法整复　胸腰椎骨折不合并脊髓损伤可以采取手法复位,复位过程中切忌暴力。持续牵引,避免损伤脊髓,为减少患者痛苦可适当给予局部麻醉止痛。常用的整复手法为牵引"过伸按压法",以压缩性骨折为例:患者仰卧,双手握住床头,一助手于患者头侧牵引其腋窝部,另一助手在足侧牵引踝部,缓慢牵引。在维持牵引下,助手缓慢抬起患者下肢,达到充分牵引脊柱的目的。然后术者双手重叠用力下压骨折后凸处,牵开压缩的椎体,整复脊柱后凸畸形,使骨折复位。

4. 手术治疗　对疑有脊髓损伤或脏器损伤的脊柱骨折应早期手术,手术的目的在于重新获得脊柱的稳定性,恢复或扩大损伤节段的椎管,解除骨折块及椎间盘碎片对脊髓的压迫,减轻脊髓水肿,降低脊髓内部压力,改善脊髓的血液循环,避免和减轻脊髓的继发损伤,为脊髓功能恢复创造条件。

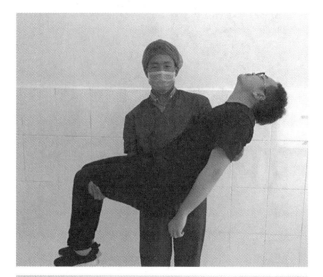

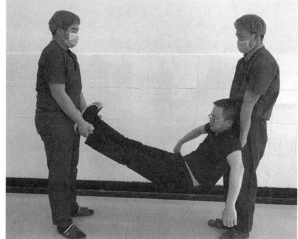

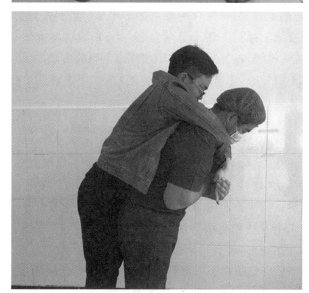

图 7-5　错误搬运方式

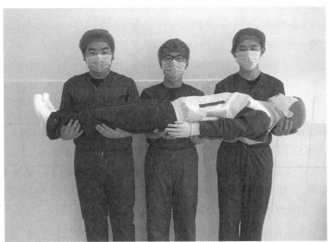

(a)三人搬运

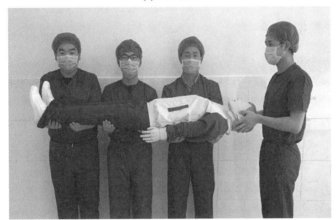

(b)四人搬运

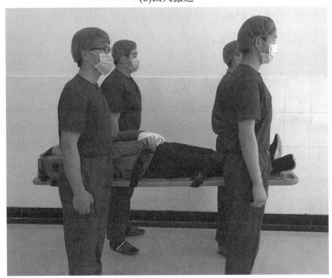

(c)担架搬运

图 7-6　正确搬运方式

1）胸腰椎骨折

（1）有神经症状和有骨折块进入椎管内的不稳定性爆裂骨折，经侧前方途径去除突出椎管内的骨折片以及椎间盘组织，然后施行椎体间植骨融合术，必要时还可置入前路内固定物，后柱有损伤者必要时还需做后路内固定术。

（2）Chance骨折、屈曲-牵张型损伤和移位性损伤均为不稳定骨折，需做经前或后路复位及内固定置入术，恢复脊柱正常排列和稳定性，为神经组织恢复提供理想的环境，减少并发症和增加损伤恢复率。

2）颈椎骨折

（1）爆裂骨折伴脊髓损伤　通常采用经前路手术，切除碎骨片，减压，植骨融合及内固定手术，但此类患者大部分病情严重，伴严重并发伤，必要时需待情况稳定后手术。

（2）伸展型损伤　系不稳定骨折，应早期手术治疗。经后路侧块钢板螺钉内固定治疗，是一种有效、安全的方法。

5. 固定方法　脊柱骨折不合并脊髓损伤的，整复后卧床5～6周，在骨折和软组织稳定恢复的基础上，采取腰背部"工"形夹板固定、"夹板腰围"固定或石膏背心固定。

六、预防与调护

（1）积极预防并发症：

①肺部感染和肺不张：由于脊柱损伤患者需要长期卧床，膈肌麻痹，咳嗽无力，肺活量减弱，而呼吸困难是常见并发症，故要坚持辅助翻身、叩击背部，有效应用抗生素。

②深静脉栓塞：截瘫患者不能进行下肢自主活动，易发生静脉栓塞，故要密切关注下肢深静脉血栓的形成，并及时进行溶栓治疗。

③压疮：截瘫平面以下，皮肤感觉失常，下肢长期受压，皮肤缺血、缺氧而发生坏死。好发部位主要集中在骨突部位，包括骶区、跟骨结节和股骨大粗隆等部位。故要对患者进行有效的护理，每2 h翻身1次，对受压皮肤进行按摩和擦拭。

④泌尿生殖道的感染和结石：导尿管夹管，膀胱区按摩加压，防止膀胱挛缩。

⑤痉挛、神经性痛、创伤性脊髓空洞症、异位骨化。

（2）加强腰背肌锻炼，如练习爬行功能等，加强锻炼增强体质。

（3）防寒保暖，注意休息，劳逸结合。

（4）避免不当活动，如开车或乘坐高速汽车时应系好安全带；游泳爱好者高台跳水时，要事先做好颈部放松，掌握动作要领，以免颈椎骨折脱位。

（5）睡硬板床。

七、康复与功能锻炼

脊髓损伤康复的主要目标是充分发挥残余功能，以代偿已丧失的部分功能，如下肢瘫痪，丧失移动身体及走步功能，充分发挥上肢肌力及躯干肌力以移动身体及用枴走步，部分地代偿了下肢功能。

（1）早期、积极、循序渐进、持之以恒地进行功能锻炼。初期以四肢主动活动和被动活动为主，以自身能耐受为度，保持关节活动度，改善血液循环，防止肌肉萎缩，预防卧床并发症；中后期外固定拆除后以主动活动为主，通过飞燕式、五点式等方式增强腰背肌肌力，逐渐恢复腰背部活动（图7-7、图7-8）。

（2）功能锻炼要具有针对性，有计划、有目的地进行。屈曲型脊柱骨折伤后4个月避免弯腰，伸直型避免伸腰活动。

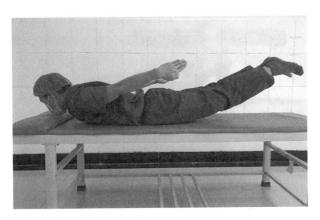

图 7-7　飞燕式

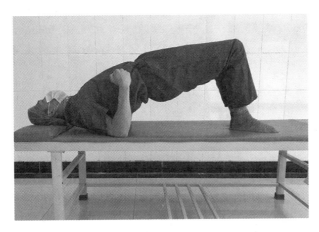

图 7-8　五点式

（3）物理因子治疗：通过蜡疗、微波治疗等方法缓解肌肉痉挛，改善血液循环，预防静脉血栓，促进肢体康复。

（4）运动治疗。

（5）针灸推拿等中医传统疗法：可促进血液循环和肢体机能恢复，避免肌肉的萎缩和关节的畸形僵硬。

（6）加强功能锻炼，要经常变换患者的体位，床铺要柔软舒适，以防压疮的发生。鼓励患者多喝水，更换尿管，防止泌尿系统感染。还要注意全身营养，增强抵抗力，防止呼吸道感染。

能力检测

分 a、b、c 三档。a 档为低等难度，要求全员完成；b 档为中等难度，要求全体学生作答，但可依据个人情况部分完成；c 档为高等难度，学生可依据自身情况选择完成。

1. a 档：熟知脊柱的应用解剖图。

任务指南：画出应用解剖相关位置，结合病因病机等讲述一个肩关节前脱位的临床故事。

2. b 档：参考本节讲述，自学脊柱骨折的诊疗。

任务指南：参考本次课讲授的胸腰椎骨折的思路学习。

Note

3. c档:综述胸腰椎压缩性骨折的整复手法,试述其固定、康复及功能锻炼。

任务指南:分组协作,课下学习,课上集中讨论、交流、合作解决问题。

第二节 肋骨骨折

案 例 引 导

患者,男性,22 岁,因"车祸导致左胸部疼痛 2 h"于近日入院。患者于上午
11 时遭遇车祸,伤后口唇无发绀,无咳嗽、咯血、胸闷、呼吸困难等症状。查体:
体温:36.6 ℃,心率 75 次/分,呼吸 19 次/分,血压 95/65 mmHg,一般情况尚
可,胸廓无畸形,左胸腋前线第 3、4 肋间有压痛,双肺未闻及异常杂音,胸廓挤
压试验(+)。问题:

1. 该患者最可能的诊断是什么?

2. 为进一步确诊需做哪些检查?

3. 如何对患者进行康复指导?

肋骨骨折是致死率较高的创伤之一,对于肋骨骨折的认识也经历了一个漫长的过
程。由于肋骨骨折多少与致死率有直接关系,医学界对此进行针对性的认识,具有代表
性的是:Flagel 为代表的 4 根肋骨骨折致死率 10%,8 根以上死亡率是 34%。对于肋骨
骨折的治疗过去很长时间里医学界均提倡保守治疗,但是保守治疗容易出现并发症,如
肺部感染、畸形、慢性疼痛等。随着科技进步,对于肋骨骨折的治疗也有了科学的认识与
方法,现阶段较为共识的治疗是及时手术,有效预防并发症。相信在不远的将来对于肋
骨骨折的诊断与治疗将会有更大的突破。

一、概述

肋骨骨折是指某一肋骨或多处肋骨的连续性和完整性遭到破坏的损伤,是胸部常见
的损伤之一,多发生在第 4~7 肋,占胸廓骨折的 90%,占全身骨折的 10%,是胸部损伤中
第二大致死病因。肋骨骨折中较为复杂的骨折是连枷胸,连枷胸是连续有不少于三根肋
骨骨折并且每根肋骨有两处或两处以上部位的骨折,连枷胸多合并严重的肺挫伤,容易
出现呼吸功能衰竭。

解剖中肋骨共有 12 对,平均分布在胸骨两侧,前面通过肋软骨连接胸骨、后面连接
胸椎,与胸骨、胸椎构成胸廓。儿童时期,肋骨韧性较大,骨折较少见,易造成青枝骨折,
但成年期,尤其是老年期,肋骨韧性降低,容易发生骨折。

二、病因病机

肋骨骨折主要由直接暴力和间接暴力造成,直接暴力是较常见原因,当直接暴力作
用于胸廓时,骨折多与作用力的点一致,断端向内,易造成胸腔脏器损伤,造成气胸、血
胸;当间接暴力作用于胸廓时,受挤压暴力影响,骨折多与作用力的点不一致,断端向外,

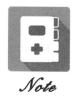

易造成软组织损伤,产生胸部血肿,甚至开放性损伤。

三、诊断

1. 外伤史 有受到外力打击的损伤史,如车祸、重击等。

2. 临床表现

(1)局部疼痛、肿胀:骨折处压痛明显,并且随咳嗽,深呼吸、咳嗽或躯干转动等活动而疼痛加重。

(2)畸形:骨折处因骨折影响,出现胸廓下陷畸形等。

(3)功能障碍:连枷胸患者由于胸廓稳定性遭到破坏,致使呼吸运动异常,出现反常呼吸运动和"纵隔扑动",这是直接导致和进一步加重休克的主要因素。

(4)骨擦音或骨擦感:多为患者自觉症状,术者进行专科检查也可发现,由于会加重患者疼痛,故一般不做此项检查。

(5)胸廓挤压试验阳性。

3. 影像学检查 影像检查作为肋骨骨折诊断的重要方法,能够明确肋骨骨折的部位、数量、有无合并脏器损伤等。X线检查能够发现肋骨骨折位置、数量和脏器损伤与否,但不能显示肋软骨骨折,存在一定程度的漏诊情况,而胸部CT检查对于发现肋软骨骨折具有一定优势,总之以影像为辅助,结合临床表现进行疾病诊断,避免漏诊。

四、治疗

1. 治疗原则 固定、止痛、恢复胸壁功能、防治并发症。

2. 非手术治疗 单处闭合性肋骨骨折断端无明显移位,多能在2~4周内自愈,可选择外固定、止痛、手法等保守治疗方法治疗。固定胸廓有利于减少断端活动、减轻疼痛,方法包括宽胶条固定、弹力胸带固定,一般固定3~4周,固定期间积极鼓励患者进行正确有效的康复锻炼。早起需卧床休息,睡眠时取半卧位,避免过多地翻身或起床,适当限制上肢活动,防止血气胸的发生;进行正确有效的排痰,咳嗽前先深呼吸,双手按住伤口,再用力咳出气管深部的痰液。

3. 手术治疗

(1)适应证:肋骨多根、多处骨折并伴有反常呼吸运动者;骨折伴神经血管损伤者;气血胸较严重者;肋骨骨折损伤脏器者。

(2)手术的选择对于早期治疗肋骨骨折具有重要作用,有利于骨折恢复和改善呼吸功能,保障呼吸循环。手术方式的选择根据损伤实际和患者个体情况进行选择,值得注意的是年老体弱和骨质疏松患者不适宜进行手术治疗,现阶段临床较常用的手术方式有钢板内固定术,钢丝、克氏针内固定,爪形接骨板术等。

肋骨骨折主要固定第3~10肋,因第3~10肋在解剖中对胸廓稳定性和保护发挥主要作用,第1~2肋处于胸廓顶部,周围有锁骨和肩胛骨保护,不易损伤,第11~12肋为浮肋,不参与胸廓构成,一般无须处理,若此处骨折影响脏器进行相应内固定即可。同时注意术后积极预防感染,注射破伤风抗毒血清和抗生素。

术后要及时进行康复锻炼,早期严格卧床休息,取半卧位,固定3~4周后,一般均应下地活动,注意不可随意翻身;损伤较重者需卧床休息者,可抬高床头取半坐卧位,并锻炼腹式呼吸运动,待症状减轻后即应下地活动。有痰者,鼓励患者咳嗽,1日2次,每次15~30 min,症状好转后,通过吹气球的方式增加肺活量,促进康复;同时要防寒保暖、注意生活起居,保持良好的精神情志。

五、并发症的处理

1. 血胸 是胸外伤最常见并发症,约为75%,主要由于骨折刺破血管或脏器造成。非进行性血胸如量大,可于伤后12～14 h,在肩胛线或腋后线第7～8肋间隙进行穿刺,抽出胸腔积血,如积血多者,可分次抽出,每次抽吸后注入抗生素,预防感染。对进行性血胸,应不间断挤压引流管,同时积极抢救休克,进行开胸探查,术后持续闭式引流。

2. 气胸 是胸外伤常见并发症之一,约为60%,分为三种类型:闭合性气胸、开放性气胸、张力性气胸。闭合性气胸若胸腔积气较少,对肺功能没有明显影响,一般积气能自行吸收,无须做特殊处理;若积气较多,出现胸闷、气急、呼吸困难症状者,可在第二肋间与锁骨中线交接处进行胸腔穿刺,抽出积气;开放性气胸,急救时可见消毒的纱布或凡士林油纱布填塞伤口包扎,阻止胸腔与外界空气相通,待病情好转后,再进行清创术。若伤口大于2厘米,短时间内造成心脏骤停而危及生命;张力性气胸,需紧急降低胸腔内压力,以后插入胸腔此流管进行闭式引流。

3. 肺挫伤 一般无须特殊治疗,主要采取预防感染的方法。

4. 脏器损伤 肋骨骨折常损伤胸腔内大血管和脏器,造成出血,危及生命。上胸部肋骨骨折对合并气管、支气管损伤和心脏挫伤,甚至颅脑损伤;下胸部肋骨骨折多合并肝、脾、肾损伤,甚至造成骨盆骨折。肋骨骨折伴脏器损伤的需要先处理相关损伤的脏器,并进行对症处理。

六、康复评定标准

治愈:骨折对位、对线满意已愈合,局部肿胀、疼痛消失,咳嗽及深呼吸无疼痛。

好转:骨折对位、对线良好,断端基本愈合,局部有轻微疼痛或压痛,胸廓挤压试验(＋)或(－)。

未愈:骨折断端未愈合,局部症状无改善,或反常呼吸运动存在,胸廓挤压试验(＋)。

第三节 骨盆骨折

案 例 引 导

患者,女性,41岁,因"跌倒臀部着地,疼痛3 h"于近日入院。患者自述于晚上7时左右扫地时不慎摔倒。伤后即感臀部疼痛难忍,行走困难,遂送我院就诊。检查:臀部挫伤、肿胀,腰部无后凸畸形、屈曲困难,无咳嗽、咳痰、腹痛,大小便正常,骨盆挤压试验(＋)、分离试验(＋)。问题:

1. 该患者最可能的诊断是什么?

2. 为进一步确诊需做哪些检查?

3. 如何对患者进行康复指导?

一、概述

骨盆骨折是指骨盆的连续性或完整性遭到破坏而表现为局部疼痛、肿胀、畸形为主要特征的一种严重外伤。在躯干骨折中其发生率仅次于脊柱骨折，是最复杂的骨折，占骨折总数的 $1\%\sim3\%$，多由直接暴力所致，多见于交通事故和塌方，战时则为火器伤。骨盆骨折常合并广泛的软组织伤、盆内脏器伤或其他骨骼及内脏伤，致残率为 $50\%\sim60\%$，最严重的是创伤性失血性休克和合并盆腔脏器损伤，救治不当或不及时易致死亡，死亡率达 10%。

骨盆由两侧髋骨和骶尾骨组成，呈圆形，是一个完整的闭合性骨环。骨盆上连脊柱，下接股骨，是躯干和下肢的桥梁，具有支撑上半身重量和辅助下肢运动的重要作用。

骨盆有上、下两口，上口又称为入口，呈圆形或椭圆形；下口又称为出口，呈菱形。两侧耻骨下支在耻骨联合下缘所形成的夹角叫耻骨角，男性为 $70°\sim75°$，女性角度较大，为 $90°\sim100°$。

骨盆周围是多处肌群的起止点，如其后面附着臀大肌、臀中肌、臀小肌；股二头肌、半腱肌、半膜肌附着于坐骨结节等，骨盆支撑与运动作用的发挥需要周围诸多肌群的配合、协调。

骨盆作为一个中空的空腔（图 7-9），具有保护脏器和组织的作用，如膀胱、直肠、输尿管、前列腺（男性）、子宫（女性）、血管、神经等。骨盆骨折可伤及盆腔内脏器和神经、血管，易造成休克，甚至危及生命。

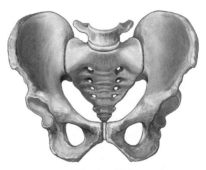

图 7-9　骨盆

二、病因病机

骨盆骨折主要由直接暴力和间接暴力所致，多为直接暴力所致，如交通意外事故、自然灾害（地震、泥石流）、机械挤压等。骨盆在强大的外力挤压作用下，可造成耻骨上下支骨折、髂骨翼骨折、耻骨联合分离、骶髂关节分离等损失。如果有两处及以上骨折，且骨盆环断裂，易损伤腹腔或盆腔大动脉，引起大出血。间接暴力多为运动中肌肉剧烈收缩所致，多为撕脱性骨折，多发于髂前上棘、坐骨结节。

根据骨盆稳定程度分为三型，又称 Tile 分型（1988 年）：

A 型为稳定型，轻微移位，不影响骨盆环，又分为 A_1 型和 A_2 型。

A_1 型：骨盆环不受影响。

A_2 型：骨盆环有轻度破坏和移位，如一侧耻骨支骨折。

B 型为旋转不稳定型，又分为 B_1、B_2、B_3 型（图 7-10）。

B_1 型：开启书页式。

B_2 型：一侧侧方压迫，如耻骨体骨折。

B_3 型：对侧侧方压迫，呈桶柄式。

C 型为垂直不稳定型。当骶髂复合体和骨盆底遭受破坏后才可能发生半侧骨盆在垂直面上向后向头侧方向的移位，又分为 C_1、C_1、C_3 型（图 7-11）。

C_1 型：一侧骶髂关节脱位及耻骨联合分离。

C_2 型：双侧骶髂关节脱位及耻骨联合分离。

C_3 型：伴髋臼骨折。

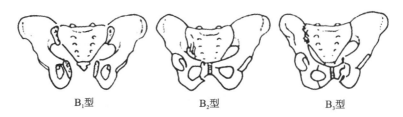

B_1型　　　　B_2型　　　　B_3型

图 7-10　B 型骨盆骨折

（B_1 型为开启书页式，B_2 型和 B_3 型均为侧方压迫骨折）

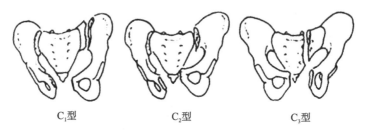

C_1型　　　　C_2型　　　　C_3型

图 7-11　C 型骨盆骨折

三、诊断

1. 外伤史　患者有明显且严重的外伤史，特别是骨盆受到外力挤压。

2. 临床表现　局部疼痛，活动下肢或坐位时加重。局部肿胀，在会阴部、耻骨联合处可见皮下淤斑，压痛明显。从两侧髂嵴部位向内挤压或向外分离骨盆环，骨折处均因受到牵扯或挤压而产生疼痛。

患侧肢体缩短，从脐至内踝长度患侧缩短，但从髂前上棘至内踝长度患侧常不缩短。在骶髂关节有脱位时，患侧髂后上棘较健侧明显凸起，与棘突间距离也较健侧缩短。

3. 专科检查　骨折局部触痛、压痛明显，畸形，下肢功能活动障碍。如髂前上棘、髂前下棘、坐骨结节骨折，可触及骨擦感或活动的骨块；耻骨联合分离后其间隙增宽并伴有压痛；尾骨骨折多伴有畸形和压痛。

骨盆挤压试验、骨盆分离试验、下肢短缩试验（Allis 征）均为阳性（图 7-12、图 7-13）。

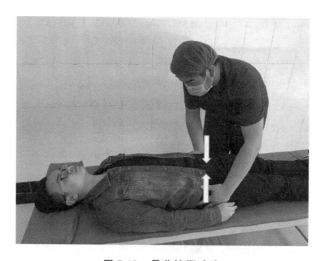

图 7-12　骨盆挤压试验

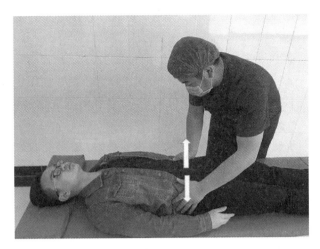

图 7-13 骨盆分离试验

4. 影像学检查 根据骨折情况需拍全骨盆的 X 线正侧位片、闭孔位和髂骨位片,一般可明确骨折部位、骨折类型及其移位情况,X 线检查亦常能提示可能发生的并发症。对疑有骨盆骨折者应常规拍摄全骨盆后前位 X 线片以防漏诊。对骨盆后前位 X 线片上显示有骨盆环骨折者,为明确了解骨折移位情况还应再摄骨盆入口位和出口位片。

CT 检查对骨盆骨折虽不属常规,但它可在多个平面上清晰显示骶髂关节及其周围骨折或髋臼骨折的移位情况,因此,凡涉及后环和髋臼的骨折应行 CT 检查。骨盆三维重建 CT 或螺旋 CT 检查更能从整体显示骨盆损伤后的全貌,对指导骨折治疗颇有助益。但应铭记,对血流动力学不稳定和多发伤患者,后前位全骨盆 X 线片是最基本和最重要的放射学检查,不要在拍摄特殊 X 线片上花费时间,更为重要的是尽快复苏。

四、治疗

骨盆骨折由于受外力较大,常伴有盆腔内脏器、血管和神经的损伤,引起较严重的并发症。故要详细检查、密切观察、早发现、早诊断,并及时处理。治疗方面,应把创伤性出血性休克放在首位,如果伴脏器损伤,应立即手术,以免延误病情。

1. 手法治疗 Tile 分型中 A 型骨折,无移位或轻微移位,如单纯前环耻骨支坐骨支骨折、髂前上、下棘骨折等骨盆边缘骨折可进行手法压回复位。无移位的骨盆边缘骨折一般无须整复,制动、卧床休息即可。耻骨支骨折一般休息 2~4 周,年老体弱者时间稍长。撕脱性骨折治疗过程中必须使周围紧张的肌肉、韧带松弛至临床愈合。

2. 手术治疗 Tile 分型中移位较大的 B、C 型骨盆骨折,手法复位困难或很难达到临床愈合标准,需要进行切开复位固定和骨盆重建的手术治疗方式。早期手术复位和固定是防治晚期重建术风险的重要举措。

(1) 手术指征

①外固定不能达到理想复位,残留较大移位;

②垂直不稳定型骨折;

③多发性损伤或合并髋臼骨折;

④污染程度较轻的开放性骨盆后环骨折;

⑤耻骨联合分离大于 2.5 cm 或耻骨支移位大于 2 cm,或其他旋转不稳定伴有明显下肢不等长大于 1.5 cm 或伴有不能接受的骨盆旋转;

⑥闭合复位失败的合并单纯后侧韧带损伤的骶髂关节脱位;

⑦保守治疗及外固定后,血流动力学仍不稳定的骨盆骨折。

(2) 手术方式

①旋转不稳定骨折和开书样骨盆骨折采用外固定支架。

②后环稳定性耻骨支骨折,切开复位,2孔或4孔加压钢板内固定。

③髂骨翼不稳定性骨折,髂嵴拉力螺钉固定,小骨盆附近重建钢板固定。

3. 药物治疗

(1) 西药　早期正确合理使用抗生素是减少死亡、促进康复的重要方法。抗休克治疗同时静脉给予止血药物,包括维生素 K、止血敏、凝血酶原等药物,能够有效防治骨折断端和腹腔腹膜后广泛渗血。

(2) 中药　重要对于脱离生命危险的骨盆骨折患者恢复期具有重要作用。中药应用要重视筋骨并重和内外兼治,早期活血化瘀、消肿止痛,如活血止痛汤或复元活血汤;中期和营止痛、接骨续筋,如接骨丹;后期补气养血、补肝肾、强筋骨,如补肾壮筋汤、舒筋活血汤。

4. 运动治疗　运动疗法强调患者主动运动为主,被动运动为辅。稳定型骨折,伤后1周进行下肢肌肉收缩练习和踝关节屈伸活动;伤后2周进行髋关节屈伸活动和膝关节屈伸活动;3周后可在扶拐下进行站立运动与锻炼。不稳定型骨折,牵引期间下肢肌肉加强收缩功能锻炼和踝关节屈伸运动,解除外固定后及时进行全身功能锻炼。

5. 物理疗法　骨盆骨折初期以局部出血为主,通过冷冻法达到止血的目的,同时积极促进瘀血吸收以减少瘢痕组织形成。温热、光疗和磁疗对腹腔腹膜后血肿、软组织损伤或开放性损伤的患者作用明显。深部组织损伤或血肿,可进行超声波结合直流电离子导入进行治疗。若伴有神经损伤的患者,结合针灸、推拿、穴位注射进行治疗。

五、并发症处理

1. 腹膜后血肿与出血性休克　骨盆主要为松质骨,盆壁肌肉多,邻近又有许多动脉丛和静脉丛,血液供应丰富,盆腔与后腹膜的间隙又系疏松结缔组织构成,有巨大空隙可容纳出血,因此骨折后可引起广泛出血。巨大腹膜后血肿可蔓延到肾区、膈下或肠系膜。同时由于出血量大多致休克,故要积极有效的抗休克、补充血容量,对损伤的大血管进行结扎或修复处理,控制出血。

2. 神经损伤　多在骶骨骨折时发生,组成腰骶神经干的骶1及骶2最易受损伤,可出现臀肌、腘绳肌和小腿腓肠肌群的肌力减弱,小腿后方及足外侧部分感觉丧失。骶神经损伤严重时可出现跟腱反射消失,但很少出现括约肌功能障碍,预后与神经损伤程度有关,轻度损伤预后好。

3. 尿道或膀胱损伤　对骨盆骨折的患者应经常考虑下尿路损伤的可能性,尿道损伤远较膀胱损伤为多见。骨盆骨折后可出现排尿困难、尿道口溢血现象。双侧耻骨支骨折及耻骨联合分离时,尿道膜部损伤的发生率较高。

4. 直肠损伤　直肠损伤并不是常见的合并症,直肠破裂若发生在腹膜反折以上,可引起弥漫性腹膜炎;若发生在反折以下,则可发生直肠周围感染,多为厌氧菌感染。

医学思政金句

1. 盖医学通乎性命,知医则知立命。

——清·赵学敏

2. 足太阳膀胱之脉,所过还出别下项,循肩膊内,夹脊抵腰中,故为病者项如拔,夹脊痛,腰似折,髀不可以曲,是经气虚,病痛生矣。

——金·李杲

3. 坚持预防为主,加强重大慢性病健康管理,提高基层防病治病和健康管理能力。深化以公益性为导向的公立医院改革,规范民营医院发展。发展壮大医疗卫生队伍,把工作重点放在农村和社区。重视心理健康和精神卫生。促进中医药传承创新发展。

——习近平

能力检测

1. 单选题

(1) 脊柱骨折分型(按骨折形态)压缩骨折中Ⅰ度的表现为(　　)。

A. 椎体前缘占后缘的 1/2,为中度压缩

B. 椎体前缘占后缘的 1/3,为轻度压缩

C. 椎体前缘占后缘的 2/3,为重度压缩

D. 椎体前缘占后缘的 1/4,为轻度压缩

E. 椎体前缘占后缘的 1/3,为中度压缩

(2) 肋骨骨折的严重的并发症不包括下列哪项?(　　)

A. 气胸　　　　B. 血胸　　　　C. 行走困难　　　D. 连枷胸　　　E. 脏器损伤

(3) 骨盆骨折中根据骨盆稳定程度分为三型,其中下列哪项不是 A 型特点?(　　)

A. 稳定型,轻微移位　　　　　　　　B. 不影响骨盆环

C. 骨盆环有轻度破坏　　　　　　　　D. 移位

E. 多伴髋臼骨折

2. 简答题

(1) 简述骨盆骨折的分型及特点。

(2) 简述脊柱骨折的诊断和临床表现。

(杨二坤　蔡　涛)

第八章 脱 位

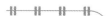

学习目标

掌握:各临床脱位的定义、分类、诊断要点和康复治疗。

熟悉:脱位的并发症及处理方法。

了解:各临床脱位的预防和调护。

第一节 脱 位 概 论

关节脱位也称脱臼,是指构成关节的骨端关节面相对位置发生改变,超出了正常的范围,关节发生错位。多由于直接或间接暴力所导致,或关节本身的病理性改变造成。外伤性脱位多发生在青壮年,以活动范围较大,活动频繁的关节为多。肩、肘关节最常见,髋关节次之,膝、腕关节则较少见。

一、脱位的病因

(一)外因

直接或间接暴力是造成损伤性脱位的主要原因,以间接暴力最为多见,如扭转、牵拉、跌仆、挤压、冲撞等。当外来暴力达到一定的程度,使关节超过了其维持稳定的生理保护限度,构成关节的骨端关节面即可超出正常范围而发生脱位。

(二)内因

关节脱位与年龄、性别、职业、体质和关节本身的病变,以及关节的活动范围、频率等有密切的关系。先天性发育不良、体质虚弱或关节囊及周围韧带松弛者,易发生脱位;儿童因关节韧带发育尚不完全,容易发生桡骨小头半脱位。关节局部解剖特点及生理功能与脱位的发生也有着十分密切的关系,如肩关节的关节盂小而浅,肱骨头较大,关节囊的前下方较松弛,且肌肉少,加上关节活动范围大,活动较频繁,受伤机会较多,较易发生脱位。

某些关节脱位,只是全身性疾病的局部表现,如脊髓前角灰质炎后遗症、小儿脑瘫、中风引起的半身不遂等。由于广泛性肌肉萎缩,患肢关节周围韧带松弛,无力承受肢体重量,形成关节全脱位或半脱位。

关节脱位多伴有关节囊破坏,周围韧带、肌腱和肌肉扭挫撕裂,形成局部血肿;严重者可伴有骨端关节面或关节盂边缘部骨折,甚至合并血管、神经的损伤。若暴力强大还可造成开放性脱位。

二、脱位的分类

（一）按脱位产生的原因分类

1. 外伤性脱位　正常关节遭受外力作用而致的脱位。

2. 病理性脱位　关节结核、化脓性关节炎、骨髓炎等疾病导致关节结构被破坏而产生的脱位。

3. 习惯性脱位　关节囊及其周围韧带松弛，或脱位破坏关节结构，导致多次反复。

4. 先天性脱位　因关节发育不良而致脱位者。如患者出生时，髋关节囊松弛、伸长，甚至哑铃状，股骨头骨骺发育延迟等产生的先天性髋关节脱位。

（二）按脱位的方向分类

可分为前脱位、后脱位、上脱位、下脱位及中心脱位等。四肢及颞颌关节脱位以远端骨端移位方向为准，脊柱脱位则以上段椎体移位方向而定。

（三）按脱位的时间分类

1. 新鲜性脱位　脱位时间在 2～3 周内者。

2. 陈旧性脱位　脱位时间超过 2～3 周内者。

3. 习惯性脱位　多次反复发生脱位者。

（四）按脱位的程度分类

1. 完全性脱位　组成关节的各骨端关节面完全脱出，互不接触。

2. 不完全性脱位　组成关节的各骨端关节面完全脱出，部分相互接触。又称为半脱位。

3. 单纯脱位　指无合并骨折或血管、神经、内脏损伤的关节脱位。

4. 复杂性脱位　脱位合并骨折或血管、神经、内脏损伤者。

（五）按关节脱位是否有伤口与外界相通分类

1. 开放性脱位　即局部创口与关节腔相通。开放性脱位易感染，治疗较困难，如处理不当，常有后遗症。

2. 闭合性脱位　关节腔不与外界相通。闭合性脱位治疗容易，预后良好。

三、临床表现与诊断

外伤性关节脱位发生在关节囊、韧带和肌腱等软组织撕裂或伴有骨折时方可称为脱位，外伤性关节脱位具有损伤的一般症状和脱位的特殊表现。

（一）一般症状

1. 疼痛和压痛　关节脱位后，关节囊和关节周围的软组织往往有撕裂损伤。局部出现不同程度的疼痛，活动患肢疼痛加重。

2. 肿胀　单纯性脱位，肿胀多不严重，合并骨折时，多有严重的肿胀，伴皮下淤斑。

3. 功能障碍　脱位后关节结构失常，周围肌肉损伤及疼痛致使肌肉痉挛，造成关节运动功能完全或大部分丧失，包括主动运动和被动运动。

（二）特殊表现

1. 畸形　关节脱位后，关节失去其正常的解剖关系，肢体出现旋转、内收或外展、外观变长或缩短等畸形,与健侧不对称。关节的正常骨性标志发生改变。

2. 弹性固定 关节脱位后,周围肌肉痉挛、收缩,将脱位的肢体的骨骺端固定保持在特殊的位置上,被动活动时有一定的活动度,但存在抵抗和弹性的感觉,当外力去除,关节又回到原来的特殊位置,称为弹性固定

3. 关节盂空虚 关节脱位后,构成关节的骨端脱出关节盂,造成关节盂空虚。脱位最初的关节盂空虚较易被触知,但肿胀严重时则难以触知。

（三）X 线检查

关节正、侧位片可确定有无脱位、脱位的类型及有无合并骨折,以防止漏诊和误诊。

四、脱位的并发症

（一）早期并发症

1. 骨折 多发生于骨端关节面或关节盂边缘部,也有少数合并同侧骨干骨折。

2. 神经损伤 较多见,一般由骨端压迫或牵拉所致。如肩关节脱位可合并腋神经损伤,肘关节脱位可引起尺神经损伤等。脱位合并神经干损伤多为挫伤,极少数为断裂伤。

3. 血管损伤 多为周围重要血管遭受强大暴力牵拉或脱位骨端压迫引起。如肘关节脱位,可有肱动脉受压;膝关节脱位可有腘动脉受牵拉和压迫,其中少数可有断裂。

4. 感染 多为开放性脱位未能及时清创,或清创不彻底而致。开放性创口多有污物侵入,可发生特异性感染,如破伤风、气性坏疽等。

（二）晚期并发症

1. 关节僵硬 由于关节内、外血肿机化后导致关节滑膜反折等处粘连,及关节周围组织粘连,瘢痕挛缩,引起关节运动严重受限。

2. 骨化性肌炎 脱位时损伤关节附近的骨膜,并与周围血肿相沟通,随着血肿机化和骨样组织形成,引起骨化性肌炎。尤以严重损伤或关节做强烈被动活动是,能以前骨膜下血肿扩散,形成广泛的骨化性肌炎。多见于肘、髋关节脱位后。

3. 骨缺血性坏死 暴力致关节囊、关节内、外韧带撕裂,局部血流阻塞或不畅,骨组织血液供应严重不足而发生骨缺血性坏死。如髋关节脱位后可引起股骨头缺血性坏死,但多在受伤后 1～2 个月 X 线片才可能显示。

4. 创伤性关节炎 脱位时关节软骨面被损伤,造成关节面不平整,或整复操作不当,关节之间关系未能完全复原,日久导致部分关节面磨损,活动时引起疼痛。如脱位合并关节内骨折、关节软骨损伤、陈旧性脱位、骨缺血性坏死等,晚期都容易发生创伤性关节炎。

第二节 颞颌关节脱位

案 例 引 导

患者,女性,35 岁,于 2 h 前因咬核桃张口过大而出现口不能闭合,语言不

清,急来医院诊治。

检查:患者下颌骨下垂、前突,下列齿突出于上列齿之前,口张呈半开合状,不能闭合,语言不清,流涎不止,吞咽困难,咬肌痉挛呈块状突出,颧弓下方可触及高起的髁状突,耳屏前方有明显凹陷。

请写出诊断、病因病机简析及治疗方法。

一、概述

颞颌关节脱位,亦称下颌关节脱位,俗称掉下巴。是临床常见的脱位之一,多见于年老体弱的人。

二、应用解剖

颞颌关节是由下颌骨的髁状突和颞骨的颞颌关节凹以及颞颌关节的关节盘构成(图8-1)。其周围有关节囊包绕,关节囊的侧壁有韧带加强,而前壁较松弛薄弱,没有韧带加强。张口时,下颌骨髁状突前滑至关节结节上,此位置最不稳定,容易脱位。

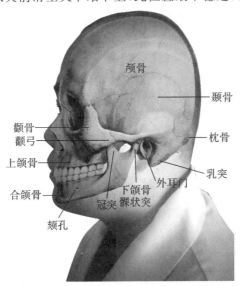

图 8-1 颞颌关节解剖结构

三、病因病机

(1)过度张口如大笑、打哈欠、拔牙时,髁状突经前壁向前越过关节结节,形成颞颌关节前脱位(图8-2)。

(2)暴力打击下颌部遭受侧方暴力打击,可发生一侧或双侧脱位。

(3)杠杆作用上、下臼齿咬硬物时,硬物成为杠杆的支点,使髁状突向前滑动越过关节突,形成单侧颞颌关节前脱位。

老年人体质虚弱、肝肾不足,筋肉失养,或复位后

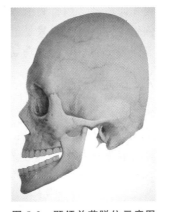

图 8-2 颞颌关节脱位示意图

Note

未进行合理固定,容易发生习惯性颞颌关节脱位。

四、诊断要点

1. 病史 有明显的过度张口史或下颌部遭受侧方打击史。

2. 症状与体征

(1)口呈张开状态,下颌向前方或侧方移位,不能自如张合(图 8-3),语言不清,咬食不便,吞咽困难,流涎等。

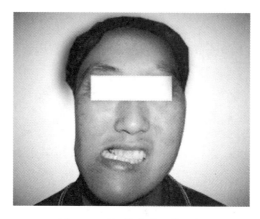

图 8-3 颞颌关节脱位的症状

(2)咬肌痉挛,呈块状隆起,面颊变成扁平状,双侧脱位时下颌突向前方,双侧颧弓下方可触及下颌骨髁状突,耳屏前方,即下关穴处,可触及一明显凹陷,并有空虚感。单侧前脱位时口角歪斜,下颌骨向健侧倾斜,患侧低于健侧,患侧颧弓下方可触及下颌骨髁状突,耳屏前方可触及一明显凹陷。

五、手法复位

颞颌关节脱位以手法整复治疗为主,特别是新鲜脱位复位较易成功。对于习惯性脱位应强调适当延长固定时间。

整复方法:采用口腔内复位法进行复位,患者坐高靠背椅,助手站于后方,用双手将患者头部固定于椅背上,术者站在患者面前,先用推拿手法放松紧张的咬肌,必要时可以结合热敷。术者用纱布包绕拇指数层,将双手拇指伸入患者的口腔内,按住两侧最后的下臼齿,其余四指放于两侧下颌骨下缘,用拇指将臼齿向下按压,余四指向前牵拉,然后向上提并向后推。当听到滑入的响声,两拇指顺势滑向牙齿外侧,以防咬伤(图 8-4)。对于单侧脱位,亦可应用,只是健侧不需用力,即可复位。

颞颌关节脱位复位成功后,脱位症状即消失,口可张开、闭合,上下齿咬合正常。

六、固定方法

复位成功后,托住颌部,维持闭口位,用四头带兜住下颌部,四头分别在头顶打结(图 8-5),应允许张口不超过 1 cm,固定时间 1~2 周,习惯性颞颌关节脱位固定时间为 4~8 周。其目的是维持复位后的位置,使关节囊得到良好修复,防止再脱位或形成习惯性脱位。

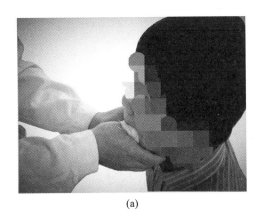 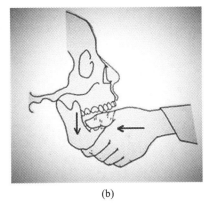

(a) (b)

图 8-4 口腔内复位法

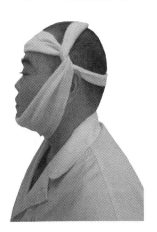

图 8-5 四头带固定法

七、预防与调护

颞颌关节脱位主要见于老年人及久病体虚者,肝肾不足、气血亏虚、筋骨失养、肌肉弛缓,每天可进行数次叩齿锻炼,增强咀嚼肌张力,维持和加强颞颌关节的稳定,少吃硬物,张口不要太大。在固定期间,宜食软食,不做张大口动作。

八、康复

1. 针灸推拿 适用于复位后,临床上可配合针灸推拿疗法,通经活络,活血化瘀,促进下颌关节囊及周围韧带的修复,常用腧穴有下关、上关、耳门、听宫、听会、颊车、颧髎、牵正、合谷等穴位,手法可采用一指禅推法、指揉法、指摩法等手法,也可以针灸治疗。

2. 药物治疗 以内服药为主,治以舒筋活血,补肾壮筋,方用壮筋养血汤或补肾壮筋汤。

3. 功能锻炼 在固定期间,经常主动做咬合锻炼,以增强咀嚼肌的牵拉力。

4. 物理因子 治疗复位后,分别用电、光、声、磁、热等物理疗法均可解除肌肉痉挛,消炎止痛,促进组织的新陈代谢,增快关节囊及韧带的修复,改善关节功能。因人而异,可选用超声波、红外线、微波、超短波电疗、直流电药物导入疗法、中药外敷熏洗等疗法。

Note

第三节 肩关节脱位

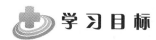

学习目标

掌握:前脱位发病的应用解剖、诊断要点、康复治疗。
熟悉:常用整复手法、固定方法。
了解:诊疗流程。

案例引导

　　患者,男性,43岁。患者1 h前不慎向右侧跌倒,右手掌扶地,随即出现右肩部疼痛,右臂不能活动。检查:右肩峰下空虚,右手如搭于左侧肩峰,右肘关节内侧不能紧贴胸壁,右侧喙突下可摸到一硬物。
　　请写出诊断、病因病机简析及治疗方法。

一、概述

　　因暴力导致构成肩肱关节的肱骨头向前或向后冲破肩关节囊壁,引起肩关节功能障碍者,称为肩关节脱位,又称"肩肱关节脱位"。其脱位发生率在各关节中最高,约占全身关节脱位的50%,好发于青壮年男性。

二、应用解剖

　　肩关节解剖特点有三点。
　　1. 肩关节骨性构成　肱骨头、肩胛盂构成一个典型的球窝关节,肩胛盂小且浅,只覆盖肱骨头关节面的1/4～1/3(图8-6)。
　　2. 肩袖肌肉　包括冈上肌、冈下肌、小圆肌、肩胛下肌(图8-7)。
　　3. 肩关节囊　松弛薄弱,前方尤为明显(图8-8)。
　　脱位好发的解剖、生物力学原理:肱骨头、肩胛盂也就是骨结构接触面小,就要靠肌肉来加固,这样可以使肩关节有更大的活动范围,获得灵活运动的功能。在大范围灵活运动的同时,肩关节必然不稳定,容易脱位、损伤,而软结构(肩袖)较硬结构(头和盂)更易损伤,肩袖损伤了就不容易把持住肱骨头了。再加上肩关节囊松弛薄弱,前方尤其薄弱,所以好发肩关节脱位,尤其是肩关节前脱位。

三、病因病机

(一) 直接暴力

肩部直接受到暴力引起脱位,临床多见。

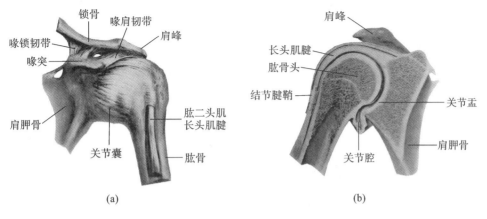

(a)

(b)

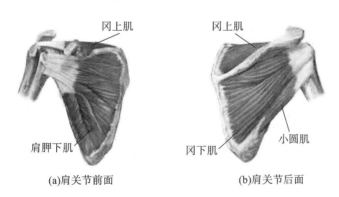

(c)

图 8-6　肩关节骨性构成

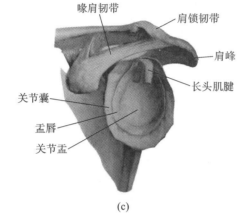

(a)肩关节前面　　　(b)肩关节后面

图 8-7　肩袖肌肉组成

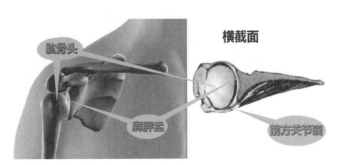

横截面

图 8-8　肩关节囊前方薄弱

（1）向后跌倒、肩后部直接着地。

（2）肩后部直接受向前暴力。

这两种情况都容易导致肩关节前脱位。

（二）间接暴力

临床最多，分为两类。

1. 传达

（1）前脱位　患者侧倒，以右侧为例，右上肢伸直、外展、外旋，手掌撑地（图8-9）。

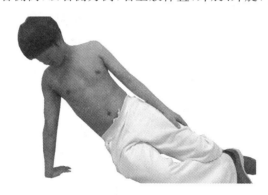

图8-9　传达暴力导致前脱位示意图

力沿上肢纵轴向上传达至肱骨头，肱骨头向前冲破肩关节囊前臂，滑至喙突下间隙，形成喙突下脱位。接下来如果力持续传导，方向不同，会形成锁骨下脱位、胸腔内脱位，具体如下。

①暴力方向不变，持续传达，肱骨头可继续向上，移至锁骨下，形成锁骨下脱位。

②暴力方向向内，持续传达，肱骨头可冲破肋间隙（或撞折肋骨），进入胸腔，形成胸腔内脱位。

（2）后脱位　当肩关节处于屈曲、内收、内旋位时，沿上肢轴向的力使肩关节发生后脱位。

2. 杠杆　患者上臂过度外展，肱骨大结节与肩峰相触，肩峰为杠杆支点，使肱骨头向下嵌入肩胛盂下方（图8-10）。然后受胸大肌和肩胛下肌的牵拉，肱骨头可滑至喙突下，形成喙突下脱位。形成杠杆力时，由于肱骨大结节在肩峰向下滑动，肩袖肌腱易从肱骨头撕脱，因此常并发大结节撕脱骨折。

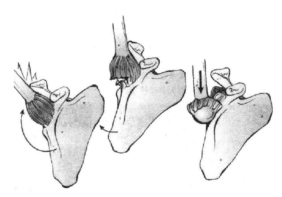

图8-10　杠杆暴力示意图

四、分型

1. 依据脱位后肱骨头所处位置分型 见图 8-11、图 8-12。

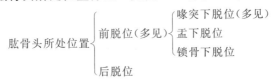

$$肱骨头所处位置 \begin{cases} 前脱位（多见） \begin{cases} 喙突下脱位（多见） \\ 盂下脱位 \\ 锁骨下脱位 \end{cases} \\ 后脱位 \end{cases}$$

图 8-11 肩关节脱位分型（一）

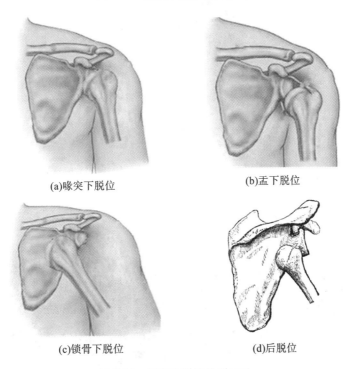

(a)喙突下脱位　　　　　　　　(b)盂下脱位

(c)锁骨下脱位　　　　　　　　(d)后脱位

图 8-12 肩关节脱位分型（二）

2. 依据脱位时间长短分型 新鲜性脱位和陈旧性脱位。

3. 依据脱位次数分型 新鲜性脱位和习惯性脱位。

五、诊断要点

（一）外伤史

暴力的方向、受力的姿势决定了肱骨头移位的方向。

（二）症状、体征

1. 症状 肩部疼痛及压痛、肿胀、功能障碍。

2. 体征

（1）前脱位

①弹性固定位：上臂外展 20°～30°，健手扶患肢，头倾向患侧以减轻疼痛。相应位置可经皮明显触及肱骨头，如腋窝内（盂下型）、喙突下、锁骨下。

②方肩畸形（关节畸形、关节盂空虚）：患肩失去圆润膨隆外形，肩峰突出明显，肩峰下空虚。

③搭肩试验（＋）：患肘贴于胸前，患侧手掌不能同时接触健侧肩。

（2）后脱位　肩前部塌陷扁平，喙突突出，肩胛冈下触及肱骨头，上臂外展（轻度）、内旋（明显）。

（三）影像学检查

X线检查（图 8-13、图 8-14）、CT 检查具有确诊意义，可判定分型，排除骨折。

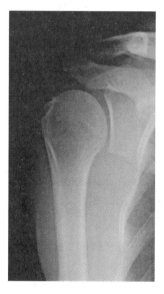

图 8-13　正常 X 线片

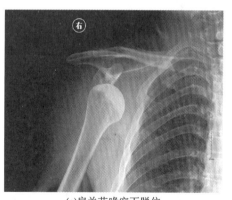

(a)肩关节喙突下脱位

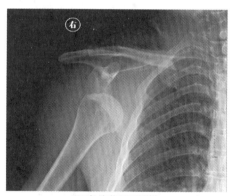

(b)肩关节盂下脱位

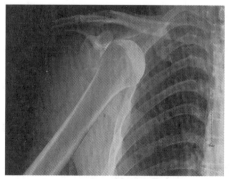

(c)肩关节锁骨下脱位

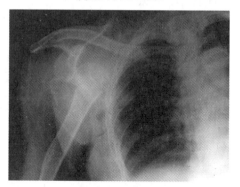

(d)肩关节后脱位

图 8-14　肩关节脱位 X 线片

（四）合并症

有30%～40%病例合并肱骨大结节骨折,合并肱骨外科颈骨折、肱骨头压缩骨折也较常见,合并关节囊或肩胛盂前缘附着处撕脱亦可见。恢复期,愈合不良者可引起习惯性脱位。若有肱二头肌长头肌腱向后滑脱者,会出现关节复位障碍。若肱骨头压迫或牵拉腋神经或臂丛神经内侧束,引起神经功能障碍,亦可能损伤腋动脉。

六、手法复位

国内外肩关节脱位的复位手法很多,无论选择何种手法,建议注意以下两点。①急性肩关节脱位应及时复位以减少肌肉痉挛、神经血管并发症,复位手法要轻柔。②复位的难易程度取决于脱位时间长短、肌肉的张力。如果患者不能放松或肌肉痉挛,需要麻醉下复位。

下面介绍几种常用手法。

1. 快速可靠安全的复位方法（FARES 法）（图 8-15）　患者仰卧,术者站于患侧。握患侧前臂远端使之上肢伸直、外展,旋转前臂至中立位,无助手对抗牵引下,术者纵向牵引患肢。将患肢进行小范围的垂直抖动,然后慢慢外展患肢,外展至 90°以后逐渐外旋患肢,通常外展 120°时就会获得复位。

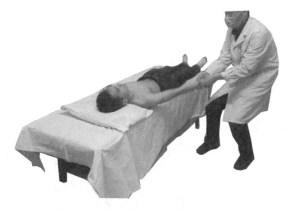

图 8-15　FARES 法

2. 肩胛骨复位法（图 8-16）　该法原理是使肩胛骨内旋和向内移位。患者取俯卧位,将患肢悬挂在床旁。助手轻柔的纵向牵引患肢,术者用拇指固定肩胛骨上缘,其余四指将肩胛下角向内推。本法复位的感觉会非常轻柔,缺陷为学习曲线长。

3. 椅背复位法（图 8-17）　本法首载于唐朝蔺道人所著《仙授理伤续断秘方》。以左侧为例,患者侧坐在椅子上,左侧躯干靠椅背,左上肢绕过椅背。术者握持患侧前臂,使其处于旋后位,嘱患者慢慢站起即复位。

4. 科氏法（Kocher 法）（图 8-18 至图 8-21）　此法在肌肉松弛下进行较易成功,切勿用力过猛,防止肱骨颈因受到过大的扭转力而发生骨折。手法步骤:一手握腕部,将肘关节屈曲至 90°,使患肢肱二头肌松弛;另一手握肘部,持续牵引,使患肢轻度外展,将上臂缓慢外旋,然后内收使肘部沿胸壁贴近正中线,再内旋上臂,并可听到入臼响声即可复位成功。

5. Hippocrates 法（手牵足蹬法）（图 8-22）　Hippocrates 最早描述了本法。术者在将足部抵于患侧腋窝,手握患侧前臂远端纵向牵引,同时交替内外旋转肱骨头。该法存在较高臂丛神经牵拉损伤的风险。

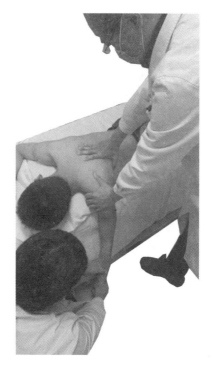

图 8-16　肩胛骨复位法

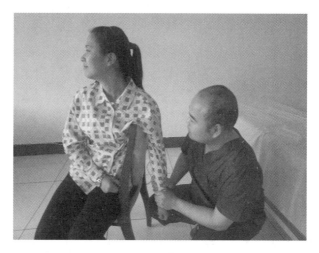

图 8-17　椅背复位法

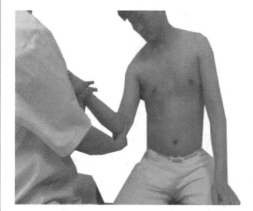

图 8-18　屈肘 90°,上臂外展

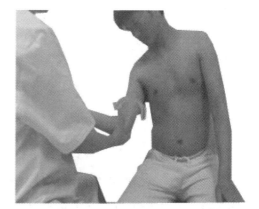

图 8-19　外旋上臂

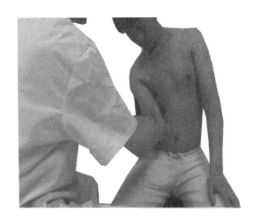

图 8-20 内收肘部,使其沿胸壁靠近中线

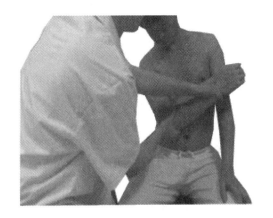

图 8-21 内收固定

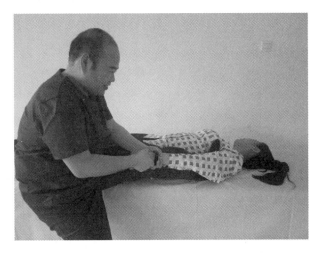

图 8-22 Hippocrates 法

复位后,肩部恢复丰满钝圆的外形,腋窝内、喙突下或锁骨下触及不到脱位的肱骨头,直尺试验阴性,搭肩试验阴性,X 线检查肱骨头在正常位置上。如合并肱骨大结节撕脱骨折,因肱骨大结节与肱骨干间有骨膜相连,在多数情况下,肩关节脱位复位后可使撕脱的大结节骨片也随之复位。

6. 陈旧性肩关节脱位 肩关节脱位后超过 3 周尚未复位者,为陈旧性脱位。关节腔内充满瘢痕组织,与周围组织粘连,关节周围的肌肉发生挛缩,合并骨折者形成骨痂或骨折畸形愈合,这些病理改变都阻碍肱骨头复位。

陈旧性肩关节脱位的处理:手法复位适应证为脱位 3 个月内,年轻体壮者,脱位关节仍有一定的活动范围,X 线片示无骨质疏松和关节内、外骨化。复位前,成人先行患侧尺骨鹰嘴骨牵引 1～2 周,儿童可做肩外展位皮肤牵引 1 周。复位在全麻下进行,先行肩部按摩和做轻轻的摇摆活动,以解除粘连,缓解肌肉痉挛,以利于复位。复位操作采用足蹬法或牵引推拿法,复位后处理与新鲜脱位者相同。必须注意,操作切忌粗暴,以免发生骨折和腋部神经、血管损伤。若手法复位失败,或脱位已超过 3 个月者,青壮年患者可考虑手术复位。如发现肱骨头关节面已严重破坏,则应考虑做肩关节融合术或行人工关节置换术。肩关节复位手术后,活动功能常不满意。对年老患者,不宜手术治疗,应鼓励患者加强肩部活动,尽可能恢复肩关节功能。

7. 习惯性肩关节前脱位 习惯性肩关节前脱位多见于青壮年,究其原因,一般由首

Note

次外伤脱位后虽经复位，未得适当有效的固定和休息所造成。由于关节囊撕裂或撕脱、软骨盂唇及盂缘损伤没有得到良好修复；肱骨头后外侧凹陷骨折变平等病理改变，使关节变得松弛，导致以后在轻微外力下或某些动作（如上肢外展外旋和后仲）时可反复发生脱位。肩关节习惯性脱位诊断比较容易，X线检查时，除肩部前后位平片外，应加摄上臂60°～70°内旋位的前后X线片，如肱骨头后侧缺损可明确显示。

对习惯性肩关节脱位，脱位频繁者宜用手术治疗，目的在于增强关节囊前壁稳定性，防止过分外旋外展活动，稳定关节，以避免再脱位。术式选择较多，较常用的有肩胛下肌关节囊重叠缝合术（Putti-Platt法）、肩胛下肌止点外移术（Magnuson法）等。

知识链接

囊重叠缝合术（Putti-Platt法）

该手术适用于以下情况。

1. 肩关节前脱位复发频繁，影响工作和日常生活者。

2. 脱位复发仅少数几次，且脱位发生的时间间隔很长，对工作和生活影响不大者不宜手术，有特殊职业要求者应严格权衡后慎重施行。

具体手术：将上臂内收、前臂紧贴于胸前，保持肱骨头的内旋位，将肩胛下肌和关节囊的外侧瓣间断褥式缝合于肩胛颈部的软组织上。然后将关节囊的内侧瓣重叠缝合于外侧瓣的浅层，再将肩胛下肌的内侧瓣缝于靠近大结节处的肩袖上或肱二头肌腱沟的内侧缘处。缝合张力以肩关节仅能外旋45°为限；将喙肱肌及肱二头肌短头联合腱缝合至原附着点；如原截断喙突，则固定至原位。依层次缝合其余各层组织。

七、手术复位适应证

肩关节前脱位合并肱二头肌长头肌腱向后滑脱，阻碍手法复位者；肱骨大结节撕脱骨折且骨折片卡在肱骨头与关节盂之间，影响复位者；肩关节脱位合并肱骨外科颈骨折，手法不能整复者；肩关节脱位合并喙突、肩峰或肩关节盂骨折，移位明显者；肩关节脱位合并腋部神经或大血管损伤者需手术复位。

八、固定方法

复位后须于妥善固定，多采用胸壁绷带固定。将患肢保持内收、内旋位，肘关节屈曲90°，前臂依附于胸前。将纱布棉垫置于腋下和肘内侧，用绷带将上臂包扎固定于胸壁，然后用三角巾（图8-23）或颈腕带（图8-24）悬托前臂于胸前，固定2～3周。

九、预防与调护

（1）复位后妥善固定，固定时间要充分，避免形成习惯性脱位。

（2）固定期间鼓励患者按一定的要求进行康复锻炼，6周内防止肩部外展、外旋动作。并配合针灸、推拿、理疗，防止肩关节周围组织粘连和挛缩。

十、康复

1. 针灸推拿 适用于复位后，临床上可配合推拿疗法，能起到通经活络，活血化瘀之

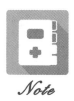

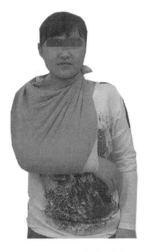

图 8-23　三角巾固定

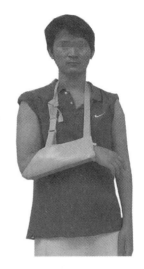

图 8-24　颈腕带固定

功,促进关节囊及韧带的康复,常用腧穴有肩髃、肩髎、肩贞、曲池、手三里、合谷等,手法可采用𢶍法、揉法、拿法、搓法等手法。

2. 功能锻炼　固定期间鼓励患者练习手腕和手指活动。1~2 周后去除上臂的固定绷带,仅留悬托前臂的三角巾,可开始练习肩关节伸屈活动。3 周后,解除外固定,开始逐渐作肩部摆动和旋转活动,防止肩关节周围软组织粘连和挛缩。要防止过度外展、外旋,以防再脱位。

3. 物理因子治疗　复位后,分别用电、光、声、磁、热等物理疗法均可解除肌肉痉挛,消炎止痛,促进组织的新陈代谢,增快关节囊及韧带的修复,改善关节功能。可根据不同情况,选用超声波、红外线、微波、超短波电疗、直流电药物导入疗法、中药外敷熏洗等疗法。

4. 运动疗法　适用于恢复期,可以改善肌肉力度,增强韧带的韧性,改善关节囊功能。采用主动运动为主,可带器械做操,也可徒手做操。一般每日锻炼 2~3 次,每次 15~20 min。锻炼内容包括肩部 ROM 练习和增强肌肉力量练习。具体方法如下。

(1)患者取仰卧位,做内收屈肘运动训练或助力运动。

(2)双手握肋木下蹲,利用躯干重心下移做牵伸肩部软组织的牵伸练习。

(3)利用哑铃做增强肩胛下肌和大圆肌的抗阻力运动。

第四节　肘关节脱位

案 例 引 导

患者,男性,28 岁。患者半小时前向右侧跌倒,右手掌扶地,出现右肘关节疼痛,肿胀,肘前窝饱满,前臂明显较左侧为短,肘部三点骨性标志发生改变,肘关节呈弹性固定在 45°左右的半屈位。

请写出诊断、病因病机简析及治疗方法。

Note

227

一、概述

因不同暴力冲击肘关节,致使尺桡骨向前、向后或向左、向右冲破肘关节囊壁,引起肘关节功能障碍者,称为肘关节脱位。肘关节脱位是临床常见脱位之一,肘关节后脱位最为常见,多发生于青壮年,儿童和老年人少见。

二、应用解剖

1. 肘关节骨性构成　肘关节由肱骨滑车、尺骨上端的半月切迹、肱骨小头、桡骨头共用一个关节囊,有一个共同的关节腔(图 8-25)。其中包括肱尺关节、肱桡关节和近端尺桡关节三个关节。

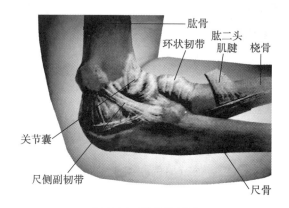

图 8-25　肘部解剖图

2. 肘关节囊　前后壁薄弱松弛,但两侧的纤维层增厚形成内外侧副韧带。肘关节后部关节囊及韧带较薄弱,故易发生后脱位。肘关节内上髁后面有尺神经通过,前面有正中神经、肱动脉通过,外侧有桡神经通过,脱位时可能会受到损伤。

3. 肘关节的活动　主要是肱尺关节进行伸屈活动,伸 180°,屈 30°。肱骨内、外上髁及尺骨鹰嘴突构成"肘后三角",是肘部的三点骨性标志,伸直时,此三点成一直线,屈曲时,成一等腰三角形。

三、病因病机

(一)肘关节后脱位

1. 传达暴力　跌倒时手掌撑地,肘关节处于半伸直位,作用力沿尺、桡骨长轴向上传导,使尺、桡骨上端向近侧冲击,并向后上方移位。

2. 杠杆作用　当传达暴力使肘关节过度后伸时,尺骨鹰嘴顶端猛烈冲击肱骨下端的鹰嘴窝,在肱尺关节处形成有力的杠杆作用,使附着于尺骨粗隆上的肱肌和肘关节囊前壁撕裂,肱骨下端继续向前移位,尺骨鹰嘴向后移位,形成肘关节后脱位。

总之,由于暴力方向不同,尺骨鹰嘴除向后移位外,还可向内侧或外侧移位,有时可合并喙突骨折,剥离肱前肌,形成血肿。肘关节脱位可合并肱骨内上髁骨折,有时骨折片嵌在关节内阻碍复位,可有尺神经损伤。

(二)肘关节前脱位

较少见,多为直接暴力所致,多发生在屈肘位跌仆,肘尖着地,暴力造成鹰嘴骨折后,将尺骨上部及桡骨头推至肱骨下端前方,导致肘关节前脱位。

四、分型

1. 依据脱位后尺桡骨所处位置分型　分为前脱位（多见）、后脱位、左脱位和右脱位。

2. 依据脱位时间长短分型　分为新鲜性脱位、陈旧性脱位。

3. 依据脱位次数分型　分为新鲜性脱位、习惯性脱位。

五、诊断要点

（一）外伤史

暴力的方向、受力的姿势决定移位的方向。

（二）症状与体征

1. 症状　肘部肿胀、疼痛、畸形、弹性固定，肘关节处于半伸直位，被动运动时不能伸直肘部，活动功能障碍。

2. 体征

（1）后脱位肘关节　弹性固定：呈 45°左右的半屈曲位。畸形：呈靴状畸形，肘窝前饱满，可触到肱骨下端，肘后空虚凹陷，尺骨鹰嘴后突；较健侧前臂明显缩短，关节的前后径增宽，左右径正常。临床试验：肘后三点骨性标志的关系发生改变。

（2）侧后方脱位　除具有后脱位的症状、体征外，可呈现肘内翻或肘外翻畸形，肘关节出现内收、外展等异常活动，肘部的左右径增宽。

（3）前脱位　畸形：肘关节过伸，屈曲受限，肘窝部隆起，可触及脱出的尺桡骨上端，在肘后可触到肱骨下端及游离的尺骨鹰嘴骨折片。与健侧对比，前臂掌侧较健肢明显变长。

（三）肘关节正侧位 X 线片

可明确脱位的类型（图 8-26、图 8-27），并证实有无并发骨折。

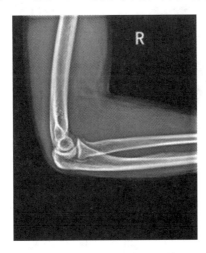

图 8-26　肘关节正常 X 线片

（四）合并症

早期合并症：肱骨内或外上髁撕脱骨折，尺骨冠状突骨折，桡骨头或桡骨颈骨折，肘内、外侧副韧带断裂，桡神经或尺神经牵拉性损伤，肱动、静脉压迫性损伤及前脱位并发鹰嘴骨折等。

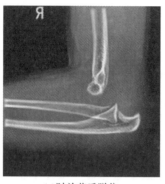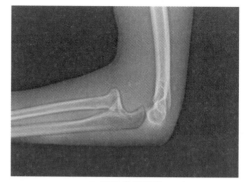

(a)肘关节后脱位　　　　　　　　(b)肘关节前脱位

图 8-27　肘关节脱位 X 线片

后期合并症：侧副韧带骨化，损伤性骨化性肌炎，创伤性关节炎及肘关节僵直等。

六、手法复位

以下以后脱位为例进行介绍。

1. 拔伸屈肘法　患者取坐位，助手立于患者背侧，以双手握其上臂，术者站在患者前面，以双手握住腕部，置前臂于旋后位，与助手相对牵引，3～5 min 后，术者以一手握腕部保持牵引，另一手的拇指抵住肱骨下端向后推按，其余四指置于鹰嘴处，向前端提，并缓慢地将肘关节屈曲，若闻及入臼声，则说明脱位已整复（图 8-28）。

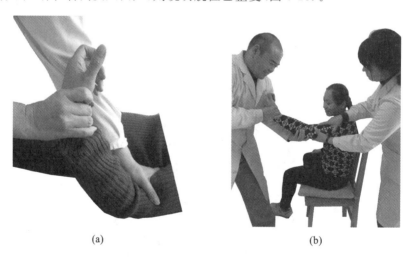

(a)　　　　　　　　　　　　(b)

图 8-28　拔伸屈肘法

2. 膝顶复位法　患者取坐位，术者立于患侧前面，一手握其前臂，一手握住腕部，同时一足踏在凳面上，以膝顶在患侧肘窝内，先顺势拔伸，然后逐渐屈肘，有入臼声音，患侧手指可摸到同侧肩部，即为复位成功（图 8-29）。

3. 推肘尖复位法　患者取坐位，一助手双手握其上臂，第二助手双手握腕部，术者立于患侧，双拇指置于鹰嘴尖部，其余手指环握前臂上段，先拉前臂向后侧，使冠突与肱骨下端分离，然后助手在相对牵引下，逐渐屈曲肘关节，同时术者由后向前下用力推鹰嘴，即可还纳鹰嘴窝而复位。

七、固定方法

复位后，用石膏或夹板将肘固定于屈曲 90°位，用绷带作肘关节"8"字固定，前臂中立

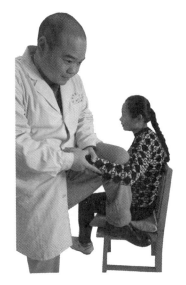

图 8-29　膝顶复位法

位,三角巾悬吊前臂于胸前,3～4 周后去除固定。

八、预防与调护

(1)固定后应注意患肢肿胀和血液循环情况,避免因固定过紧造成血管、神经的损伤。

(2)肘关节脱位在整复和功能锻炼时不能粗暴进行,功能锻炼应循序渐进,以免增加新的损伤,加重血肿,产生骨化性肌炎。

九、康复

1. 中药治疗　按脱位三期辨证治疗。

2. 针灸推拿　适用于复位后,配合推拿疗法,起到疏通经络,舒筋利节之功,促进肘关节囊及内外侧韧带的恢复,常用腧穴有手三里、曲池、尺泽、曲泽、小海、内关、外关、合谷等,手法可采用㨰法、一指禅推法、拿法、拇指揉法等手法。

3. 功能锻炼　固定期间鼓励患者练习肩关节、手腕和手指活动。肘关节损伤后极易产生关节僵硬,故脱位整复后,应鼓励患者早期开始做肱二头肌收缩锻炼。去除固定后,逐渐开始肘关节主动活动,以自主活动为主,如关节练习屈肘、伸肘及前臂的旋转,防止被动牵拉,以免引起骨化肌炎。

4. 物理因子治疗　复位后,可根据不同情况,选用超声波、红外线、微波、超短波电疗、直流电药物导入疗法、中药外敷熏洗等疗法。均可解除肌肉痉挛,消炎止痛,促进组织的新陈代谢,增快关节囊及韧带的修复,改善关节功能。

5. 运动疗法　适用于恢复期,可以增强韧带的韧性,改善肌肉力度,改善关节囊功能。以主动运动为主,可徒手做操,也可带器械做操。一般每日锻炼 2～3 次,每次 15～20 min。锻炼内容包括肘部 ROM 练习和增强肌肉力量练习。

(1)取仰卧位或站位,患者做内收屈肘运动训练或助力运动。

(2)利用哑铃抗阻力运动来增强肱二头肌和肱三头肌的力量。

第五节　小儿桡骨头半脱位

案 例 引 导

　　患者,女性,2.5岁,在下台阶时,不慎失足,被其母拉住左前臂后,仍右掌撑地跌倒,随后哭闹不休,不肯用左手取物。伤后3 h就诊时,检查发现当触及左肘时,哭闹加重,但局部未发现肿胀及皮下淤斑,右上肢无异常。左肘X线平片检查未见异常。
　　请写出诊断、病因病机简析及治疗方法。

一、概述

　　小儿桡骨头半脱位又称"牵拉肘",俗称"肘错环""肘脱环"。多发生于5岁以下的幼儿,是临床常见的肘部损伤。左侧多于右侧。

二、应用解剖

　　1. 骨性结构　桡骨头呈椭圆形,近端为浅凹状关节面,与肱骨小头凸面形成关节。
　　2. 韧带关节囊　桡骨头尺侧与尺骨鹰嘴半月切迹形成上尺桡关节(图8-30),有环状韧带包绕。因小儿桡骨头发育尚不完全,桡骨头与桡骨颈几乎相等,环状韧带比较松弛,故小儿易发生桡骨头半脱位。

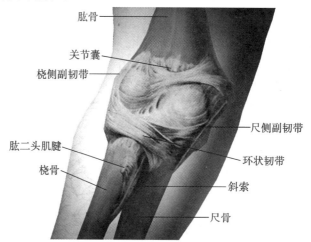

图8-30　上尺桡关节解剖

三、病因病机

　　本病多因患儿肘关节在伸直位,腕部受到纵向牵拉所致。当穿衣或行走时跌倒,幼儿的前臂在旋前位被成人用力向上提拉,即可造成桡骨头半脱位。发病机制有以下几种:①5岁以下的儿童桡骨头和其颈部的直径几乎相等,环状韧带松弛,在肘部被牵拉时,有部分环状韧带被夹在肱桡关节的间隙中所致。②小儿肘关节囊前部及环状韧带松弛，突然牵拉前臂时，肱桡关节间隙加大，关节内负压骤增，肘前关节囊及环状韧带被吸入关节内而发生嵌顿所致。③当肘关节于伸直位受牵拉时，桡骨头从围绕其周围的环状韧带中向下滑脱，由于肱二头肌的收缩，将桡骨头拉向前方。

四、诊断要点

（一）病史

有提拉患儿手臂或患肢其他纵向牵拉史。

（二）症状与体征

1. 症状　患者因疼痛而啼哭，不使用患肢，亦怕别人触动，触及伤肢肘部和前臂时，患儿哭叫疼痛。

2. 体征

（1）压痛：桡骨头处有压痛，无明显肿胀。

（2）畸形：肘关节呈半屈曲位，不肯屈肘、举臂，前臂旋前，不敢旋后。

（三）X 线检查

常无异常发现。

五、手法复位

复位时不用麻醉，先将前臂旋后，伸肘稍加牵引，拇指向外、向后捏压肘前脱出的桡骨头，屈曲肘关节，必要时前后旋转前臂，可听到轻微复位声，复位后肘部及前臂可活动自如（图 8-31）。

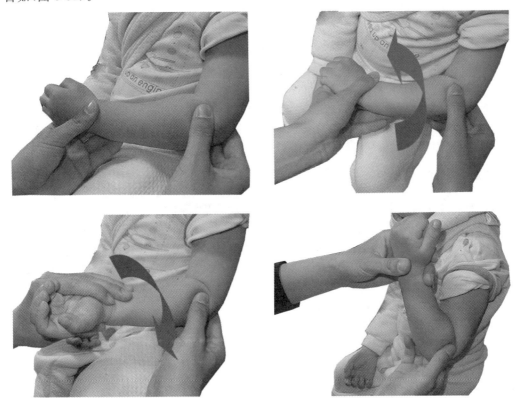

图 8-31　小儿桡骨头半脱位复位

六、固定方法

复位后用三角巾悬吊前臂 1 周。如活动时疼痛或脱位复发,宜用石膏固定于屈肘 90°2 周,应注意勿提拉患儿患肢,防止复发。4～6 岁后桡骨头发育完善,不易再脱出。复位后中药治疗按脱位三期辨证治疗。

七、预防与调护

(1)桡骨头发生半脱位后,每当牵拉时容易复发。
(2)家长为小儿穿、脱衣服或行走玩耍时应避免提拉腕部,防止形成习惯性脱位。

第六节　髋关节脱位

案 例 引 导

患者,男性,21 岁。3 h 前弯腰立位工作时,边墙倒塌,砸伤右侧腰臀部致右膝跪地,当即觉右臀部疼痛,右下肢不能站立、活动。

查体:右侧臀部皮肤擦伤,轻度肿胀,右臀部膨隆,患肢呈屈曲、内收、内旋畸形,右大转子上移,患肢较健侧短缩,伤侧膝部靠在对侧大腿上。患肢末端血运、感觉及足趾活动良好。X 线片示右髋关节脱位,股骨头向后上方移位。

请写出诊断、病因病机简析及治疗方法。

一、概述

髋关节是结构稳定的关节,仅在强大暴力下发生脱位,多发生于活动能力强的青壮年。根据脱位后股骨头所处在髂前上棘与坐骨结节连线的前、后位置,将脱位分为前脱位、后脱位和中心性脱位三种类型,其中后脱位最常见。

二、应用解剖

髋关节骨性结构由髋臼和股骨头组成(图 8-32)。髋臼位于髋骨外侧中部,朝向前外下方。髋臼下缘之缺口,由位于髋臼切迹之间的横韧带弥补,使之成为完整的球窝,通过髋臼切迹与横韧带之间的小孔,股骨头圆韧带动脉进入股骨头。髋臼及横韧带四周镶以一圈关节盂缘软骨,借以增加髋臼深度。股骨头呈球状,其 2/3 纳入髋臼内。其中髋关节囊内下方与后下方较薄弱,是较易发生脱位的部位。

除骨性稳定外,关节囊及周围韧带、肌肉对髋关节的稳定亦起重要作用。关节囊坚韧,由浅层的纵行纤维及深层的横行纤维构成。关节囊的前后均有韧带加强,这些韧带与关节囊的纤维层紧密交错,以致不能互相分离。髂股韧带位于髋关节囊之前,呈倒"Y"形,位于股直肌深面,与关节囊前壁纤维层紧密相连。其尖端起于髂前下棘,向下分为两束,分别抵于转子间线的上部及下部。在伸髋及髋外旋时,该韧带特别紧张。在髋关节的所有动作中,除屈曲外,髂股韧带均保持一定紧张状态。髋关节脱位时,即以此韧带为支点,使患肢保持特有的姿势;而在整复髋关节脱位时,亦利用此韧带为支点复位。

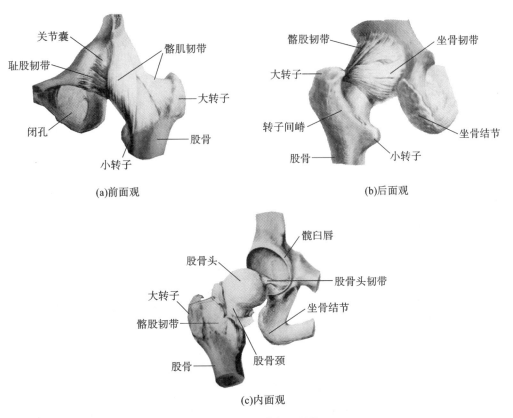

图 8-32　髋关节解剖结构

三、病因病机

本病多因车祸、塌方、堕坠等强大暴力造成,直接暴力和间接暴力均可引起脱位,以间接暴力多见。常合并严重的软组织损伤和其他部位损伤。

1. 后脱位　髋关节在屈曲 90°、过度内旋内收股骨干时,受到来自股骨长轴方向的暴力,可使韧带撕裂,股骨头向后冲破关节囊而脱出髋臼造成后脱位。若髋关节在屈曲和轻度内收位,同样外力可使髋臼顶部后缘骨折,股骨头向后脱位。

2. 前脱位　髋关节因外力处于强度外展、外旋位,股骨大转子顶部与髋臼上缘相顶撞,以此为支点继续外展,暴力沿股骨头长轴冲击,股骨头受杠杆作用被顶出髋臼,突破关节囊前下方,形成前脱位。股骨头可停留在闭孔压迫闭孔神经,引起大腿内收肌群瘫痪和大腿内侧皮肤感觉障碍;股骨头也可停留在耻骨嵴处,压迫股静动脉,引起下肢血循环障碍。

3. 中心性脱位　髋关节中立位,暴力从外侧作用于大转子,致使股骨头冲破髋臼底部,引起髋臼底骨折,当暴力继续作用,股骨头连同髋臼的骨折块一起向骨盆内移动,形成中心性脱位;或髋关节轻度外展位,顺股骨纵轴的暴力可引起髋臼骨折,造成中心性脱位,但很少见。

四、诊断要点

有明显的外伤史,伤后患髋疼痛、肿胀,出现功能障碍、畸形及弹性固定。不同类型的脱位,可有不同表现。

1. 后脱位

(1)伤后患髋痛,患肢呈现屈曲、内收、内旋及缩短的典型畸形。

（2）大转子向后上移位，常于臀部触及隆起的股骨大转子。

（3）髋关节主动活动丧失；被动活动时，出现疼痛加重及保护性痉挛。若髂股韧带同时断裂（少见），则患肢短缩、外旋。对每一例髋关节后脱位的患者，都应该认真检查有无坐骨神经损伤，且应注意有无同侧股骨干骨折。

（4）X 线检查：检查见股骨头呈内旋内收位，位于髋臼的外上方，Shenton 线中断（图 8-33（b））。

2. 前脱位

（1）髋关节呈屈曲、外展、外旋畸形，患肢很少短缩，大转子亦突出，但不如后脱位时明显。

（2）可位于 Nelaton 线之下，在闭孔前可摸到股骨头。

（3）X 线检查：可见股骨头在闭孔内或耻骨上支附近，股骨头呈极度外展、外旋位，小转子完全显露（图 8-33（c））。

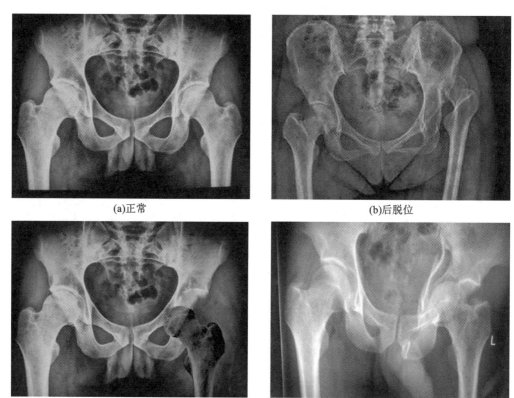

(a)正常   (b)后脱位

(c)前脱位   (d)中心性脱位

图 8-33 髋关节正常和脱位 X 线片

知识链接

　　Shenton 线：又称兴登线、沈通氏线，是指正常骨盆 X 线中耻骨下缘弧形线与股骨颈内侧弧形线之间的连线。

　　Nelaton 线：侧卧，髋关节屈 90°~120°，自坐骨结节至髂前上棘的连线称为 Nelaton 线，正常时该线恰通过股骨大转子尖，当髋关节脱位或股骨颈骨折时，大转子尖可移位于此线上方。患者取仰卧位，屈髋 45°，在髂前上棘和坐骨结节之间作一连线，正常时此线通过大转子顶端；当股骨颈骨折或髋关节脱位时，大转子顶端即高出此线。

Note

3. 中心性脱位

（1）髋部肿胀、畸形多不明显，但疼痛显著，下肢功能障碍。

（2）脱位严重者，患肢可有短缩，大转子不易扪及，阔筋膜张肌及髂胫束松弛。

（3）骨盆分离及挤压试验时疼痛，有轴向叩击痛。

（4）若骨盆骨折血肿形成，患侧下腹部有压痛，肛门指检常在伤侧有触痛。

（5）X 线检查：可显示髋臼底部骨折及突向盆腔的股骨头（图 8-33（d））。CT 检查可明确髋臼骨折的具体情况。

五、手法复位

（一）新鲜脱位的治疗

1. 后脱位的复位方法

（1）问号法（Bigelow 法）　在腰麻下，患者仰卧，患侧髋、膝屈曲至 90°，助手固定双侧骨盆，术者立于患侧，一手握住患肢踝部，另一手以肘窝提托腘窝部，在向上提拉基础上，将大腿内收、内旋，使髋关节极度屈曲，膝部贴近腹壁（使股骨头离开髂骨），然后一面持续牵引，一面将患肢外展、外旋、伸直，使股骨头滑入髋臼而复位（助手可协助将股骨头推入髋臼），复位过程中可听到入臼声，复位即告成功。因为复位时股部的连续动作恰似一个问号"？"（左侧为例，右侧为反问号），故称"问号法"（图 8-34）。

（2）提拉法（Allis 法）　患者仰卧于木板床，助手的动作和医者的位置同上法，复位时医者先使患者屈髋屈膝各 90°，使髂股韧带和膝屈肌松弛，然后一手握住小腿向下压，另一前臂套住膝后部向上牵拉，使股骨头向前移位接近关节囊后壁裂口，同时略将患肢旋转，促使股骨头滑入髋臼，助手可同时将股骨头向髋臼推挤复位（图 8-35）。复位时常可听到或感到一明显入臼，再将患肢伸直，即可复位。此法比较安全。

2. 前脱位的复位方法　治疗原则同前，仅手法方向相反，复位后处理亦同。

3. 中心性脱位的复位方法　宜用骨牵引复位，牵引 4～6 周。如晚期发生严重创伤性关节炎，可考虑人工关节置换术或关节融合术。

（二）陈旧性脱位

复位手法：一般来讲，脱位未超过 2 个月者，仍存在闭合复位的可能，可先试行手法复位。在行手法复位前，先行股骨髁上牵引 1～2 周，重量为 10～20 kg，由原来的内收、内旋和屈髋位逐渐改变牵引方向，至伸直和外展位，待股骨头牵至髋臼水平或更低，即可在麻醉下行手法复位。施行手法时，用力应由轻到重，活动范围应由小到大，逐步解除股骨头周围的粘连。松动至最大限度，再按新鲜脱位的手法复位。切忌使用暴力，以防发生股骨头塌陷或股骨颈骨折等合并症。如手法复位遭遇困难，不应勉强反复进行而应改行手术治疗。

六、固定方法

复位后，可采用皮肤牵引或骨牵引固定，患肢两侧置沙袋防止内、外旋，牵引重量为 5～7 kg。通常牵引 3～4 周，中心性脱位牵引 6～8 周，要待髋臼骨折愈合后才可考虑解除牵引。合并同侧股骨干骨折者，一般以股骨髁上骨牵引，牵引时主要考虑股骨干骨折的部位及移位方向，时间及注意事项与股骨干骨折相同。

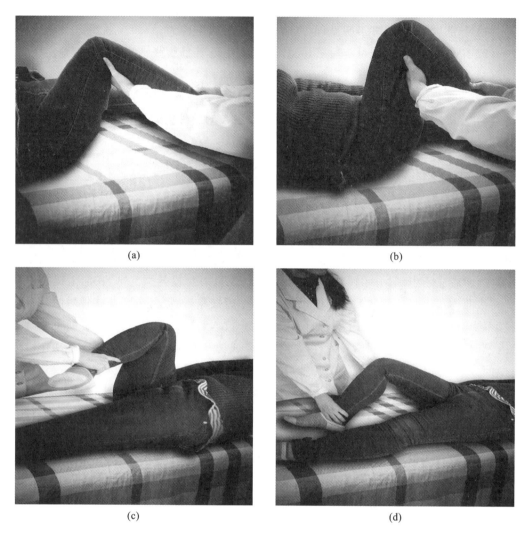

(a)

(b)

(c)

(d)

图 8-34　问号法

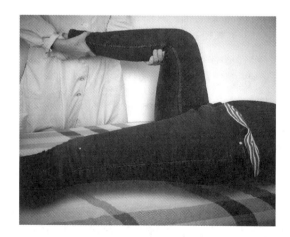

图 8-35　提拉法

七、预防与调护

（1）单纯性脱位及时复位固定后功能恢复良好，但延迟持重时间对预防股骨头缺血性坏死有很大好处。即使下地活动后也应尽可能减少患肢持重，以有效地防止股骨头缺血性坏死的发生。

（2）髋关节脱位固定时间和卧床时间长，应鼓励患者积极进行功能锻炼，勤翻身，以防压疮等并发症发生。

八、康复

1. 药物治疗　损伤早期，以活血化瘀为主。患处肿胀、疼痛较甚，方选活血舒肝汤；腹胀、大便秘结、口干舌燥苔黄者，宜加通腑泄热药，如厚朴、枳实、芒硝等。中期理气活血、调理脾胃，兼补肝肾，以四物汤加续断、五加皮、牛膝、陈皮、茯苓等。后期补气血、养肝肾、壮筋骨、利关节，方选健步虎潜丸或六味地黄丸。

2. 针灸推拿　适用于复位前后，运用推拿疗法，使肌肉放松，有利于复位和后期康复。针灸推拿疗法可起到疏通经络、活血化瘀、舒筋利节之功，能促进髋关节囊及周围肌肉韧带的恢复，常用腧穴有环跳、秩边、阿是穴、殷门、承扶、风市、委中、承山、阳陵泉、足三里、昆仑等；手法可采用揉法、一指禅推法、拿法、拇指揉法等手法，也可以用针刺的方法进行治疗。

3. 功能锻炼　整复后即可在牵引制动下，行股四头肌及踝关节锻炼。解除固定后，可先在床上作屈髋、屈膝、内收、外展和内、外旋锻炼。以后逐步作扶拐不负重锻炼。3个月后，做 X 线检查，见股骨头血供良好，方可下地做下蹲、行走等负重锻炼。中心性脱位，关节面因有破坏，床上练习可适当提早，而负重锻炼则应相对推迟，以减少创伤性关节炎及股骨头缺血性坏死的发生。

4. 物理因子治疗　复位后，可根据髋关节脱位临床不同情况，选用超声波疗法、红外线疗法、微波疗法、超短波电疗、直流电药物导入疗法、中药外敷熏洗等物理疗法进行治疗，可解除肌肉痉挛，消炎止痛，促进组织的新陈代谢，增快关节囊及韧带的修复，改善关节功能，促进本病的康复进程。

5. 运动疗法　适用于恢复期，可以增强韧带的韧性，改善肌肉力度，改善关节囊功能。以主动运动为主，可徒手做操，也可带器械做操。一般每日锻炼 2~3 次，每次 15~20 min。锻炼内容包括髋部 ROM 练习和增强肌肉力量练习。

（1）治疗后卧床休息，用棉花夹板包扎固定，做臀大肌、股四头肌等肌肉等长收缩，增加局部气血循环，促进康复。

（2）低频电疗，刺激肌肉收缩运动。

（3）术后 3~4 周，在卧位进行髋关节屈伸训练，逐渐进行直腿抬高练习。

（4）鼓励早期下地拄双拐直腿负重练习，逐渐进行蹲起练习，增强下肢的稳定性。

 医学思政金句

1. 骨为干，脉为营，筋为刚，肉为墙。

——《黄帝内经》

2. 凡肩甲骨出,相度如何整。用椅当圈住胁,仍以软衣被盛簟。使一人捉定,两人拔伸,却坠下手腕,又着曲着手腕绢片缚之。

——唐·蔺道人

3. 传统医药是优秀传统文化的重要载体,在促进文明互鉴、维护人民健康等方面发挥着重要作用。中医药是其中的杰出代表,以其在疾病预防、治疗、康复等方面的独特优势受到许多国家民众广泛认可。

——习近平

能 力 检 测

1. 名词解释

(1) 脱位

(2) 弹性固定

(3) 关节盂空虚

(4) 习惯性脱位

2. 简答题

(1) 关节脱位的治疗原则是什么?

(2) 为什么肩关节最容易脱位?

(3) 简述脱位的诊断方法。

(4) 关节后脱位、前脱位和中心性脱位的特有体征是什么?

(吴雷波　张　闯)

第九章 软组织疾病与损伤

第一节 软组织损伤

数字课件9

学习目标

掌握：软组织损伤的定义、病因和病理、诊断要点、临床分类、临床表现、治疗要点；肌筋膜炎的定义、病因与病理、诊断与鉴别诊断、临床表现、治疗要点；肱骨外上髁炎的定义、病因与病理、临床表现、治疗要点；跟腱炎的定义、病因与病理、临床表现、治疗要点；复合性区域性疼痛综合征的定义、诊断标准、临床表现、分期、治疗要点。

总　论

案例引导

患者,女性,47岁,3天前因车祸左侧小腿部受重力挫伤,受重力压砸出现皮肤凹陷,但未破裂出血,当日未用药治疗,第2日感疼痛厉害,口服跌打损伤类药物(具体不详)2日,疼痛不能缓解,局部红肿发热有并发感染之症状。在医院检查拍片无骨折,软组织严重损伤。问题:

1. 请根据案例描述给出诊断。

2. 可采用何种治疗?

软组织损伤是指软组织在日常生活中受到强力撞击、扭转、牵拉、压迫,或者因为体质薄弱,劳累过度以及风寒湿邪气的侵袭等各种原因导致的损伤,是骨科、康复科常见疾病之一。主要症状是局部疼痛、肿胀、肌肉紧张、功能障碍,患者常有外伤史。

软组织一般是指骨膜以外、皮肤以下的组织,包括肌肉、软骨、韧带、椎间盘、肌腱及腱膜等。

Note

一、病因病理

（一）外因

1. 暴力伤害

（1）直接暴力　是指直接作用于人体而引起软组织损伤的暴力,如撞击、碾压等。

（2）间接暴力　是指远离作用部位,因传导而引起软组织损伤的暴力,如拉伤、扭转伤等。

2. 持续劳损　是指反复、长期地作用于人体某一部位的较小的外力作用所致,为引起慢性软组织损伤的病因之一。

3. 风寒湿邪侵袭　外感六淫邪气与软组织损伤疾病关系密切,并易使软组织损伤缠绵难愈,或症状加重。

（二）内因

1. 年龄　年龄不同软组织损伤的好发部位和发生率也不一样。

2. 体质　体质的强弱和软组织损伤的发生有密切关系。

3. 局部解剖　一是解剖结构的正常与否对软组织损伤有影响,二是局部解剖结构本身的强弱对软组织损伤也有影响。

4. 职业工种　职业不同,所处的工作环境和工作性质不同,常见的软组织损伤也不相同。

二、临床分类

（一）按受伤的性质分类

1. 扭伤　任何关节由于旋转、牵拉或肌肉猛烈不协调的收缩等间接暴力,使其突然发生超出正常生理范围的活动时,会使肌肉、肌腱、韧带、筋膜或关节囊被过度扭曲、牵拉或引起撕裂、断裂、移位。

2. 挫伤　是指因直接暴力、跌扑撞击、重物挤压等作用于人体而引起的闭合性损伤,以外力直接作用的局部皮下或深部组织损伤为主。

3. 碾压伤　由于钝性物体的推移挤压与旋转挤压直接作用于肢体,造成皮下及深部组织为主的严重损伤,形成皮下组织的挫伤及肢体皮肤的撕脱伤。

（二）按受伤的时间分类

1. 急性软组织损伤　是突然暴力造成的不超过3周的新鲜损伤。

2. 慢性软组织损伤　是指急性损伤后因失治、治疗不当或治疗不及时而形成的慢性损伤,超过3周未愈者。

（三）按受伤的程度分类

1. 撕裂伤　指由于扭、挫、牵拉等强大外力造成某一部位软组织部分撕裂损伤。

2. 断裂伤　断裂伤的机制与撕裂伤相同,只是体质、部位及致伤外力大小有别而造成部分软组织完全断裂损伤。

（四）按受伤后皮肤有无伤口分类

1. 开放性损伤　指由于外力造成肢体损伤,皮肤有伤口与外界相通者。

2. 闭合性损伤　指外力作用于肢体造成软组织损伤,但皮肤尚保持完整者。

三、临床表现

（一）主要症状

1. 疼痛　急性损伤疼痛较剧烈,慢性损伤疼痛较缓和,多为胀痛、酸痛或与活动牵拉有关。

2. 肿胀　一般软组织损伤均有不同程度的局部肿胀,其程度多与外力大小、损伤程度有关。外力小,损伤程度轻,局部肿胀轻;外力大,损伤程度重,局部肿胀重。

3. 畸形　软组织损伤畸形多由肌肉、韧带断裂收缩所致。如肌肉、韧带断裂后,可出现收缩性隆凸,断裂缺损处有空虚凹陷畸形。

4. 功能障碍　软组织损伤后,肢体由于疼痛和肿胀,大多会出现不同程度的功能障碍。

（二）主要体征

1. 压痛　损伤局部常伴随轻重不一的压痛,可根据压痛部位、范围、程度来鉴别其损伤的性质。

2. 肌肉萎缩　常见于慢性损伤患者,由于长期不能完成某种动作导致废用性萎缩。

四、治疗要点

（一）手法治疗

急、慢性软组织损伤均可运用,需注意急性软组织损伤应在受伤 48 h 以后实施治疗。

（二）固定治疗

及时、适当的外固定能预防二次损伤,减轻疼痛,加快肿胀的吸收和促使软组织损伤愈合。

（三）药物治疗

1. 内治法　按患者的具体情况采用先攻后补、攻补兼施或先补后攻等方案,临床一般采用三期辨证用药。

2. 外治法　针对伤病局部进行药物治疗的方法,在软组织损伤治疗中占有重要地位。

（四）针刺治疗

通过针刺人体腧穴,调整经络、气血、脏腑的功能,从而达到防治疾病的目的。

（五）练功治疗

练功治疗又称功能锻炼,可以促进气血流通,加速瘀去新生,促进损伤组织的修复和功能恢复,是提高和巩固临床疗效必须重视的一种治疗方法。

（六）小针刀治疗

小针刀治疗是一种闭合性手术疗法。小针刀刺入人体产生机械刺激,通过剥离粘连、缓解痉挛、松解瘢痕,达到疏通阻滞、柔筋通脉、促进气血运行的作用。

（七）封闭治疗

通过在某一特定部位或压痛点注射药物,使局部组织神经传导被阻滞,肌紧张松弛,疼痛可明显缓解。

（八）物理治疗

利用中频、TDP 灯、红外线治疗仪等仪器治疗疾病。

Note

（九）火罐治疗

可选择点火拔罐法、走罐法和刺络放血拔罐法等。

（十）手术治疗

手术主要用于肌腱、韧带的断裂伤，神经、血管的严重损伤及关节盘的损伤等。

（十一）康复治疗

软组织损伤康复治疗的基本原则就是按照不同的病理过程进行分期处理。

1. 急性期 治疗重点是镇痛、止血，防止肿胀。应用"RICE"（rest、ice、compression、elevation）常规治疗，即局部休息，冰敷，加压包扎及抬高患肢。损伤后尽快局部外垫棉花，弹力绷带加压包扎，然后冰敷 30 min，这样的初期处理可以镇痛、止血，防止肿胀，十分重要而且有效。对于有韧带、肌肉、肌腱断裂甚至骨折的患者应做适当的外固定。

2. 稳定期 稳定期为受伤 48 h 以后，这时出血停止，治疗重点是促进血肿及渗出液的吸收。可使用物理治疗、按摩、中药外敷等方法促进创伤恢复。损伤较重者使用支具保护，局部制动至创伤愈合。

3. 恢复期 损伤约 3 周后局部肿痛消失，瘢痕形成连接断端。逐渐进行损伤肢体肌力、关节活动度、平衡及协调性、柔韧性的训练，辅以物理治疗。促进瘢痕软化及塑型，防止瘢痕挛缩。

> **知识链接**
>
> 　　软组织损伤的康复治疗应针对患者的职业、年龄、生活状态等不同而有所区别，对于一般患者，康复治疗功能恢复的重点是恢复日常生活能力及工作能力。但对于专业运动员，除了要做到组织顺利愈合，还要做到尽快、尽好恢复患肢功能，针对某些运动素质、肌肉功能及柔韧性的特殊要求，进行专项运动所需要的平衡、协调性的训练，以便尽早恢复正常训练与比赛，即所谓 SAID（specific adaptation to imposed demand）原则。

　能 力 检 测

1. 什么是软组织损伤？
2. 软组织损伤有哪些常见症状和体征？
3. 软组织损伤有哪些常见治疗方法？

肌 筋 膜 炎

 案 例 引 导

　　患者，女性，47 岁，工人。自述腰背部酸痛半年，未经特殊治疗，近 2 天来感疼痛加重，肌肉僵硬伴沉重感，活动多有不利，疼痛多与天气变化有关，遇阴雨天气疼痛加重。晨起时疼痛加重，活动后缓解，过劳则疼痛加重。腰痛可向下肢传导,但不超膝。查体:腰部功能活动尚可,腰背部广泛压痛,两侧竖脊肌可触及肌肉紧张。辅助检查:X 线检查未见明显异常;实验室检查可见血清、抗"O"和血沉轻度偏高。问题:

  1. 请根据案例描述给出诊断。

  2. 可采用何种治疗?

  肌筋膜炎又称肌纤维组织炎、肌筋膜疼痛综合征,主要是肌肉和筋膜因无菌性炎症而产生粘连引起的一系列症状,以项背肌筋膜炎和腰背肌筋膜炎多见(图 9-1)。

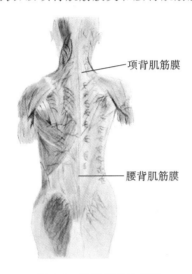

  项背肌筋膜

  腰背肌筋膜

图 9-1 背肌筋膜分布图

一、病因病理

  1. 慢性损伤   长期慢性劳损是本病的重要原因,如持续在不良姿势下工作(伏案低头工作),使肌肉长时间过度紧张、痉挛,在肌肉筋膜组织中产生变性、肥厚,形成纤维小结而引起较广泛的疼痛。

  2. 寒冷和潮湿   寒冷潮湿的环境,可使背部血液循环发生改变,血管收缩、缺血,从而造成局部纤维组织炎症。

  3. 精神因素   长期处于紧张状态可使肌肉张力增加,甚至痉挛,产生反射性深部疼痛过敏,经过疼痛—痉挛—疼痛的过程,使疼痛加重,形成恶性循环。伴有焦虑症的患者对疼痛的反应更敏感而强烈。

  4. 痛风和风湿性疾病   也可引起本病。

二、临床表现

  (1)多见于长期不良姿势的人群,如医生、会计、作家、老师等,其中又以中年女性多见。

  (2)颈、肩、腰部均可被侵犯。有广泛性,持续性酸胀痛,晨起较重,下午较轻。有特定的痛点,按压时一触即发产生剧烈疼痛,故称为激痛点。皮下可能触及条索状物。局限型患者则常为急性发病,用力牵伸及过劳能使疼痛加剧,可有局部肌肉痉挛。

  (3)棘突旁、椎旁、斜方肌、竖脊肌局部有压痛点。

（4）疼痛传导并不符合神经解剖分布，但可伴有自主神经系统症状。

（5）本病需要在排除其他疾患后才能确诊。对于中年女性病例必须排除潜在的风湿性疾病和甲状腺功能减退症。

三、治疗要点

（一）项背肌筋膜炎

1. 手法治疗

（1）松解手法　患者取坐位，医者站于患者背后，先用一指禅推法推颈项督脉及膀胱经，从上至下 3～5 遍，然后再拿揉项部肌筋 2～3 min，并配合颈项屈伸及旋转运动。

（2）解痉止痛法　先用拇指点压，按揉风府、风池、肩井、风门、肺俞、心俞等穴及痛点，以酸胀感为度，可解痉止痛。然后施拇指弹拨手法于肌痉挛处或痛点，每处弹拨 3～5 次，力达病所，可松解粘连，缓解肌痉挛。

（3）理筋整复法　先活动颈椎，颈椎屈伸、左右侧屈及旋转等活动，使关节滑利。然后采用颈胸椎微调手法。

（4）整理手法　㨰揉项背部，重点在斜方肌和菱形肌，反复 3～5 遍，然后拿揉斜方肌，提拿肩井 2～3 min，最后用小鱼际或空拳拳眼轻轻叩击项背部，直擦督脉和膀胱经。

2. 药物治疗　可口服吲哚美辛、布洛芬等解热镇痛药；外用狗皮膏、伤湿止痛膏等。

3. 针灸治疗　可取风池、肩井、天宗、臂臑、阿是穴等，艾灸及拔火罐疗效更佳。

4. 封闭治疗　可用 2% 利多卡因 2.5 mL 加曲安奈德 20 mg 行局部痛点封闭。

5. 中药熏蒸疗法　可使用行气活血、祛风散寒、通络止痛等中药，行项背部熏蒸。

6. 物理疗法　可选择超短波、红外线等方法治疗。

（二）腰背肌筋膜炎

1. 手法治疗　手法治疗的目的是解除肌肉痉挛，松解粘连，活血化瘀，舒筋活络，增加局部血循环，促进炎症吸收。

患者取俯卧位，医者用双手拇指或手掌按揉腰背部膀胱经及其主要腧穴如肾俞、命门等，㨰推及捏拿腰背部，自上而下反复操作，重点弹拨腰背部痛点，理顺肌筋，再推摩腰背部，擦痛点及封腰，拍打搓理腰背，结束手法。必要时可行斜扳、牵抖腰部。

2. 练功疗法　做腰背肌功能锻炼，增强肌力，可预防本病的发生，还可巩固治疗效果。可采用平板支撑等方法。

3. 药物治疗　可口服吲哚美辛、布洛芬等解热镇痛药；外用狗皮膏、伤湿止痛膏等。

4. 其他治疗　可行拔罐（走罐）、针灸、封闭、穴位注射等治疗方法，都有一定疗效。

（三）康复治疗

康复治疗的目标是缓解疼痛，松解粘连，改善生活质量。

（1）俯卧，用肘关节撑起上身，使腰肌肉完全放松，于最大位置保持一定时间或完成动作为 1 次；随着角度的增大，可逐渐增加强度改为俯卧伸肘支撑，练习腰椎后伸的活动每次持续 5 min，2～3 次/日；情况允许可进行俯卧位下"飞燕"练习。

（2）腹肌练习：仰卧起坐练习，半坐位练习。

（3）腰背部韧性练习：仰卧位，两上肢伸直，两下肢及臀部抬起，向头部屈曲和伸直，以背部支撑，维持 20～30 s，以肩部支撑，两下肢伸直，维持 20～30 s。

能力检测

1. 什么是肌筋膜炎?
2. 肌筋膜炎有哪些常见症状和体征?
3. 肌筋膜炎有哪些常见治疗方法?

肱骨外上髁炎

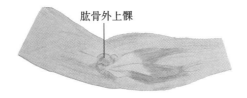
案例引导

患者,男性,30岁,初诊主诉右肘关节疼痛半年余,现疼痛加重,持物无力,经多方治疗效果不佳。患者从事木工行业,曾回忆半年前在工作时,右臂外展撞及肘部,当即感觉疼痛,没有在意,后来右肘部疼痛逐渐加重至今。查体:右肘关节处无红肿,活动自如,肱骨外上髁有压痛,前臂旋转活动时患处疼痛,其余正常。问题:

1. 请根据案例描述给出诊断。
2. 请结合病情给出治疗方案。

本病是由于各种急慢性损伤造成肱骨外上髁周围软组织的无菌性炎症,以肘外侧疼痛、压痛局限为主要临床特征,又称肱骨外上髁症候群、肱桡关节外侧滑囊炎、网球肘等。

一、病因病理

起于肱骨外上髁部的有桡侧腕长伸肌、桡侧腕短伸肌、肱桡肌、旋后肌等,主要功能为伸腕、伸指,其次使前臂旋后。腕背伸或前臂旋外过度都会使附着于肱骨外上髁部的腕伸肌腱、筋膜受到牵拉而致伤。肱骨外上髁作为前臂伸肌总肌腱的起点(图9-2),若反复受到牵拉,会造成累积性损伤,出现局部软组织无菌性炎症。

肱骨外上髁

图 9-2　肱骨外上髁炎

二、临床表现

(1) 患者常有急性损伤或慢性劳损病史。

(2) 多见于从事特殊职业或工种的人,如手工劳作者、家庭主妇等。

(3) 症状往往逐渐出现,初期为做某一动作时肘外侧疼痛,休息后缓解,以后疼痛转

Note

为持续性,轻者不敢拧毛巾,重者提物时有突然"失力"现象。

（4）一般在肱骨外上髁部有局限性压痛点,压痛可向桡侧伸肌总腱方向扩散。

（5）局部多无红肿,肘关节屈伸活动一般不受影响,但有时前臂旋前或旋后时局部伴有疼痛。

（6）晨起时肘关节有僵硬现象,部分患者每在肘部劳累、阴雨天时疼痛加重。

（7）Mill 征阳性,即前臂稍弯曲,手半握拳,腕关节尽量掌屈,前臂旋前,再将肘伸直,此时肱骨外上髁处明显疼痛。

（8）X 线检查一般无异常表现,病程长者可见骨膜反应,肱骨外上髁附近少量钙化点。

三、治疗要点

症状轻微者,给予适当休息,避免剧烈活动,配合理疗及药物治疗可明显缓解疼痛。

（一）手法治疗

1. 拿揉法 从肱骨外上髁处向远端拿揉前臂伸肌群 5～10 遍。

2. 弹拨法 从肱骨外上髁处向远端弹拨前臂伸肌群 5～10 遍。

3. 捋筋法 以肱桡关节后侧、肱骨外上髁、曲池穴为起点,分三条线向远端捋顺肌筋各 3～5 遍。

4. 摇法 顺时针、逆时针摇肘关节,同时做前臂旋前或旋后运动各 3 圈,最后拉伸肘关节。

5. 擦法 以肱骨外上髁处为中心擦法结束治疗。

（二）药物治疗

可外敷消肿止痛膏或用海桐皮汤煎水熏洗;口服布洛芬等解热镇痛药。

（三）针灸治疗

可在肘部周围行三棱针放血治疗

（四）小针刀治疗

在肱骨外上髁处确定最痛点,小针刀纵行剥离、松解粘连。

（五）局部封闭治疗

可用 2% 利多卡因 2.5 mL 加曲安奈德 20 mg 行局部痛点封闭。

（六）功能锻炼

急性期可适当制动,待疼痛明显缓解后逐步开始肘关节功能锻炼,每日主动行握拳、屈肘、旋前、用力伸直出拳等运动。

（七）手术疗法

对于非手术治疗无效或疗效不佳,症状较严重者,可考虑手术治疗。

（八）康复治疗

网球肘治疗目标是缓解疼痛,减少肌腱周围粘连形成,恢复肘关节活动度,恢复肌力,避免再次复发。

康复训练由肌肉放松、被动牵伸、主动对抗三部分内容组成。

（1）肌肉放松训练首先让患者做经常导致患部疼痛的前臂肌肉收缩动作,然后放松,反复多次,让患者充分感受紧张与放松的区别,感受疼痛的原因。

（2）被动牵伸训练让患者保持患肢放松状态,由医者一手握住并固定肘关节,一手握住手掌,缓慢、轻柔做腕屈动作,其间患者会感到前臂肌肉有牵伸伸长感觉,然后回复正常位,反复多次,以患者感觉患部轻松时结束。如果某些患者情况特殊,手掌腕屈到最大角度仍未感到伸腕肌被牵伸,可以鼓励患者做前臂肌肉收缩动作,与医者做静力性的对抗,保持对抗直到前臂肌肉有伸长感觉。

（3）主动对抗训练是医者给予患肢一定的负荷,让患肢进行静力性或动力性的力量对抗训练。运动康复疗法可以使前臂伸腕肌的肌肉放松,恢复前臂伸腕肌肌肉正常的生理功能,减少肱骨外上髁炎复发的可能性。

知识链接

　　急性期以减轻炎症和疼痛为目的,可用相应的伸腕矫形器、网球肘固定矫形器。网球肘固定矫形器佩戴在肘以远 2～3 cm 处,减少屈腕肌群肌腱的应力,除睡觉、洗澡外,应当持续使用,并使肘休息,减少持重和运动;伸腕矫形器适用于严重的肱骨外上髁炎患者,短时间使用,放松伸腕肌腱的张力。

能力检测

1. 什么是肱骨外上髁炎?
2. 肱骨外上髁炎有哪些常见症状和体征?
3. 肱骨外上髁炎有哪些常见治疗方法?

跟　腱　炎

案例引导

　　患者,男性,43 岁。平时喜欢踢足球,每周最少一次,已经坚持 20 余年。1 年多前踢球时开始出现左脚后跟疼痛不适,起初没有注意,仍然坚持踢球。越来越严重,不仅剧烈运动时疼痛,就连走路稍快点,或者脚后跟稍发力也会感觉疼痛。平时早上起来总感觉脚后跟紧绷不适感,硬拉会有疼痛,慢慢活动后症状有所缓解。有时甚至感到脚后跟像被撕裂一样。有压痛,穿稍紧点的鞋疼痛加重,已严重影响正常的生活。问题:

　　1. 请根据案例描述给出诊断。

　　2. 可采用何种治疗?

　　跟腱炎是由于跟腱急慢性劳损后形成跟腱及其周围的无菌性炎症。在运动过程中,小腿腓肠肌和跟腱承受了反复过度牵张力导致。另外,突然增加锻炼强度或频率也常会引起跟腱炎。多见于运动员和参加军事训练的人。

一、病因病理

跟腱是由连接小腿后方肌群与跟骨的带状肌腱纤维组成,张力通过肌肉收缩传递到

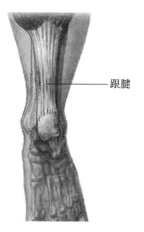

跟腱。由于跟腱的横断面较肌肉组织小,为 1∶60 左右,故而跟腱组织负担的单位张力远高于肌肉。当跟腱在短时间内承受的压力过大时,可能会发生劳损、细微挫伤或撕裂,进而出现无菌性炎症(图 9-3)。

跟腱

图 9-3　跟腱炎发病区域

二、临床表现

(1)患者常有跑步或弹跳过频等损伤病史。

(2)常见症状为脚跟后面或小腿的下段疼痛。

(3)疼痛以酸痛为主,走路、劳累、受凉和晨起后加重,休息、热敷后疼痛减轻。

(4)急性期可伴跟腱肿胀、皮肤发红、皮温升高;慢性期跟腱疼痛或僵硬多发生于清晨起床时,行走尤其是爬山及上楼梯会感觉疼痛加重。

(5)X 线平片可排除其他可能引起跟腱处疼痛的疾病。慢性期可在跟腱周围见到明显钙化灶。

三、治疗要点

(一)手法治疗

1. 擦揉法　患者俯卧,小腿及足踝部垫枕,医者以擦法自小腿后部承山穴向下擦至跟腱,手法宜由轻渐重,以有明显酸胀感为宜,反复 3～5 次。

2. 按揉法　患者侧卧,先以轻柔手法按揉小腿腓肠肌及跟腱 3～5 次,力量逐渐加重,再提拿跟腱 3～5 次。

3. 提拿法　接上式,提拿跟腱 3～5 次。

4. 擦法　以跟腱为中心擦法结束治疗。

(二)药物治疗

可外敷消肿止痛膏或用海桐皮汤煎水熏洗;口服布洛芬等解热镇痛药。

(三)针灸治疗

可取太溪、足三里、阳陵泉等穴位,用太溪透昆仑、足三里透绝骨针法。

(四)局部封闭治疗

可用 2% 利多卡因 2.5 mL 加曲安奈德 20 mg 行局部痛点封闭。

(五)康复治疗

(1)可在 10 cm 高箱子上或踏板上做足趾着地训练,一旦可做足最大跖屈时,换另一足,而该足做背伸训练。

(2)如患者不能完全负重,可做水疗,使用水下棒以便抬高身体,水深开始可置于肩高位,有改善后则置于腕高位。

知识链接

支撑垫治疗可以抬高脚踝,以减少对跟腱的拉伸。

Note

能力检测

1. 什么是跟腱炎？
2. 跟腱炎有哪些常见症状和体征？
3. 跟腱炎有哪些常见治疗方法？

复合性区域性疼痛综合征

案 例 引 导

　　患者，男性，20 岁。因手部难以忍受的疼痛 20 天，以腕管综合征收入院。20 天前右腕部发生轻度的挤压性外伤，当时腕部轻度肿胀、疼痛，但可忍受，无开放性伤口，手与腕部活动无明显受限，故未引起重视，亦未诊治。1 周后右手部疼痛逐渐加重，为难以忍受的抽痛与痉挛性疼痛，疼痛没有明显的神经分布区，但可因情绪刺激或周围环境的变化而加重。在当地医院行手与腕部 X 线检查未发现异常，予对症治疗无效，患者提出截肢治疗遂入我院。查体：发育及营养中等，表情冷漠、痛苦。右手萎缩，弥漫性水肿，关节僵硬，主动活动受限，皮肤颜色微红，皮温较左手稍低，患手感觉过敏，呈典型手套样分布，尺、桡动脉搏动正常。手部 X 线检查示右手五指均有斑片状骨质疏松。放射核素骨扫描显示延迟期图像中弥漫性摄入增强。问题：
　　1. 请根据病案描述给出诊断。
　　2. 请给出治疗方案。

　　复合性区域疼痛综合征（complex regional pain syndromes，CRPS）是指继发于肢体损伤后的一种慢性神经性病理疼痛，伴随有自主神经功能紊乱、运动功能低下、组织营养异常等症状的临床综合征。临床将其分为两型：Ⅰ 型又称反射性交感性肌萎缩或反射性交感神经营养不足综合征，无外周神经损害；Ⅱ 型又称灼性神经痛，有明确外周神经损伤史。

一、病因病理

　　目前对于 Ⅱ 型 CRPS 的病因比较明确，各种因素如枪伤、医源性损伤、切割伤、带状疱疹等凡能引起外周大神经损伤的病因，都可能导致 Ⅱ 型复杂区域疼痛综合征的发生，出现局部持续烧灼样疼痛。Ⅰ 型 CRPS 的病因十分复杂，目前尚未明确。各种类型外周软组织损伤、韧带拉伤、手术、骨折等均能够引起 Ⅰ 型 CRPS。

二、临床表现

国际疼痛学会在 2005 年改进了原有诊断标准，确立了新的 Budapest 标准。
（1）与原发伤害性不成比例的自发持续性疼痛。
（2）必须建立下列临床表现中的 1 项且查体时至少有 1 项体征才能建立临床诊断：

Note

①剧痛、痛觉过敏或者感觉减退。

②血管运动即舒缩功能异常,皮肤温度或者颜色的改变不对称。

③异常出汗或者水肿(图 9-4)。

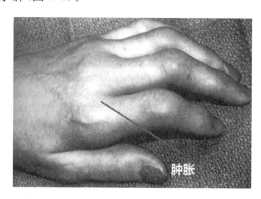

图 9-4　水肿

④肢体关节活动范围减小、运动障碍或者皮肤、毛发、指甲的萎缩(图 9-5)。

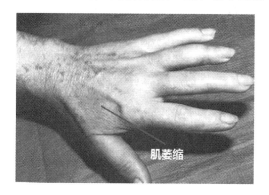

图 9-5　肌肉萎缩

(3)没有其他诊断能够更好地解释患者的临床表现。

(4)Ⅱ型 CRPS 有外周交感神经损伤史,交感神经阻滞试验常为阳性。

三、治疗要点

对 CRPS 患者的治疗目的主要是减轻患者的疼痛,改善患者的肢体功能,并保持正常健康的心理状态。

(一)药物治疗

目前治疗 CRPS 的一线药物主要为加巴喷汀与普瑞巴林等非甾体类抗炎药。糖皮质激素治疗可以抑制 CRPS 发病过程中炎性介质的产生,在临床应用中可取的较好效果。

(二)交感神经阻滞

分为星状神经节阻滞和腰交感神经阻滞两种。前者用于身体上肢及颈丛、臂丛支配范围内的 CRPS,后者用来治疗下肢的 CRPS。我们可以用注射药物(如利多卡因)和脉冲射频以达到治疗效果。

(三)中医药治疗

根据患者具体情况辨证论治,对"不通则痛"者,应养血活血,祛邪通络。"不荣则痛"

者应以扶正补虚为主,兼以祛邪通络。也可在疼痛局部施展传统中医按摩手法并加强主、被动功能锻炼。

（四）手术疗法

CRPS患者通过长期保守治疗无效的情况下,可以选择进行手术治疗,尤其是Ⅱ型CRPS患者。如伴有神经卡压症状可行神经解压术。

（五）康复治疗

物理治疗是CRPS的一线治疗和基础,具体方法包括局部脱敏感化、冷疗及热疗、水浴疗法、柔韧性训练、等长肌力训练、关节活动度训练、等张肌力训练和有氧训练等。

知识链接

　　心理治疗能帮助患者在一定程度上缓解疼痛,尤其是Ⅰ型CPRS患者,临床症状与心理因素有着一定关系。同时通过心理安慰,尤其是早期介入能帮助患者消除恐惧、焦虑的心理,帮助患者战胜疾病的信心,积极参与各项治疗。

能 力 检 测

1. 什么是复合性区域性疼痛综合征?
2. 复合性区域性疼痛综合征有哪些常见症状和体征?
3. 复合性区域性疼痛综合征有哪些常见治疗方法?

第二节　腕管综合征、尺神经肘管综合征

学 习 目 标

　　掌握:腕管综合征的治疗目的及其物理治疗,尺神经肘管综合征的治疗目标及其物理治疗。

　　了解:腕管综合征的一般治疗,腕管综合征的手术治疗,腕管综合征的预防,尺神经肘管综合征的一般治疗。

腕管综合征

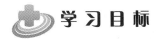

案 例 引 导

　　患者,女性,35岁。自10年前出现双手麻木,主要集中于拇食中三指,以握持、气温变化或长时间工作后较为明显,活动有轻微受限,症状发作时间不定,

Note

曾以对症治疗,症状反复。近来两年症状出现加重,麻木时间及对活动影响加重,遂来院治疗。问题:

    1. 请根据案例描述给出诊断。

    2. 可采用何种治疗?

腕管综合征是指由于腕管内容积减少或压力增高,使正中神经受压而引起运动、感觉和自主神经功能紊乱等一系列症候群,又称正中神经挤压征、腕管狭窄症。

一、病因病理

(一)腕管内压力增大

长期反复用力进行手腕部活动可使腕部发生慢性损伤,在掌指和腕部活动中,指屈肌腱和正中神经长期与腕横韧带来回摩擦,引起肌腱、滑膜的慢性损伤性炎症,肌腱、滑膜水肿使管腔压力增高,正中神经受压(图 9-6)。

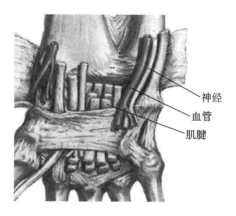

神经

血管

肌腱

图 9-6　腕管解剖

(二)腕管容积减小

腕部的创伤,如骨折、脱位、扭伤、劳损、桡骨下端骨折畸形愈合等都可使腕管内腔缩小,腕横韧带的增厚亦可使腕管缩小,压迫正中神经。

(三)腕管内容物增多

如常见的腱鞘囊肿、脂肪瘤、钙质沉着等。

二、临床表现

(1)中年患者居多,女性多于男性,以单侧多见。

(2)起病缓慢,患手桡侧三个半手指感觉异常,麻木、刺痛,可向前臂乃至上臂、肩部放射,夜间疼痛加剧,影响睡眠。手腕温度增高时,疼痛更加明显。

(3)持续用手劳动后出现手指感觉异常,但运动障碍不明显。

(4)有时拇指外展、对掌无力,握力减弱,动作不灵活,握物持物时,偶有突然失手的情况。

(5)后期可出现大鱼际肌萎缩、皮肤干燥脱屑、指甲脆变等现象。

(6)屈腕试验阳性:屈腕同时压迫正中神经 1～2 min,麻木感加重,疼痛可放射至中指、食指。本试验需两侧对比。

（7）叩击试验阳性：轻叩腕管正中神经，正中神经分布的手指可有触电样刺痛。

（8）神经电生理检查可有正中神经损害表现。

三、治疗要点

（一）手法治疗

（1）患者取坐位，将患手伸出，掌心向上置于治疗桌上放松。

（2）医者先用拇指点按患者合谷、劳宫、鱼际、内关等穴，以局部出现酸胀为度，每穴半分钟。

（3）用一指禅推法在前臂至手沿心包经往返治疗 3 min，重点在鱼际穴。

（4）用小鱼际擦法在患者鱼际、手指掌及前臂至肘往返治疗 3 min，手法宜先轻后重，并掌揉前臂及掌指部 2 min。

（5）用捻法在拇指、食指、中指操作 2 min，拔伸腕关节 1 min，力量逐渐增加，在拔伸基础上摇患腕 10 圈。

（6）最后以擦法结束，以腕掌指部发热为度。

（二）药物治疗

可外敷消炎止痛膏或用海桐皮汤煎水熏洗；口服布洛芬等解热镇痛药。

（三）针灸治疗

可取阳溪、外关、合谷、劳宫等穴进针，得气后留针 15 min，每日或隔日 1 次。也可用艾炷灸在腕管周围连续施灸 10～20 min，以局部发红为止。每日施灸 2 次，5 次为 1 疗程。

（四）穴位注射疗法

在腕部取阿是穴、大陵、阳池、内关等穴，使用骨维液注入穴位。每 3 日 1 次，10 次为 1 个疗程。

（五）局部封闭治疗

可用 2％利多卡因 2.5 mL 加曲安奈德 20 mg 行局部痛点封闭。

（六）功能锻炼

治疗早期双手限制活动，用纸板或铝板将腕部固定于中立位，后期以抓空练习法适度锻炼。疼痛缓解后除练习各指屈伸动作外，应逐步加强腕屈伸及前臂旋转活动的练习，以防止废用性肌萎缩和粘连。

（七）手术疗法

经保守治疗无效者，可行传统手术或关节镜下切开腕横韧带以减压。

（八）康复治疗

腕管综合征的治疗目标是缓解疼痛，恢复腕关节活动度，恢复肌力，改善活动。

（1）腕管综合征的患者需要避免进行引起或加重症状的动作，对于较严重的患者可以使用手休息夹板（resting hand splint）限制腕手的活动，症状减轻时停止使用。

（2）注射治疗联合应用腕管综合征矫形器治疗，80％的患者症状暂时减轻。利用矫形器控制腕关节，即晚上休息时将腕关节置于中立位；白天工作时将腕关节置于功能位。

（3）疼痛缓解后进行腕关节的自我牵伸，改善关节活动度训练（可通过拧毛巾、拧瓶盖等动作完成),腕关节屈曲、伸展、尺侧偏、桡侧偏抗阻训练,并进行手指掌握训练。

 能 力 检 测

1. 什么是腕管综合征?
2. 腕管综合征有哪些常见症状和体征?
3. 腕管综合征有哪些常见治疗方法?

尺神经肘管综合征

案 例 引 导

患者,男性,55 岁。因右环指及小指无力,伴麻木 1 个月来我院就诊。查体:右环指及小指掌指关节过伸,指间关节屈曲,呈爪状指畸形。尺侧一个半手指皮肤感觉减退,尺神经沟处尺神经叩击征阳性,触诊略变硬。腕部尺侧压痛及叩痛阳性,屈腕时疼痛加剧,并向环指及小指放散。右环指和小指夹持试验阳性,骨间肌轻度肌萎缩。X 线片显示:右尺骨鹰嘴尺侧缘骨质增生,右尺骨远端骨质增生。问题:

1. 请根据案例描述给出诊断。
2. 可采用何种治疗?

肘管综合征是最常见的周围神经卡压综合征之一,其发病率仅次于腕管综合征。肘管位于肘后内侧,肱骨内上髁后方,管腔呈尖向下的漏斗形。其内容物主要为尺神经、尺侧上副动脉或尺侧后返动脉。尺神经下行通过此管,在管内常发生卡压,称为肘管综合征(图 9-7)。

一、病因病理

(一)肘管综合征发生的解剖学基础

(1)肘关节处于伸直位时,肘管的容积最大,当肘关节完全屈曲时,肘管的容积减少 55%。

(2)肘关节屈曲时尺神经以肱骨内侧髁为中心向远近端拉长,尺神经紧贴内侧髁向内后方滑动。

(3)肘管的近端外侧和远端内侧均存在少量肌肉组织,部分肘管弓状韧带内含肌纤维。

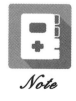

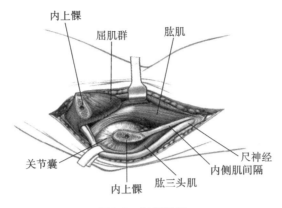

图 9-7　肘管解剖

（二）致病因素

由于肘管有以上的解剖学特点,当肘管处发生以下原因时,易发生尺神经卡压而出现相应症状。

（1）由肘部骨折脱位、骨赘形成所致的创伤性神经炎。

（2）骨性纤维管管腔狭窄使神经受到慢性压迫或肘外翻使神经受到过度牵拉所致的慢性缺血性创伤和劳损。

（3）占位性病变,包括骨、关节及软组织肿瘤和肿瘤样病变。

（4）先天性畸形。

二、临床表现

（1）有慢性劳损史、肘关节外伤史和手术史。

（2）多发生于 50 岁左右,男性多于女性,症状呈渐进性加重。

（3）环指、小指感觉异常,小鱼际肌有萎缩,手指外展功能(骨间肌、小指展肌)受限,环指、小指指深屈肌肌力下降,肘以下前臂上部肌肉萎缩,神经沟内尺神经压痛。

（4）屈肘试验阳性:患者上肢自然下垂,患侧上肢屈曲 120°,保持 3 min,尺侧一个半手指麻木、异常感觉出现或加重。

（5）在尺神经沟内可触及增粗的尺神经,肘管周围压痛并可触及疤痕组织。

（6）肌电图检查和神经传导速度测定可有助于诊断,可将肘管综合征分为三度:

①轻度:感觉障碍,刺痛或麻木,自觉乏力,精细动作不灵,屈肘试验阳性。

②中度:感觉障碍,手部肌肉萎缩,可测出患侧手夹握力减弱,屈肘试验阳性。

③重度:感觉障碍,手部肌肉严重萎缩,爪形手,屈肘试验阳性。

三、治疗要点

确诊后可行保守治疗,指导患者在生活中避免长期屈肘,睡眠时可使用伸展位夹板,也可将毛巾或枕头固定于肘部,限制睡眠期间的肘关节屈曲活动。

（一）针灸治疗

可取青灵、少海、灵道等穴进针,得气后留针 15 min,每日或隔日 1 次。也可用艾炷灸在肘管周围连续施灸 10～20 min,以局部发红为止。每日施灸 2 次,5 次为 1 个疗程。

（二）穴位注射疗法

在肘部取阿是穴、少海等穴,使用骨维液注入穴位。每 3 日 1 次,10 次为 1 个疗程。

（三）局部封闭治疗

可用 2% 利多卡因 2.5 ml 加曲安奈德 20 mg 行局部痛点封闭。

（四）手术疗法

经保守治疗无效者，可行减压术、内上髁切除术、皮下前移术、肌肉前移术、肌下前移术。

（五）康复治疗

1. NMES 神经肌体仪治疗　有镇痛，促进受损尺神经生长，加速神经恢复，改善组织内部营养状况等作用。每日两到三次，每次 30 min。五天一个疗程，可连续治疗十个疗程。

2. 超声波治疗　多采用阿是聚焦超声治疗，松解粘连，改善组织代谢，镇痛效果都较明显。手术伤口闭合后，每天两次，每次 20 min。五天一个疗程，五个疗程可见明显长期效果。

知识链接

目前最常用的手术方法是尺神经松解联合尺神经前置术。

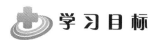

能 力 检 测

1. 什么是肘管综合征？
2. 肘管综合征有哪些常见症状和体征？
3. 肘管综合征有哪些常见治疗方法？

第三节　腱鞘及滑膜疾病

学 习 目 标

掌握：腱鞘炎的定义、病理及临床表现、治疗要点，腱鞘囊肿的定义、病理及临床表现、治疗要点。

了解：髌前滑囊炎的定义、病理及临床表现、治疗要点。

腱　鞘　炎

 案 例 引 导

患者，女性，32 岁，教师。以"右腕外侧疼痛 1 周，加重 2 天"来诊。患者自大学毕业即从事教师工作,每天批改作业和备课时间较长。家中有一学龄前儿童,平素由其抚育时间较多。1周前带小孩外出游玩过程中出现哭闹,主要由其负责搂抱安抚,晚间即出现右腕外侧疼痛,拇指活动时疼痛加剧,持物时乏力、疼痛加重,休息后可缓解。查体:右腕部无红肿,桡骨茎突部可触及一结节状轻微隆起,局部压痛明显;右握拳尺偏试验阳性。问题:

1. 请根据案例描述给出诊断。
2. 可采用何种治疗?

　　腱鞘炎是指腱鞘因机械性摩擦而引起的慢性无菌性炎症改变。腱鞘分为两层,外层为纤维性鞘膜,内层为滑液膜(图9-8)。在日常生活和工作中,由于频繁活动引起过度摩擦,可使腱鞘出现充血、水肿、渗出等无菌性炎症反应。反复出现可引起局部粘连、变形变性。临床表现为局部疼痛、压痛及关节活动受限等。常见部位是手指或拇指屈肌纤维腱鞘的起始部、桡骨茎突处拇短伸肌腱及拇长展肌腱的腱鞘。

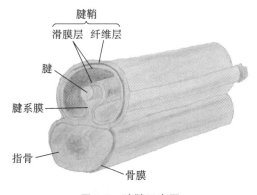

图 9-8　腱鞘示意图

手指屈肌腱腱鞘炎

　　手指屈肌腱腱鞘炎又称扳机指或弹响指。本病可发生于不同年龄。多见于妇女及手工劳动者。亦可见于婴儿及老年人。任何手指均可发生,但多发于拇指、中指及环指。

一、病因病理

　　发病部位在掌骨头相对应的指屈肌腱纤维鞘管的起始部。此处由较厚的环形纤维性腱鞘与掌骨头构成相对狭窄的纤维性骨管(图9-9)。指屈肌腱通过此处时受到机械性刺激而使摩擦力加大,加之该部掌骨头隆起,手掌握物时,腱鞘受到硬物与掌骨头两方面的挤压损伤,逐渐形成环形狭窄。指屈肌腱亦变性形成梭形或葫芦形膨大,因而通过困难,引起患指屈伸活动障碍和疼痛。小儿屈肌腱狭窄性腱鞘炎多为先天性。

二、临床表现

　　(1)起病多较缓慢,早期在掌指关节掌侧局限性酸痛,晨起或工作劳累后加重,活动稍受限,逐渐发展,疼痛可向腕部及手指远侧放散。

　　(2)随着腱鞘狭窄和肌腱变性增粗的逐渐发展,肌腱滑动时通过越来越困难,手指屈伸时便产生扳机样动作及弹响。

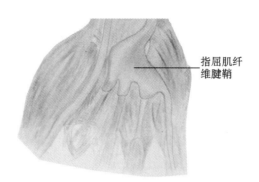

指屈肌纤维腱鞘

图 9-9　手指屈肌腱示意图

（3）严重时手指不能主动屈曲或交锁在屈曲位不能伸直。

（4）检查可见患指掌骨头掌侧皮下可触及一结节状物,手指屈伸时可感到结节状物滑动及弹跳感。有时有弹响。

（5）局部明显压痛。如狭窄严重时,手指多固定于伸直位不能屈曲或固定于屈曲位不能伸直。

三、治疗要点

早期或症状较轻者,当减少手部活动,尤其是患指的屈伸活动。

（一）手法治疗

（1）患者取坐位,将患手伸出,掌心向上置于治疗桌上放松。

（2）医者右手拇指及食指捏住患指掌骨基底部,右手拇指及食指捏持其指间关节,向相反方向牵引。

（3）此时医者以右中指尖向上顶推患指掌骨远端掌侧,并屈曲掌指关节。

（4）该治疗每日 1 次,每次 20 min。

（二）药物治疗

可外敷消炎止痛膏或用海桐皮汤煎水熏洗;口服布洛芬等解热镇痛药。

（三）针灸治疗

可用艾绒做成麦粒大小,置于患者压痛最敏感处点燃,每次 3～5 壮,每周 3 次,1～2 周为 1 疗程。

（四）局部封闭治疗

可用 2% 利多卡因 2.5 mL 加曲安奈德 20 mg 行局部痛点封闭。

（五）小针刀疗法

保守治疗无效者,用小针刀行腱鞘松解术。

（六）手术疗法

非手术治疗无效者或反复发作腱鞘已有狭窄者,应采用指屈肌腱鞘切开术。

桡骨茎突狭窄性腱鞘炎

桡骨茎突部位的肌腱在腱鞘内长期过度摩擦或反复损伤后,滑膜呈现水肿、渗出增加、增厚等炎性变化,引起腱鞘管壁增厚、粘连或狭窄,称为桡骨茎突狭窄性腱鞘炎。

一、病因病理

桡骨茎突部有一窄而浅的骨沟，上面覆以腕背侧韧带，形成一纤维性鞘管，拇长展肌腱和拇短伸肌腱通过此鞘管后折成一定角度分别止于拇指近节指骨和第 1 掌骨（图 9-10）。因此肌腱滑动时产生较大的摩擦力，当拇指及腕部活动时，此折角加大，从而更增加肌腱与鞘管壁的摩擦，久之可发生腱鞘炎。鞘管壁变厚，肌腱局部变粗，逐渐产生狭窄症状。女性的折角大，发病率较男性高。女与男之比为 6：1。另外，有时鞘管内有迷走肌腱存在，这种解剖变异，亦可产生狭窄性腱鞘炎的症状。

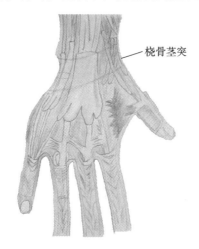

　　　　　　　　　　　　　　　　　桡骨茎突

图 9-10　腕部肌腱示意图

二、临床表现

（1）起病多缓慢，逐渐加重，也有突然发生症状者。

（2）主要表现为桡骨茎突部局限性疼痛，可放射至手、肘或肩臂部，活动腕部及拇指时疼痛加重。

（3）有时伸拇指受限。

（4）检查时桡骨茎突处明显压痛，局部皮下可触及一硬结。

（5）握拳尺偏试验阳性：嘱患者拇指屈于掌心，其余四指紧握其上，然后腕向尺侧倾斜可产生剧痛。

三、治疗要点

发病早期或症状较轻者应尽可能减少手部活动，如洗衣、拧毛巾等。

（一）手法治疗

（1）患者取坐位，将患手伸出，前臂中立位置于治疗桌上放松。

（2）医者右手从前臂中段沿桡侧向远端拿捏相应软组织，反复 3～5 遍。

（3）医者右手从前臂中段沿桡侧向远端弹拨相应软组织，注意力量不能太大，反复 3～5 遍。

（4）在患手部做拇指拔伸及捻转，反复 3～5 遍。

（5）做腕关节摇法，正反各 3 圈，最后抖动腕关节。

（6）该治疗每日 1 次，每次 20 min。

Note

（二）药物治疗

可外敷消炎止痛膏或用海桐皮汤煎水熏洗；口服布洛芬等解热镇痛药。

（三）针灸治疗

可取阿是穴、阳溪、列缺、合谷等穴进针，得气后留针 15 min，每日或隔日 1 次。可用艾绒做成麦粒大小，置于患者压痛最敏感处点燃，每次 3～5 壮，每周 3 次，1～2 周为 1 个疗程。

（四）局部封闭治疗

可用 2％利多卡因 2.5 mL 加曲安奈德 20 mg 行局部痛点封闭。

（五）小针刀疗法

保守治疗无效者，用小针刀行腱鞘松解术。

（六）手术疗法

非手术治疗无效者，可在局麻下行狭窄腱鞘切开术。

（七）康复治疗

桡骨茎突狭窄性腱鞘炎的治疗目标是缓解疼痛，恢复手指活动。

（1）温柔地主动或被动活动拇指和手腕，预防关节挛缩和肌腱粘连。

（2）术者一手托扶患肢，另一手于患处做轻柔按摩、揉捏，同时旋转腕部，然后弹拨肌腱 3～5 次，最后将拇指伸屈外展数次，并向远心端牵伸。

（3）施法时需缓慢稳妥，隔日 1 次，疼痛缓解后进行桡骨茎突狭窄性腱鞘炎的主动牵伸训练。

知识链接

　　辅具治疗：佩戴拇指固定的腕手矫形器，以尽量减少腕部和手部的活动，限制拇指的活动，尤其要避免长时间屈曲拇指间关节、拇指用力捏或者反复活动。矫形器的制作要求：腕关节背伸 15°～20°，桡偏 15°，拇指外展 30°，不固定拇指指间关节。固定时间 6～8 周，开始 2 周全天佩戴，以后改为晚上佩戴。根据病情的变化，戴矫形器的时间还可以适当延长。

能 力 检 测

1. 什么是腱鞘炎？
2. 手指屈肌腱腱鞘炎和桡骨茎突狭窄性腱鞘炎在症状和体征中有哪些区别？
3. 手指屈肌腱腱鞘炎和桡骨茎突狭窄性腱鞘炎有哪些常见物理治疗方法？

腱 鞘 囊 肿

案 例 引 导

　　患者，女，25 岁。因右腕关节肿物半年来我院就诊。半年前患者无意间发现右腕关节处有一发米粒大小肿物，当时因无任何症状，未处理；现右腕关节处肿物逐渐增大且右腕关节活动疼痛,影响日常生活,遂来我院就诊。查体:右腕关节背侧处可见一凸起肿物约鸡蛋黄大小,活动度稍差,触疼(—);右腕活动疼痛,右手末梢血运及感觉可。问题:

    1. 请根据案例描述给出诊断。

    2. 可采用何种治疗?

腱鞘囊肿是发生于关节附近或腱鞘内的囊性肿物,腕背侧最常见,内含无色透明或微呈白色、淡黄色的黏稠液。

一、病因病理

发病原因不明。目前多数人认为,是关节囊、韧带、腱鞘上的结缔组织因局部营养不良,发生退行性变形成囊肿。部分病例与外伤有关。腱鞘囊肿的囊壁为致密的纤维结缔组织,囊壁内无衬里细胞,囊内为无色透明胶冻黏液,囊腔多为单房,也有多房者。囊肿与关节囊或腱鞘密切关联,有人认为囊腔与关节腔或腱鞘滑膜腔相通,有人则认为只是根部相连,并不相通。

二、临床表现

(1)腱鞘囊肿可发生于任何年龄,但多见于青年及中年,女性多于男性。

(2)最多见于腕背,其次是腕掌手掌指掌和足背,膝关节两侧及腘窝亦可发生。

(3)囊肿的生长多较缓慢,也有突然发现。少数可自然消失。以后可再长出。

(4)部分病例除局部肿物外,无自觉不适,多数病例有局部胀痛或不适,手掌侧的囊肿握物时有挤压痛。

(5)检查时可摸到一外形光滑、张力较大的包块,有轻度压痛,有囊样感或波动感。张力大时,包块有时被误认为骨突(图9-11)。

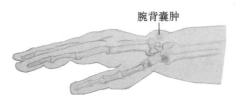

图 9-11 腱鞘囊肿

(6)在腕掌侧或手掌部的腱鞘囊肿,可压迫尺神经或正中神经,而出现感觉运动障碍。

三、治疗要点

(一) 手法治疗

对囊壁较薄者,可用指压法压破囊肿,使囊肿内容物散入皮下,然后用绷带加压包扎,固定患处1周。

(二) 三棱针疗法

局部常规消毒,用三棱针从囊肿最高点迅速刺入,起针后再囊肿四周加以挤压,使囊肿内容物散入皮下,然后用消毒敷料加压包扎1周。

（三）手术疗法

囊肿摘除术为常用的可靠方法,宜在止血带下进行,采用局部麻醉。

（四）康复治疗

行指压法或手术清除囊肿内容物后可早期进行腕关节、掌指关节、指间关节及踝关节的功能锻炼。

1. 腕关节 两手掌用力相对使前臂放于胸前,练习腕背伸;两手背相对则练习掌屈。

2. 掌指及之间关节 用力握拳和伸直,使 2～5 指各关节完成屈曲,以指尖能达掌横纹为宜。

3. 踝关节 一手握患足的跖趾部,另一手握小腿下段,然后用力进行踝关节的背伸、跖屈、内翻、外翻锻炼,也可反复练习下蹲并起立。

 能 力 检 测

1. 什么是腱鞘囊肿?

2. 腱鞘囊肿有哪些常见症状和体征?

3. 腱鞘囊肿有哪些常见治疗方法?

髌前滑囊炎

位于髌骨前方的滑囊有三,即髌前皮下滑囊(在皮下与深筋膜之间)、髌前筋膜下滑囊(在阔筋膜与股四头肌腱之间)、髌前肌腱下滑囊(在股四头肌与髌骨之间)。髌前滑囊炎多见于皮下囊。由于反复摩擦、挤压、碰撞等机械因素均可引起。常见于跪着工作或洗衣的妇女,国外称本病为"女仆膝",也可因急性损伤而发病。

主要表现为髌前局限性肿块,触之有波动感,柔软,界限清楚,有轻度疼痛或无痛,膝关节功能不受限。

治疗应首先查明原发性疾病,并针对原发疾病加以适当处理。急性期的治疗,包括患者膝关节中立位制动休息,理疗,针灸及拔火罐等。也可采用囊内穿刺抽液并注入醋酸氢化可的松 1 mL,并加压包扎。如果非手术治疗无效,可行手术切除。如有感染,应引流及使用抗菌药。

> **医学思政金句**
>
> 1. 进则救世,退则救民;不能为良相,亦当为良医。
>
> ——东汉·张仲景
>
> 2. 痰凝于肌肉、筋骨、骨空之处,无形可征,有血肉可以成脓,即为流痰。
>
> ——《外科医案汇编》
>
> 3. 各级党委和政府要高度重视技能人才工作,大力弘扬劳模精神、劳动精神、工匠精神,激励更多劳动者特别是青年一代走技能成才、技能报国之路,培养更多高技能人才和大国工匠,为全面建设社会主义现代化国家提供有力人才保障。
>
> ——习近平

(周雪峰)

第十章　骨关节病

第一节　骨性关节炎

数字课件 10-1

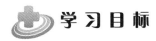 **学习目标**

掌握:骨性关节炎的常见症状与体征;骨性关节炎常用治疗方法。
了解:骨性关节炎的鉴别诊断。

 案例引导

患者,女,62 岁,右膝关节疼痛,反复发作,加重 2 年。查体:右膝关节肿胀,关节周围压痛,可见内翻畸形。膝关节 X 线:关节间隙变窄,关节缘有唇样骨质增生,软骨下骨有硬化并有骨囊性变。

问题:该患者的临床诊断首先应考虑(　　　)。

A.风湿性关节炎　　　　　　　B.痛风性关节炎

C.结核性关节炎　　　　　　　D.骨性关节炎

答案:D

骨痹早在《内经》就有相关记载:证见骨节疼痛,四肢沉重难举,有麻冷感。或骨痛、身重、有麻痹感、四肢沉重难举。甚至其证痛苦切心,四肢挛急,关节浮肿。《素问·长刺节论》云:病在骨,骨重不可举,骨髓酸痛,寒气至,名曰骨痹。后世医籍虽有论及骨痹者,但均缺乏对病因病机以及辨证论治等方面较为详尽的论述。根据古代医家对骨痹证候的描述,骨痹的临床表现大致有以下的特点:①关节或肌肉疼痛剧烈;关节浮肿,甚则变形。②肢体酸胀重着;肢体僵硬,屈曲难伸。③汗出烦心。古代医家将病因大致归纳为人体肝肾气血亏虚,兼有风寒湿邪入侵而犯病。

20 世纪初,现代医学对骨性关节炎进一步研究认识的定位。骨质增生症又称为增生性骨关节炎、骨性关节炎(OA)、退变性关节病、老年性关节炎、肥大性关节炎,是由于构成关节的软骨、椎间盘、韧带等软组织变性、退化,关节边缘形成骨刺,滑膜肥厚等变化,而出现骨破坏,引起继发性的骨质增生,导致关节变形,当受到异常载荷时,引起关节疼

Note

痛,活动受限等症状的一种疾病。结合传统医学和现代医学的研究,都认为骨性关节炎是人体衰老的表现,在这些认识的基础上,医学工作者不断探索研究诊疗手段,利用中西医结合的方法更大限度解决患者的病痛。

一、概述

骨性关节炎是以关节软骨的变性、破坏及骨质增生为特征的慢性关节病,中年以后多发,好发于膝关节、髋关节、手(远端指间关节、第一腕掌节)、足(第一跖趾关节、足跟)、脊柱(颈椎及腰椎)等负重或活动较多的关节。本病的发生与年龄、肥胖、炎症、创伤及遗传等因素有关。

二、病因病机

现代医学认为骨关节炎的主要病变是关节软骨的退行性变和继发性骨质增生。骨性关节炎的病理变化是关节透明软骨的退行性变,软骨软化、糜烂,最后骨端暴露,继发滑膜、关节囊和肌肉的变化(图 10-1)。

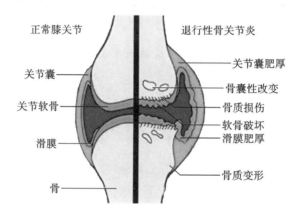

图 10-1　骨性骨关节炎解剖改变

骨性关节炎病理变化过程如下。

1. 关节软骨退变　关节软骨发生软化,失去弹性,软骨的胶原纤维暴露并在关节活动时被磨损,软骨深层发生裂隙,导致关节面上的软骨被擦去,软骨下骨显露。

2. 骨端骨质退变　由于不断摩擦,骨面变得很光滑,呈象牙样骨,软骨下骨发生象牙变和增厚,骨质硬化。磨损较小的外围软骨面出现增殖和肥厚,在关节缘形成厚的软骨圈,通过软骨内骨化,形成骨赘,整个关节从而变形。

3. 继发滑膜、关节囊和肌肉的变化　滑膜受刺激而更多地渗出含有较多的黏蛋白的滑液,使关节液变得稠厚。关节周围的肌肉因疼痛而产生保护性痉挛,发生挛缩,使关节处于畸形位,关节的活动受到进一步限制,其结果是关节的纤维性强直,但很少会发生骨性强直。

三、诊断要点

(1)原发性骨性关节炎好发于负重大活动多的关节,多见于中老年患者,常见症状包括关节疼痛、肿胀、活动不利等。继发性骨性关节炎可发生于任何年龄,青壮年多见,有创伤、畸形等原发病史。

(2)关节疼痛逐步加重,关节僵硬,可出现晨僵检查显示关节肿胀,关节周围压痛,有

Note

不同程度的活动受限和肌肉痉挛,病情严重可见关节畸形(图 10-2)。

(3)X 线摄片主要表现为关节间隙变窄,关节缘有唇样骨质增生,软骨下骨有硬化和骨囊性变,骨小梁断裂,骨端变形等改变(图 10-3)。

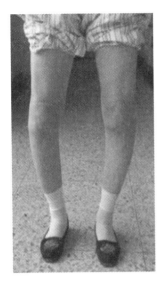

图 10-2　膝骨性关节炎关节局部表现

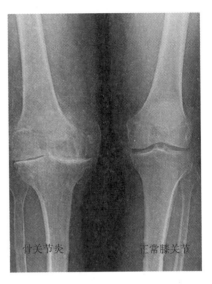

图 10-3　膝骨性关节炎 X 线改变

四、辨证鉴别

1. 类风湿性关节炎　以四肢小关节红肿起病,呈对称性,每次发病后留有后遗畸形,直至关节强直、畸形。实验室检查血沉增快,类风湿因子阳性。

2. 风湿性关节炎　青少年多见,以大关节游走性疼痛、肿胀为特征,全身症状明显,每次发作后不留后遗症。

3. 结核性关节炎　关节肿胀、疼痛,活动不利,皮肤颜色不变,同时可能伴有其他部位的结核灶,关节液培养试验能确诊。

4. 痛风性关节炎　多为单个关节,常见于第 1 跖趾关节,突然出现关节剧痛、红肿、昼轻夜重,反复发作。尿酸盐试验及血尿酸增高。

五、治疗与康复

骨关节炎的治疗以减轻或消除疼痛,矫正畸形,恢复关节功能,改善生活质量为目的。治疗应结合患者自身情况,病变部位及程度等选择合适的治疗方案,必要时推荐手术治疗。骨性关节炎主要治疗方法如下。

1. 健康教育　对患者进行骨关节炎的病因、预防与治疗相关知识的教育,减少加重关节负担不合理的运动,促进健康生活方式,保护关节。

2. 运动疗法　运动疗法包括肌肉力量、耐力、本体感觉和平衡等方面的训练。目的是改善关节活动范围,增强肌力,改善患者本体感觉和平衡协调功能,提高关节稳定性,改善关节功能。

3. 物理治疗　物理因子疗法包括电疗、超声波、蜡疗、经皮神经电刺激疗法等治疗。

4. 药物治疗

(1)局部外用药物:非甾体抗炎药的外用药,可以缓解关节轻中度疼痛,且不良反应轻微。

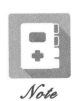

（2）口服药物：中重度疼痛可口服非甾体类消炎镇痛药物，如双氯芬酸、布洛芬等，疼痛严重者，可使用少量曲马多片、阿片类镇痛剂。氨基葡萄糖或硫酸软骨素类药物具有一定软骨保护作用，可延缓病程、改善患者症状。

（3）关节内药物注射治疗：治疗骨关节炎关节内注射用药常用透明质酸钠和肾上腺皮质类固醇。透明质酸钠可以增加关节内的润滑作用，减少组织间的磨损，保护关节软骨，并有促进关节软骨愈合与再生的作用。对非甾体类消炎镇痛药物治疗无效的患者，可行关节腔内注射糖皮质激素。

（4）中医药疗法

①药物外敷熏洗：可选用活血、消肿、止痛中药予以外敷熏洗，选用消炎散外敷或海桐皮汤局部熏洗。

②针灸：穴位针刺可通络止痛。常用穴位有阳陵泉、阴陵泉、环跳、肾俞、足三里、阿是穴等。

③手法：局部按摩可舒筋活络、止痛、通利关节，常用的手法有㨰法、按法、屈伸、搓抖等。

④中药内服：a. 肝肾两亏型：宜补益肝肾、通经活络，常选用独活寄生汤等。b. 血瘀气滞型：宜活血理气、通络止痛，常选用活血止痛汤等。c. 阳虚寒凝型：宜温补肾阳、祛瘀通络，常选用金匮肾气丸等。

5. 手术治疗 关节冲洗术和关节清理术可改善关节功能和缓解症状，对于合并关节游离体及半月板损伤的患者可以选择关节镜手术。对于经非药物和药物相结合疗法后疼痛未明显缓解，关节明显畸形的患者，应考虑行关节置换术。

第二节 人工关节置换术后康复

数字课件 10-2

20 世纪以来，人工关节置换术逐渐成为骨科常见治疗方法，主要用于因外伤、骨病、肿瘤等因素造成关节破坏、畸形的严重关节伤病患者，应用生物相容性好、耐磨性强、机械强度高的高分子聚乙烯、钴铬钼合金、陶瓷等人工材料制成关节头和关节面，替代原来的病变关节面，使其恢复正常平滑的关节面，能有效减轻疼痛、纠正畸形、改善恢复关节功能，进而明显改善患者的生活质量。

随着人工关节置换手术的普及，为了达到理想的手术效果，帮助患者尽早恢复关节功能，减少术后并发症，围手术期康复训练和术后康复治疗越来越得到重视。

一、人工关节置换术概述

人工关节置换手术就是对严重的骨关节疾病或肿瘤造成的已破坏关节进行修复，消除疼痛，矫正畸形，恢复功能，重建一个有正常活动功能的、无疼痛的关节。

大部分患者将从手术中获得如下好处：①矫正关节畸形，恢复关节功能；②极大地减轻或消除关节疼痛；③增加关节周围肌肉的力量；④不再需要长期服用止痛药物，从而避免止痛药物的副作用；⑤术后患者可进行日常工作和低强度的活动，提高了生活质量。

人工关节置换术主要用于治疗终末期的关节疾患。包括严重的骨性关节炎、创伤性关节炎、类风湿性关节炎、强直性脊柱炎、先天性关节发育畸形、Paget 病，以及骨关节的肿瘤等。人工关节置换术患者适应证如下。

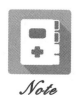

Note

（1）有中度到重度持续性关节疼痛。

（2）患病关节功能受到严重影响,生物力线改变。

（3）存在严重关节面骨和软骨破坏的影像学改变。

（4）经过至少半年的保守治疗,功能和疼痛无法改善。

（5）患者能够积极配合医生治疗,有良好的依从性。

人工关节置换的临床治疗效果确切,但必须重视手术并发症的潜在风险,包括全身并发症及假体植入局部并发症。全身并发症包括深静脉血栓形成、肺动脉栓塞、小动脉炎、贫血、泌尿系统感染等。局部并发症主要包括术后疼痛,人工关节假体松动、脱位、磨损、断裂,假体周围感染,术后神经损伤,血管损伤,假体周围骨折,关节粘连,异位骨化等。

二、术前康复训练

1. 术前锻炼　患者可以进行以下三种训练:①适量有氧运动,以加强心肺功能功能;②受累关节附近肌肉的力量性训练;③关节活动范围的训练。

2. 训练正确使用拐杖或助行器　训练患者练习利用双拐和健腿的支撑站立,以及在患肢不负重状态下利用拐杖或助行器行走。

3. 呼吸训练　手术前需进行呼吸训练,以提前适应术后因伤口疼痛深呼吸、咳嗽和排痰受限,导致的肺通气量降低、膨胀和收缩功能下降,预防呼吸道及肺部感染。

三、术后康复治疗

（一）术后康复的目的

人工关节置换术的目的在于缓解疼痛、矫正关节畸形、改善关节的功能状态,从而提高生活质量。人工关节置换术后康复的目的主要有以下几方面。

（1）通过增加肌肉力量的练习,训练加强关节周围屈曲肌和伸直肌的肌力,改善关节周围肌肉及软组织的平衡协调性,保证日后关节的稳定性。

（2）通过增加关节活动范围的练习,使得人工关节的活动度能适应正常活动,预防手术后关节周围产生粘连,并改善局部甚至全身血液循环,避免并发症的发生。

（3）手术后的康复训练,使患者自行体验关节功能恢复过程,可以提高患者依从性,激发患者的生活热情。

（二）术后康复的原则

1. 个性化的原则　应根据不同患者的身体条件、疾病情况、手术方式、术后恢复要求的不同,制订相应康复方案和目标。

2. 循序渐进的原则　人工关节置换术后,关节周围软组织及骨质都不同程度遭到破坏,术后关节的功能恢是需要一个适度适量,从简单到复杂的康复治疗过程,任何急于求成的过度的活动对机体都是一种损伤,而且必将影响到康复训练的效果。

3. 全身训练的原则　人体是由多系统多器官组成的复杂整体,患病关节只是人体的一部分,术后关节及肢体功能恢复、生活质量的提高,需要关节运动单元的康复训练,需要相邻关节的康复训练,以及全身多器官多系统的康复训练治疗,所以人工全膝关节置换术后的康复必须兼顾身体其他部位。

四、人工髋关节置换术后康复

（一）概述

人工髋关节置换术是指用人工关节替代和置换病损髋关节,置换术后康复的目的是最大限度增加患者的活动及日常生活的功能,最低地减少术后合并症(图10-4)。

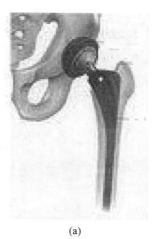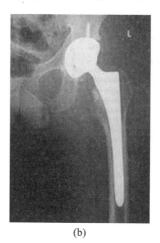

(a)　　　　　　　　　(b)

图 10-4　人工髋关节置换术效果图

（二）适应证

髋关节置换术用于以下疾患导致髋关节功能丧失,伴有严重疼痛且不能用非手术方法缓解的患者:①骨性关节炎;②类风湿性髋关节炎;③顽固的髋关节疼痛、髋部严重骨折;④股骨头缺血坏死;⑤髋关节畸形等。

（三）康复评定

1. 术前评定

(1) 肌力评定:常用徒手肌力评定患侧下肢的肌力,特别是髋关节置换术的关节周围肌肉的评定如臀大肌、臀中肌、臀小肌及股四头肌肌力。

(2) 关节活动度评定:患侧髋关节的活动范围,确定有无关节挛缩。

(3) 步行功能评定:步态类型,有无使用拐杖或助行器。

(4) 测定手术肢体长度。

(5) 利用 X 线检查了解髋关节的对位对线,确定是否存在骨质疏松。

(6) 老年患者必要时进行心、肺功能评定。

(7) 功能评定量表,Harris 髋关节评分。

(8) 日常生活活动能力评定,ADL 能力评定。

2. 术后评定　可分别在术后1～2天,术后1周、2周及术后1月、3月和6月进行评定。

(1) 人工髋关节位置评价:理想的假体位置是髋臼前倾 $15°\pm10°$,外翻 $40°\pm10°$,股骨柄旋前 $5°\sim10°$。

(2) 住院患者需评定心肺功能。

(3) 伤口愈合情况,有无感染、渗出。

(4) 关节疼痛评定,目测类比量表测量。

(5) 关节活动度。

（6）患肢肌力、步态等。

（7）活动及转移能力。

（四）康复治疗

1. 术前康复治疗

（1）术前教育：向患者说明术后为预防假体脱位应采取的正确体位，术后康复的方法和注意事项等。

（2）鼓励患者练习深呼吸、吹气球，锻炼肺功能。

（3）练习股四头肌等长收缩、直腿抬高运动，髋外展训练，锻炼下肢力量。

（4）教患者术后应用的训练方法：床上转移、各关节的主动－辅助运动和主动运动，指导正确使用拐杖和助行器等。

2. 术后 3 天康复治疗

（1）保持正确的体位：在手术后，患者必须保持患肢外展中立位，绝对避免患髋内收、内旋。具体方法如下：平躺在床上，术侧肢体下放垫软枕，使其髋关节能够稍屈曲，在两大腿之间放置三角枕，使双膝关节及足尖向上，为了维持这个体位，必要时可以使用丁字鞋（图 10-5）。

（2）足踝关节运动：平躺在床上，保持膝关节伸直，足尽量向上勾，保持该姿势 5 s，然后放松 10 s，继续尽量下踩，再保持 5 s（图 10-6）。每隔 2 h 重复 20 次。该锻炼的目的是预防下肢深静脉血栓的发生。

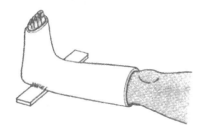

图 10-5　丁字鞋（外展中立位）

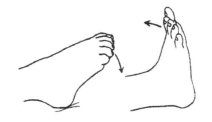

图 10-6　足踝关节屈伸运动

（3）下肢向心性按摩：自患侧足背开始向心性按摩，即先足底、再小腿，最后大腿的顺序。每次按摩 10 min。每 2 h 按摩一次。按摩的目的是促进下肢血液循环，减少下肢深静脉血栓的发生率。

（4）健侧下肢活动练习：术后第 2 天，如果患者一般情况好，就可以进行健侧肢体的活动，包括踝关节、膝关节和髋关节的活动。平躺或半坐在病床上，依次练习屈伸踝关节、膝关节、髋关节。

（5）患肢肌肉等长肌力练习：人工全髋关节置换术后，需要做以股四头肌、臀肌、腓肠肌的等长收缩练习。这些练习可以增强患者大腿和小腿肌肉的力量，减少肿胀。

①股四头肌等长收缩练习：平躺在床上，绷紧大腿肌肉，膝关节保持伸直，并用力将膝关节向床的方向压，感觉已经用自己最大力时，保持这个姿势 5～10 s，然后放松 5 s，重复 10 次，尽量每个小时能做 5～10 次（图 10-7）。

②臀肌训练：夹紧臀部，把两边臀部收缩在一起，坚持 5 s，再放松 5 s，每小时 5～10 次。

③腓肠肌训练：保持膝关节伸直，患者踝关节先跖屈，足跟向后拉，然后再让踝关节呈背屈位，将足跟向前推（图 10-8）。

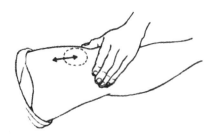

图 10-7　股四头肌等长收缩练习

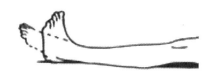

图 10-8　腓肠肌训练

3. 术后第 4～7 天康复锻炼　术后第 4 天开始,放置在伤口内的引流管已经拔除。在这个阶段,患者仍可以继续进行前面介绍的三种肌肉力量练习方法。因为术后下肢肌肉力量的强弱对以后下地行走非常重要,且肌肉力量的练习是一个长期的过程。在这个阶段,开始增加以下练习。

(1) CPM 功能锻炼:术后第 4 天,患者已经能正常进食和大小便,原先在身上的导尿管及伤口的引流管已经拔除,同时伤口的疼痛和肿胀也明显地减轻,此时可以利用持续被动活动(continuous passive motion,CPM)装置帮助患者屈曲、伸直手术一侧关节,可以达到防止关节僵硬、改善关节活动范围、并预防下肢静脉血栓发生的目的(图 10-9)。

(2) 髋关节被动活动:术后第 4 天开始在床上可以进行一些被动运动来活动人工髋关节。被动运动是由医护人员、家属或未手术一侧肢体来帮助完成的运动。

主要的活动方法如下:利滑轮带一端套在足部,一端握在双手,利用双手的力量,将下肢抬离床面,注意刚开始的时候抬离床面的距离不应过大(图 10-10)。如果没有滑轮带,可以将健侧踝关节托住患侧踝关节,然后用力往上抬,抬到最高处时保持 5～10 s。

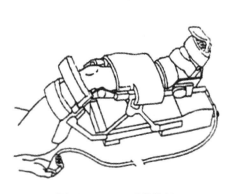

图 10-9　CPM 功能锻炼

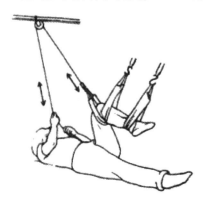

图 10-10　髋关节被动活动

(3) 膝关节训练:患侧膝下垫枕,以膝部为支点,让患侧膝部向下用力压,小腿往上举抬离床面做伸膝动作,并在空中保持 10 s,缓慢放下,重复 10～20 次。

(4) 抬臀练习:术后第 4 天开始,通过双肘支撑,在家属帮助下或双手握住床上方的吊环挺起上半身,同时臀部抬离床面,保持 10～15 s,重复 5～10 次。

(5) 卧位到坐位训练:卧位-坐位转移训练:患者平卧在床上,患肢呈外展位。让患者屈曲健侧下肢,伸直患肢,用双手支撑半坐起。利用双手及健侧支撑力,将臀部向患侧移动,然后再移动患侧下肢及上身。重复以上动作,使患者移至患侧床边。治疗师站在患侧床边,一手托住患者患肢,一手抱住患者肩部,嘱患者双手及健肢同时用力撑床,以臀部为旋转轴坐起。注意髋部屈曲不能超过 90°。让患者双足下垂,端坐于床边。

(6) 无痛范围内加强患侧髋关节周围肌群的力量性练习(图 10-11)。

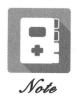

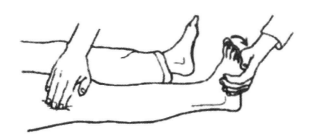

图 10-11　髋关节周围肌群力量训练

①股内收肌训练:患者仰卧在床上,双手自然放置于躯体两侧。治疗师站在患侧,并将手放在患者大腿的内侧,予以向外的力量,同时让患者用力抵抗,保持 5 s。注意练习时避免患肢超过人体中线。

②股外展肌训练:患者仰卧位,治疗师将手放在患肢股外侧,并予以向内的力量,要求患者用力抵抗,保持 5 s。

(7) 悬腿练习:由治疗师帮助将患者身体向手术一侧外移至床边,让小腿自然垂挂于床边,使膝关节屈曲逐渐达到 90°。移动中避免髋关节旋转。

(8) 坐位水平转移训练:向患侧移动时,应先移动患肢,使其呈外展位,再利用双手支撑床,移动臀部和患肢。向健侧移动时,应先用双手支撑床,移动臀部和健肢,再移动患肢。

(9) 坐位-站位转移训练:患者端坐床旁,双足着地,健肢在前,患肢在后,双手握住助行器,利用健肢和双手的支撑力挺髋站起。有条件时,利用直立床帮助患者卧位-站位的转换。站立时健腿完全负重,患腿可不负重着地(图 10-12)。

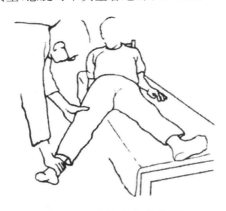

图 10-12　坐位-站位转移训练

4. 手术后第 2 周康复锻炼　术后第 2 周的重点是加强患侧下肢不负重下的主动运动,改善关节活动范围,进一步提高肌力,增加床上自主活动能力。

(1) 屈髋练习:在无痛范围内进行主动的患侧髋膝屈伸能力锻炼,屈髋度数为 45°～60°(外侧路切口)或小于 30°(后入路切口)。

(2) 在无痛范围内加强患髋周围肌群的力量性训练:

①股四头肌训练:助力下直腿抬高:在床上方装一固定滑轮,用吊带的一头托住踝部,另一头患者自己抓住,通过手的助力帮助完成直腿抬高。直腿抬高度数为 30°,每个动作保持 10 s,重复 20～30 次,并逐渐减少手的助力,向主动直腿抬高过渡。

②髋外展肌训练:让患者足伸直,患肢右中立位向外侧伸展,再回到身体的中立位。注意患肢应一直保持足伸直,膝关节和足趾向外。

（3）继续加强床边体位转换训练：卧位-坐位转移训练、坐位水平移动训练、坐位-站位转移训练。注意在转换过程中避免身体向两侧移动。

（4）站立练习：克服体位性低血压后，在床边（或平衡杠内）练习健腿支撑站立平衡，保持健腿能单独支撑站立 5～10 min，此时患腿不负重着地。

5. 术后第 3 周的康复锻炼　术后第 3 周，一般情况下，伤口缝线已经拆除，这个阶段康复的重点是继续巩固以往的训练效果，提高日常生活自理能力，患腿逐渐恢复负重能力，加强步态训练。

（1）空踩自行车活动：仰卧位下做双下肢空踩自行车活动 20～30 次，患髋屈曲度数要严格限制在 90°以内。每 10 次为一组，中间休息 1 min，这样既可改善下肢诸关节的活动范围，也训练了股四头肌的肌力。

（2）髋关节训练：

①髋关节训练Ⅰ：患者站立位，双手抓住床栏或椅子的把手，患侧膝关节屈曲，逐渐抬高患腿，注意膝关节不要高于臀部，并保持膝关节向前，身体不要向前。

②髋关节训练Ⅱ：下肢伸直向后推到身体的后面，注意身体不要向前弯。

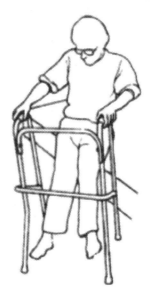

图 10-13　步行训练

（3）步行训练：在助行器辅助下进行步行训练（图 10-13）。让患者扶助行器练习行走，患侧肢体负重在第 3 周不超过 20 kg。在行走过程中注意纠正步行姿势。转身时，如果向患侧转，应先让患肢向外迈一步，后移动助行器，再跟上健肢；如果向健侧转，应先让健肢向外迈一步，后移动助行器，再跟上患肢。

6. 术后第 2 月的锻炼　术后第 4～6 周锻炼的重点是进一步改善和提高第 3 周的治疗效果，逐渐改善患髋的活动范围，增加患髋的负重能力，使人工髋关节的功能逐渐接近正常水平。

（1）下肢肌力训练：包括股四头肌肌力练习和髋外展肌力练习。

①股四头肌训练渐进抗阻练习：仰卧位，双下肢伸直，主动抬高患腿至 30°，保持 10 s，然后缓慢放下，此动作重复 20～30 次（图 10-14）。当确认自己能完成主动直腿抬高练习的情况下，可以进行渐进抗阻练习。所谓的渐进抗阻练习，就是在患者主动完成直腿抬高练习的基础上，在患侧下肢踝关节处增加一定重量的沙袋（沙袋的重量逐渐增加，一般从 2.5 kg 开始），从而使得股四头肌收缩时阻力增加，提高肌力。

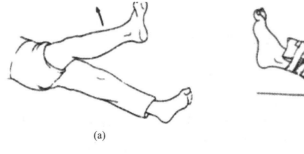

（a）　　　　　　　　　　　　　　　　（b）

图 10-14　股四头肌训练渐进抗阻练习

②髋外展肌训练:让患者足伸直,患肢右中立位向外侧伸展,再回到身体的中立位(图 10-15)。注意患肢应一直保持足伸直,膝关节和足趾向外。在练习的过程中,可逐渐增加阻力:患肢向外侧伸展时,由治疗师或家属在患腿外侧适当施加阻力,以提高外展肌群的肌力。

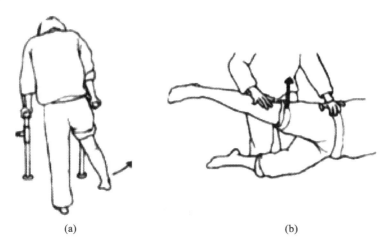

(a)　　　　　　　　　　　　　(b)

图 10-15　髋外展肌训练

(2) 进一步提高步行能力:可从助行器逐渐过渡到扶拐杖(图 10-16)。当患者达到以下两点时,可改用手杖步行:一是患者能在手杖的帮助下,有足够的支撑力完成步行中静止期患肢的负重;二是患侧股四头肌能完成渐进抗阻的阻力应在 8 kg 以上。在此阶段,扶拐步行时患腿仅为触地式部分负重。

7. 术后第 3～4 月的锻炼　此阶段康复锻炼的重点是提高肌肉的整体力量,继续使用双拐。

(1) 上、下楼梯训练:上楼梯时先将健肢迈上台阶,再将手术肢体迈上台阶;下楼梯时先将双拐移到下一台阶,再将手术肢体迈下台阶,最后将健肢迈下台阶,以减少患髋的弯曲和负重(图 10-17)。

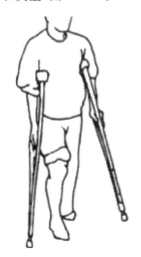
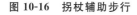

图 10-16　拐杖辅助步行

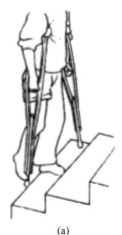
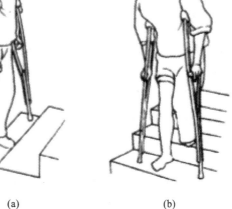

(a)　　　　　　　　(b)

图 10-17　拐杖辅助上、下楼梯训练

(2) 俯卧位练习:伸直膝关节,后伸髋关节,每日三次,每次完成 15 个动作。

(3) 侧卧位练习:身体向腹侧倾斜成 60°,外展髋关节以锻炼臀中肌和臀小肌;身体向背侧倾斜时可锻炼阔筋膜张肌;每日 3 次,每次 15 个动作。

(4) 直腿抬高:每日 3 次,每次 15 个动作。直腿练习时可在小腿上用一沙袋,提高直腿抬高时的阻力,并逐渐延长锻炼时间,以提高肌肉耐力。

(5) 单腿平衡练习:术侧单腿站立,开始时用双手支撑以保持平衡,逐渐减少双手的用力,最终能用术侧下肢单腿站立 1 min,且对侧骨盆不下沉。这种练习每日 10~15 次,每次 1~2 min。

(6) 髋关节屈曲练习:站立位,双手抓住约 1 m 高的铁栏杆,逐渐下蹲屈膝屈髋,待感到下蹲困难时,持续数秒,然后站立,松弛数秒后,再下蹲,反复练习。

(7) 站立位外展练习:站立位,双手扶 1 m 高左右铁栏杆,两腿分开,待患侧感到紧张时,保持数秒,然后松弛 5 s,重复练习。

五、膝关节置换术后康复训练

(一) 概述

人工膝关节置换术是指用人工关节替代和置换病损膝关节(图 10-18)。关节置换术后康复的目的是最大限度增加患者的活动及日常生活的功能,最低地减少术后合并症。

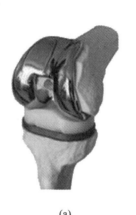 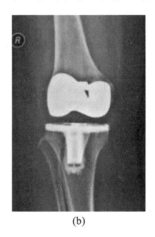

(a)　　　　　　　　　　(b)

图 10-18　人工膝关节置换术效果图

(二) 适应证

膝关节置换术用于以下疾患导致膝关节功能严重受损,伴有严重疼痛且不能用非手术方法缓解的患者:①严重骨性关节炎;②类风湿性膝关节炎;③创伤性骨缺血坏死、肿瘤等病变所致的膝关节毁损等。

(三) 康复评定

1. 术前评定

(1) 肌力评定:常用徒手肌力评定患侧下肢的肌力。

(2) 关节活动度评定:患侧膝关节的活动范围,确定有无关节挛缩。

(3) 步行功能评定:步态类型,有无使用助行器。

(4) 测定手术肢体长度。

(5) X 线了解膝关节的对位对线,确定是否存在骨质疏松。

(6) 老年患者必要时进行心、肺功能评定。

(7) 功能评定量表,Harris 髋关节评分。

（8）日常生活活动能力评定，ADL 能力评定。

2. 术后评定　可分别在术后 1～2 天，术后 1 周、2 周及术后 1 月、3 月和 6 月进行评定。

（1）人工膝关节位置评价。

（2）住院患者需评定心肺功能。

（3）伤口愈合情况，有无感染、渗出。

（4）关节疼痛评定，目测类比量表测量。

（5）关节活动度。

（6）患肢肌力，步态等。

（7）活动及转移能力。

（四）康复治疗

1. 术前康复治疗

（1）术前教育：向患者说明术后为预防假体脱位应采取的正确体位、术后康复的方法和注意事项等。

（2）鼓励患者练习深呼吸、吹气球，锻炼肺功能。

（3）练习股四头肌等长收缩、直腿抬高运动，膝关节屈伸训练，锻炼下肢力量。

（4）教患者术后应用的训练方法：床上转移、各关节的主动-辅助运动和主动运动，指导正确使用拐杖等。

2. 术后前 3 天康复治疗

（1）被动锻炼（在医护人员指导下由陪护人员帮助完成）

①肢体按摩：对患侧肢体做由足到大腿的按摩，每 2 h 按摩 10 min。按摩时应注意伤口的保护，以免加重伤口疼痛。术后肢体按摩的好处如下：a. 减轻疼痛；b. 促进下肢静脉回流，防止深静脉血栓的形成；c. 消除患者手术后的恐惧心理。

②抱大腿屈膝练习：双手交叉抱住大腿中下 1/3 处，缓慢用力向上抬起大腿。大腿向上抬的同时，膝关节被动的屈曲。注意刚开始练习的时候，动作的幅度不要过大。每隔 2 h 抱 5～10 次。

③被动屈、伸踝关节：陪护人员一手握住患膝下 1/3，另一手抓住患者足底，用力使踝关节做被动的屈伸运动。每 1 h 活动 10 min，可以与下肢按摩交替进行。

（2）主动锻炼（医生指导下患者单独完成）

①足用力做上勾和下踩动作：下肢伸直，双足用力尽量向上勾，保持 5～10 s，然后用力做往下踩的动作，再保持 5～10 s（图 10-19）。每隔 1 h 做 10 次。这个动作可以一直做到患者完全康复为止。

②转动踝关节：患者由内向外地转动自己的踝关节（图 10-20）。每天 5 次，每次重复5 遍。

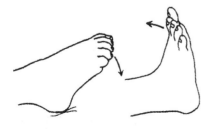
图 10-19　足上勾下踩练习

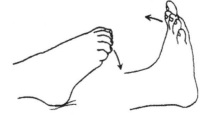
图 10-20　踝关节内收外展练习

③患膝压床动作:在患者的脚跟下放置一个小垫子,保持脚跟不与床面接触。用力绷紧大腿肌肉并伸直膝关节,保持 10～20 s 放松。这时会感到自己的大腿肌肉有些疲劳。每 2 h 做一组,每组做 30 次。

④直腿抬高:在床上伸直并绷紧膝关节,用力将足抬离床面 20 cm,并保持 10 s,慢慢放下。患者也可以坐在床上完成该动作(图 10-21)。每 2 h 做一组,每组 3～5 次,或自己感觉大腿肌肉疲劳为止。

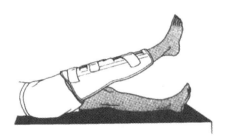

图 10-21　直腿抬高练习

3. 术后第 4～7 天　一般情况下术后第 4 天伤口出血已经很少,关节腔内的引流管也已经拔除。患者可以正常进食,伤口的疼痛也明显减轻。这个阶段康复的重点是恢复关节的活动范围,加强肌肉力量的练习。在这个阶段,可继续前 3 天的锻炼内容,并增加以下练习。

(1) 主动练习(在医护人员指导下患者自主完成)

①抱大腿动作:坐在病床上,双手抱住大腿下 1/3 段,缓慢用力将大腿向上提,使膝关节呈屈曲状态。每隔 2 h 练习 5～10 次。

②悬垂小腿动作:仰卧于床上,利用双肘及健侧肢体的力量将身体移向床边(注意安全,勿摔倒下地),将自己的患侧小腿悬于床沿下(图 10-22)。通过自我调节髋关节的位置及外展角度来调整膝关节的屈曲度,以完成膝关节自我控制下的主动屈曲,角度逐渐增大。在训练的过程中,若感剧烈疼痛,可在床边放一张凳子,足搁于凳子上。可以通过放置凳子的高度,来调节膝关节屈曲的角度。每隔 2 h 悬垂 10 min。

③坐位膝关节屈曲练习:当患者自然下垂小腿习惯以后,可以在坐位下练习屈曲膝关节。

a.练习一:坐于床边,两腿自然下垂,健侧足与小腿放于手术侧足踝上,做向下悠压的动作,慢慢地尽量屈曲膝关节,在最大屈曲位时保持 5～10 s。

b.练习二:坐于床边,两小腿自然小垂,健侧足勾于患侧足跟部,协助患侧小腿做向上抬的动作。或者使用一绷带,一头绑于足底部,一头牵于自己手中,自行牵引使小腿抬起膝关节伸直。

(2) 被动练习

①CPM 练习:术后第 4 天,关节腔内出血已经基本停止,引流管也拔除。这时如果所在的医院有条件,可开始使用 CPM 练习。初次活动的范围为 0～30°,以后每隔 1 天增加 1～20°,出院前达到 90°以上(图 10-23)。CPM 练习,可以预防术后粘连,缩短术后恢复时间,增强康复信心。

②适应性站立练习:在医护人员的保护下,下床做适应性站立练习,重心放在健侧肢体上,患肢不负重(图 10-24)。站立的时间随练习的增多逐渐延长。但是如果手术中不是使用骨水泥固定方式的膝关节,应于手术后 5～6 周才可下地。

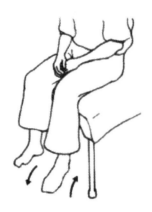

图 10-22 悬垂小腿练习

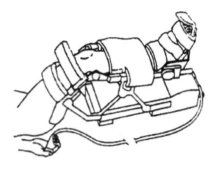

图 10-23 CPM 练习

4. 术后 8～14 天

（1）卧床直腿抬高练习：仰卧于床上，伸直并绷紧膝关节，然后用力将手术一侧下肢抬离床面 30°，保持 5～10 s 后慢慢放下。每天练习 3 组，每组练习 20～30 次。

（2）下蹲练习：在陪护人员的保护下，扶住栏杆，尽量往下蹲，同时脚跟不要离开地面，保持 10～15 s 后缓慢站起。每天做 3 组，每组 20～30 次。下蹲的程度应逐渐增加。

（3）坐位膝关节屈伸练习：坐于床边或凳子上，两小腿下垂。慢慢地尽量屈曲膝关节，直到脚放到地板上，然后使上半身向前方倾斜以增加膝关节的屈曲角度，保持 5～10 s。每天做 3 组，每组做 20 次。

（4）渐进式脚踝屈伸练习

①练习一：坐在凳子上，两小腿自然放在地板上。缓慢地同时抬起双足跟，直到足尖着地，保持 5 s。然后放回直到脚跟着地。

②练习二：坐在凳子上，两小腿自然放在地板上。一足脚尖着地，一足脚跟着地，保持 3～5 s。两足交替变换。

③练习三：坐在凳子上，两脚稍分开，自然放在地板上。将一只脚拉向臀部方向，另一只脚用力向前伸。交替拉伸两腿。注意在整个过程中双脚掌不能抬离地面，并用力压地板，一定要有肌肉绷紧的感觉。

④练习四：在练习三的基础上，将一条腿向前伸，勾起足尖，整条腿伸直，抬离地面一段距离，保持 5～10 s。慢慢放下，先足跟着地，后脚掌着地，缓慢拉回腿。

（5）行走练习：在陪护人员的保护下扶助行器练习平地行走（图 10-25）。这个阶段行走时患肢负重约 10 kg，最好是在平地上练习。

①第一步：保持正确的站立姿势（抬头挺胸收腹，伸膝屈髋），将身体重量置于助行器上。

②第二步：将助行器移向前方，并确保它已放置平稳。

③第三步：迈出手术一侧肢体，将足放在助行器中间的区域，使脚跟先着地，然后让整个脚掌着地。

④第四步：站稳后身体向前倾，再迈出健侧腿。

Note

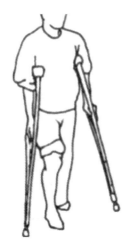

图 10-24 辅助站立训练

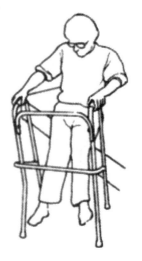

图 10-25 辅助行走训练

数字课件 10-3

第三节 人工关节置换术后活动指导

人工膝关节置换术后患者会感到疼痛明显减轻,甚至完全消失。关节活动范围也明显增加,日常活动能力明显提高,术后可以参加体育活动。

1. 推荐运动项目 运动分为两类:高撞击强度运动(如乒乓球、慢跑、骑马、手球、举重和重体力劳动)和低撞击强度运动(如游泳、高尔夫、保龄球、滑雪、自行车、休闲性乒乓球等)。建议患者术后参加一些低撞击强度的项目。

(1)推荐项目:散步、游泳、固定自行车。

(2)谨慎推荐项目:道路自行车、徒步旅行。

(3)不推荐的运动项目:棒球、篮球、足球、慢跑、攀岩、单人乒乓球、排球。

2. 参加运动时机 术后何时可以运动,受假体类型、固定方式、手术操作、关节周围软组织情况及患者体力等因素的限制。一般骨水泥固定患者术后 3~7 天即可开始在步行器的帮助下行走,但是如果术中有大粗隆截骨或植骨、股骨骨折等情况,则建议患者根据 X 线结果推迟到术后 2 个月。用生物固定法者一般建议术后 6 周下地。

3. 注意事项 术后患者应遵循个性化、渐进性、全面性的原则。在运动过程中不应引起关节疼痛或明显不适。因为假体周围关节囊需要足够的时间成型和愈合。术后第一年,患肢肌力和稳定性尚未完全恢复,在运动过程中应注意安全,避免运动损伤发生。

 医学思政金句

1. 夫医者,非仁爱之士,不可托也;非聪明理达,不可任也;非廉洁纯良,不可信也。

——西晋·杨泉

2. 人身疾苦,与我无异。凡来请召,急去无迟。

———明·江瓘

3. 我们要把老祖宗留给我们的中医药宝库保护好、传承好、发展好,坚持古为今用,努力实现中医药健康养生文化的创造性转化、创新性发展,使之与现代健康理念相融相通,服务于人民健康。

———习近平

（文　杰）

第十一章 手外伤

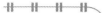
 学习目标

掌握:手的姿势、手部肌腱的分区和手外伤的处理原则。

了解:手外伤的分类及诊断要点。

案例引导

患者,女,50岁,0.5 h前被小车门夹伤右手并右环指流血、裂口、疼痛,未做任何处理,来急诊就诊。无昏迷、呼吸困难。查体:生命体征平稳,急性面容,右手可见环指呈"一"字形裂口约 1.5 cm×0.5 cm,夹油污,触痛,活动受限,未扪及骨折征,右掌稍肿。各指节感觉正常。问题:

1. 为明确诊断,应进一步做什么检查?

2. 该患者的诊断是什么?

3. 对该患者应采用什么样的治疗措施?

手是人类劳动的器官,是进行正常生活、工作不可缺少的工具。手功能的发展,既是产生人类文明的关键,也是人类进化过程的产物,二者互为因果。手的外伤或疾病使手的结构遭到破坏,手功能的恢复亦可受到不同程度的影响。我国各种外伤事故甚多,手外伤尤为多见。据统计,手外伤占外科急诊总数的 20% 以上,约占骨科急症总数的40%。因此,加强安全教育预防外伤极为重要,并应普及提高救治的水平。

手的结构复杂而精细,血管神经细小而众多,骨关节结构复杂而灵活,小肌肉和韧带遍布全手。手外伤多为综合性损伤,常同时伴有皮肤、骨骼、关节、肌腱、神经和血管损伤,完全或不完全断指、断掌和断腕等现象也时有发生。因此处理手外伤时,医生必须熟悉手部的解剖生理特点,掌握手外伤的处理原则和技术,才能做好手外伤的初期外科处理,最大限度地保留和恢复手的功能。

知识链接

(1)在第二次世界大战之前,手外科领域基本是一片空白。

(2)20世纪30年代,英、美、德、日等国相继建立手外科。

（3）1944 年，Sterling Bunnell 出版了世界上的第一部手外科专著《Surgery of the Hand》。

（4）1959 年，王澍寰在北京积水潭医院创建了我国的第一个手外科专业。我国手外科的创立，是出于对创伤的处理。

（5）1960 年，国内王志先首先报道狗腿再植实验成功，随后屠开元、陈中伟等也相继报道。

（6）1963 年，陈中伟等首先报道世界第一例前臂离断再植成功。

（7）1964 年，Harry Buncke 首先报道兔耳再植成功，突破 1 mm 血管吻合成功率，并形成了一些重要的显微外科原理和技术，被称为显微外科之父。

（8）1965 年，王澍寰和陈中伟均报道断指再植获得成功。

（9）1979 年，朱家恺率先报道周围神经束间移植术等。

第一节　手的解剖生理特点

人类的双手具有复杂、精细、灵巧的功能，能够灵活而准确地完成捏、握、抓、夹、提、拧等动作。手特有的功能与其解剖结构密切相关。

一、手的组成与姿势

1. 手指的骨关节活动　手部动作主要由拇指与示指、中指完成，环指、小指的辅助活动加强了这些动作。

2. 腕关节　手的关键性关节，手指的功能与腕关节密切相关。

3. 手的姿势　手的姿势有休息位、功能位和保护位。

（1）手的休息位：指手处于自然静止状态时，手内肌和手外肌处于相对平衡状态，呈半握笔状（图 11-1）。腕背伸 10°～15°，轻度尺偏；掌指关节及指间关节呈半屈曲状，从示指到小指，越向尺侧屈曲越多；各指尖端指向舟骨结节；拇指轻度外展，指腹接近或触及示指远节指间关节的桡侧。了解手的休息位非常重要，无论在手部损伤的诊断上、畸形的矫正时或是肌腱修复手术中，都需要用手的休息位作参考。

（2）手的功能位：有利于手随时发挥最大功能的位置，呈握小球或茶杯状（图 11-2）。腕背伸 20°～25°，轻度尺偏。拇指处于对掌位，掌指关节及指间关节微屈。其他手指略分开，掌指关节和近侧指间关节半屈，远侧指间关节微屈，各指的关节屈曲位置较为一致。拇指在手的功能中居于重要地位，损伤后保存和重建拇指功能是恢复手功能极其重要的措施。了解手的功能位对于处理手外伤，特别是骨折外固定和包扎时有重要用途。一般情况下伤手包扎固定应尽可能使手处于功能位，否则将会影响手的功能恢复。

（3）手的保护位：为了保护或维持手部的功能而设，例如，虎口挛缩畸形在手术松解后，需将拇指放在最大限度的外展、后伸和对掌位进行固定，使日后拇指有较大的活动范围；又如，掌指关节整复手术后宜将掌指关节固定在屈曲 90°位，以防其侧副韧带挛缩。

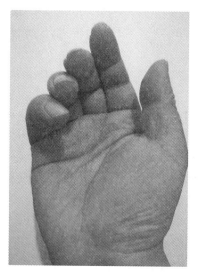
图 11-1　手的休息位

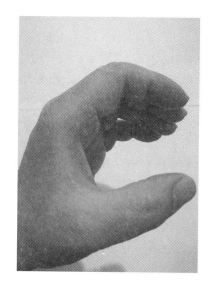
图 11-2　手的功能位

二、手的解剖结构

（一）皮肤

手掌面的皮肤有较厚的角化层,皮下有较厚的脂肪垫,有许多垂直的纤维小梁,将皮肤与掌腱膜、腱鞘及指骨骨膜相连,使掌侧皮肤不易滑动,便于捏握物体。但在皮肤缺损时,则不宜直接缝合,常需植皮或皮瓣转移覆盖创面。手指末节皮肤的乳头层内,有十分丰富的感觉神经末梢及感受器,感觉十分灵敏。手背皮肤较薄,皮下脂肪少,仅有一层疏松的蜂窝组织,有较大的移动性。伸指时,手背皮肤可以捏住提起,但握拳时,皮肤拉紧,在掌指关节背面因张力增加而局部变白。因此,手背的皮肤缺损时也应像手掌一样植皮或用皮瓣覆盖,而不应勉强缝合,影响手指屈曲。手指和手掌的静脉及淋巴管经手背回流,因此,手掌炎症时手背肿胀明显。

（二）肌腱

手部肌腱的分区如图 11-3 所示。

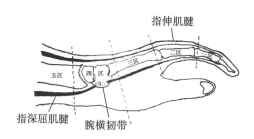
图 11-3　手部肌腱的分区

1. 屈肌腱　包括拇长屈肌、指浅屈肌和指深屈肌。

2. 屈肌腱分区　根据屈肌腱的解剖和生理特点,分为五个区。

（1）深肌腱抵止区（Ⅰ区）:从中节指骨中份至深腱抵止点。

（2）腱鞘区（Ⅱ区）:从腱鞘开始至指浅屈肌的附着处（即中节指骨中份）,在此段深、浅屈肌腱被限制在狭小的腱鞘内,伤后很易粘连,处理困难,效果较差。

（3）手掌区（Ⅲ区）:腕横韧带远侧至肌腱进入腱鞘之前的区域。手掌内深肌腱的桡

侧有蚓状肌附着,断裂后限制近端肌腱回缩。

（4）腕管区（Ⅳ区）：九条肌腱及正中神经挤在腕管内,空间较小,正中神经浅在,常与肌腱同时损伤。

（5）前臂区（Ⅴ区）：从肌腱起始至腕管近端,即前臂下 1/3 处。此区屈肌腱,有腱周组织及周围软组织保护,粘连机会较少。

3. 伸肌腱　包括拇长、短伸肌,拇长展肌、伸指肌、示指固有伸肌和小指固有伸肌。

手背的伸肌腱仅被皮肤及一层疏松网状组织覆盖,肌腱外有腱旁膜,有较好的血液循环。示指及小指各有一条固有伸肌腱,均位于指总伸肌腱的尺侧。在掌指关节背面,肌腱扩展成膜状,称为腱帽,两侧接受来自骨间肌及蚓状肌的纤维,腱帽有保持伸肌腱不向两侧脱位的作用。在紧靠掌指关节的远侧,从腱帽的深面分出一些纤维止于近节指骨的基部。在近节指骨,伸肌腱分成三股继续向前,即中央束和两条侧束。中央束止于中节指骨基部及关节囊,骨间肌、蚓状肌参与构成中央束及两侧束。侧束有纤维与中央束联系,使手指屈曲时两条侧束不会向掌侧滑脱。在中节指骨中远侧,两条侧束逐渐汇成一条,止于远节指骨基部及关节囊,两束间有横向纤维相连。手指部的伸腱很薄,与指骨骨膜仅隔一层疏松网状组织,长期固定、炎症、水肿等都容易造成粘连,妨碍手指活动。

拇指有拇长伸肌及拇短伸肌,分别附着于远节指骨及近节指骨的基部,分别伸拇指指间关节及掌指关节。

4. 伸肌腱损伤　疼痛可能是伸肌腱损伤的唯一症状。因为结合部可以起到伸指的作用,故少于 50％的部分离断可不必修复,因反而使肌腱薄弱。可根据不同分区进行治疗：

（1）Ⅰ区（中央束止点以远）损伤：侧腱束损伤应予以修复。槌状损伤（肌腱束端断裂）常可行闭合治疗,仅行远指间关节夹板固定 6～10 周,然后再行晚间固定 4～6 周。分类如下：①闭合；②切断；③深部磨损；④骨骺损伤,如有骨质损伤,关节半脱位＞30°,可行切开复位固定。

（2）Ⅱ区（掌指关节至中央束）损伤：主张缝合。中央束的损伤如未能发现或未及时治疗,将会出现纽扣畸形,侧腱束掌侧滑脱并出现腱性固定。早期诊断最好行 Elson 试验。早期可行非手术治疗,包括夹板固定或伸直位石膏和使用屈曲矫形器。8 周 Capner 夹板持续固定可望获得治愈。

（3）Ⅲ区（腕背侧支持带至掌指关节）损伤：此区可行永久性的缝合。

（4）Ⅳ区（腕背侧支持带）损伤：修复肌腱,并切除覆盖已修复肌腱的支持带。部分支持带应予保留完整性,以防伸肌腱形成弓弦状态。

（5）Ⅴ区（肌腱近端至支持带）：修复肌肉与肌腱结合部。

5. 手内肌　手部的内在肌分为 4 组,包括骨间肌、蚓状肌、大鱼际肌和小鱼际肌。掌侧骨间肌使手指内收,背侧骨间肌使手指外展。骨间肌与蚓状肌协同能屈曲掌指关节,伸展指间关节。大鱼际肌包括（由浅入深）拇短展肌、拇短屈肌、拇指对掌肌及拇内收肌。小鱼际肌包括掌短肌、小指外展肌、小指短屈肌及小指对掌肌。

（三）手部血管

供应手部（包括腕及前臂远端）血运的动脉包括桡动脉、尺动脉、骨间掌侧动脉、骨间掌侧动脉的背支及正中神经的动脉。

1. 腕关节周围血管网

（1）腕背动脉网：桡动脉于鼻烟壶内发出腕背侧支,尺动脉在豌豆骨上发出腕背侧支,在尺侧腕屈肌深面向后绕过,两者在腕骨背侧、指伸肌腱之深面相互吻合而成腕背动脉;再加上骨间掌侧动脉背侧支与从掌深弓发出的穿支,形成腕背动脉网,供应腕骨的血液循环。

（2）腕掌动脉弓:桡动脉在旋前方肌的远端发出腕掌侧支,于腕骨前方走向尺侧。尺动脉也发出腕掌侧支向桡侧走行,二者吻合,并与来自近侧的骨间掌侧动脉分支和来自远侧的掌深弓回返支组成掌侧动脉网,主要供应腕骨的血液循环。

2. 掌弓　尺动脉终支与桡动脉浅支构成掌浅弓,桡动脉终支与尺动脉掌深支形成掌深弓。

3. 手部静脉

（1）深静脉:深静脉也有掌浅静脉弓、掌深静脉弓、指总静脉、掌心静脉、掌背深静脉等,互相吻合交通形成弓或网。

（2）浅静脉:手的浅静脉主要在背侧,较粗大,远较深静脉重要。

（四）手部神经

手部主要由正中神经和尺神经支配,桡神经只支配桡侧手背的感觉。

1. 正中神经　正中神经在腕上发出一掌皮支,支配手掌桡侧及大鱼际部的感觉,主干在掌长肌深面进入腕管,刚出腕横韧带就分出大鱼际肌支,支配在大、小鱼际的诸肌（拇内收肌除外,拇短屈肌深头偶尔由尺神经支配）。正中神经出腕管后,相继发出感觉支支配桡侧三个半手指。

2. 尺神经　尺神经在腕上分出一感觉支到手背,支配背面尺侧两个半手指。主干在豌豆骨的桡侧进入尺神经管,在管内分成浅支和深支。浅支靠桡侧,主要是感觉支,支配掌短肌、手掌尺侧及尺侧一个半手指的感觉。深支是运动支,与尺动脉伴行,穿过小鱼际进入手掌,在指屈肌腱的深面、骨间肌的浅面与掌深弓伴行,沿途发出肌支,支配小鱼际肌、骨间肌及蚓状肌,最后支配拇内收肌,偶尔支配拇短屈肌的深头。

（五）手部骨关节与韧带

1. 手部骨骼

（1）腕骨:腕骨共8块,分为远近两排,近侧排从桡侧起有手舟骨、月骨、三角骨、豌豆骨。远侧排有大多角骨、小多角骨、头状骨和钩骨。

（2）掌骨:有第一、二、三、四、五掌骨。

（3）指骨:共十四块,除拇指为两节指骨外,其余四指均为三节。

2. 手部关节与韧带

（1）桡腕关节:由桡骨、手舟骨、月骨及三角软骨盘构成,尺骨不直接参与。

（2）腕中关节:位于两排腕骨间呈横"S"形,可分为内外侧两部分。

（3）腕掌关节:以拇指为最重要,由大多角骨与第一掌骨基底部构成。

（4）掌指关节:由掌骨头与近节指骨构成。

（5）指间关节:由相邻指骨远近端组成,是单轴向的关节,只有屈伸运动。

第二节　手部损伤的检查

手与外界的接触最多也最频繁,从而容易受伤。手部创伤及其修复所涉及的范围很广、十分复杂,因此手外科已经成为一门独立的学科。手外伤常为复合性损伤,分为骨关节损伤、肌腱损伤、神经损伤和血管损伤等。若不能全面地询问病史,就不能做出正确的判断,手外伤也不能得到妥善的处理。

一、病因病理

1. 刺伤　如钉、针、竹尖、木片、小玻片等刺伤。特点是进口小,损伤深,可伤及深部组织,并可将污物带入深部组织内,导致异物存留及腱鞘或深部组织的感染。

2. 锐器伤　日常生活中,刀、玻璃、罐头等切割伤,劳动中的切纸机、电锯伤,伤口一般较整齐,污染较轻,伤口出血较多,伤口的深浅不一,所致的组织损伤程度亦不相同。常造成重要的深部组织如神经、肌腱、血管的切断伤,严重者导致指端缺损、断指或断肢。

3. 钝器伤　钝器砸伤引起组织挫伤,可致皮肤裂伤,严重者可导致皮肤撕脱,肌腱、神经损伤和骨折。重物的砸伤可造成手指或全手各种组织的严重毁损,高速旋转的叶片,如轮机、电扇等,常造成断肢和断指。

4. 挤压伤　门窗挤压可仅引起指端损伤,如甲下血肿、甲床破裂、远节指骨骨折等。车轮、机器滚轴挤压,则可致广泛的皮肤撕脱甚至全手皮肤的脱套伤、多发性开放性骨折和关节脱位,以及深部组织的严重破坏,有时手指和全手毁损性损伤需行截肢(指)。

5. 火器伤　如鞭炮、雷管爆炸伤和高速弹片伤,特别是爆炸伤,伤口极不整齐,损伤范围广泛,常致大面积皮肤及软组织缺损和多发性粉碎性骨折。这种损伤污染严重,坏死组织多,容易发生感染。

二、诊断要点

1. 询问病史　询问受伤时间和原因、受伤情况、急救经过和出血量的估计等。常见损伤为锐器割伤、挤压伤和爆炸伤等。注意有无其他部位损伤的症状。

2. 全身检查　测量体温、脉搏、呼吸和血压,对全身做较全面的检查。如有合并伤,应分轻重缓急进行处理。

3. 手部损伤的检查

(1) 手部创口:了解创口的部位、性质、程度和缺损的情况。

(2) 血管损伤:通过手指的颜色、温度、毛细血管回流试验和血管搏动来进行判断。皮色苍白、皮温降低、指腹瘪陷、动脉搏动消失,提示动脉损伤;皮色青紫、肿胀、毛细血管回流加快、动脉搏动良好,则为静脉回流障碍。

(3) 周围神经损伤:手部的运动和感觉功能分别由来自臂丛神经根组成的正中神经、尺神经和桡神经支配,手腕和手指屈伸活动的肌肉及其支配神经的分支均位于前臂近端,手部外伤时所致的神经损伤,主要表现为手部感觉功能和手内在肌的功能障碍(图11-4)。

①桡神经损伤:a.腕部以下手背桡侧及桡侧3个半手指近节指间关节近端的感觉障碍;b.在肘部下方损伤,伸拇及伸指功能丧失;c.在肘部上方损伤,则伸腕功能亦丧失,出现腕下垂畸形。

②正中神经损伤:a.拇短展肌麻痹导致拇指对掌及拇指、示指捏物功能障碍,呈猿手畸形;b.手掌桡侧半、拇指、示指、中指和环指桡侧半掌面,拇指指间关节和示指、中指及环指桡侧半近侧指间关节感觉障碍。

③尺神经损伤:a.骨间肌和蚓状肌麻痹致环、小指“爪”形畸形;b.Froment征,即由骨间肌和拇内收肌麻痹所致,表现为示指用力与拇指对指时,呈示指近侧指间关节明显屈曲,远侧指间关节和拇指掌指关节过伸、指间关节过屈;c.手部尺侧、环指尺侧和小指背侧感觉障碍。

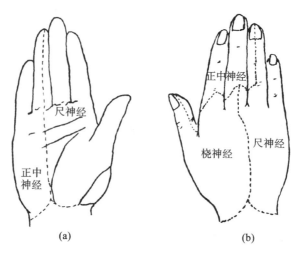

图 11-4　手部感觉神经的分布

（4）肌腱损伤：通过观察手的休息位和屈伸指运动来判断（图 11-5、图 11-6）。

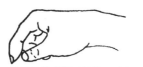

(a) 掌指关节背侧近端伸肌腱断裂

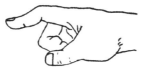

(b) 近节指骨背侧伸肌腱断裂

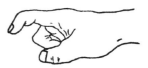

(c) 中节指骨背侧伸肌腱断裂

图 11-5　伸肌腱检查法

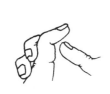

(a) 指深屈肌腱检查法

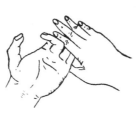

(b) 指浅屈肌腱检查法

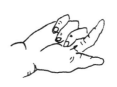

(c) 指深屈肌腱断裂

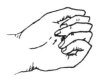

(d) 指浅屈肌腱断裂

图 11-6　屈肌腱检查法

（5）骨关节损伤：手局部疼痛、肿胀及功能障碍者，应疑有骨关节损伤。凡疑有骨折者，应拍摄 X 线片，了解骨折的类型和移位情况。X 线拍片为手外伤的常规检查，除拍摄正侧位片外，尤其是掌骨在侧位片重叠时，应加拍斜位片。

第三节　手外伤的处理

对于普通民众而言，只需要将手外伤分为开放性损伤和闭合性损伤两大类即可。

一、相关概念

开放性损伤：开放性损伤是指存在皮肤破损的手部外伤。闭合性损伤：受伤部位的皮肤和黏膜保持完整的手部外伤。对于闭合性损伤,大多数患者容易忽略其严重性。骨科急诊患者中,手外伤约占就诊人数的四分之一,而手部开放性损伤又占手外伤总数的三分之二。

二、急救措施

1. 开放性损伤

(1)急救原则:必须及时予以处理,一般情况下,开放性损伤应争取在伤后 6～8 h 内关闭伤口,这样,才能在很大程度上减少术后感染的发生。

(2)急救方式:①在出现开放性手部外伤时,应及时就近送到医院进行治疗,并常规注射破伤风抗毒素。②在送医的过程中,如果出现较严重的出血,可行局部按压,或者在上臂用皮带或皮筋进行环扎止血(图 11-7),但如果采用这一方法止血,一定要注意在每环扎 1 h 左右时,要松开皮带或皮筋 10～15 min,否则会导致整个肢体的坏死。③如果损伤导致肢体的骨折,最好在搬运之前进行简单的固定,可就近取材,用木板、铁棍或较硬的书刊、杂志均可(图 11-8)。这样,可以避免在搬运的过程中骨折断端二次损伤周围的神经、血管、肌腱等软组织。④如果出现了肢体或手指的离断伤,最好将断肢或断指用塑料袋包好,置于低温保温桶中保存,并与患者一起送到医院,切忌冷冻保存残肢或将残指直接置于冰水中。

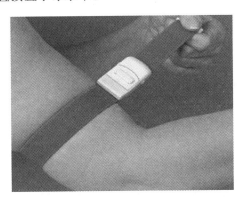

图 11-7　上臂皮带环扎止血法

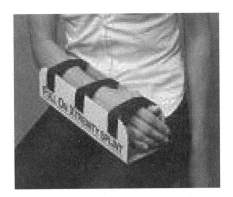

图 11-8　前臂骨折简易固定法

2. 闭合性损伤

(1)急救原则:在闭合性损伤时,也应及时就医,让医生对伤情给出全面、准确的判断,不致耽误了早期治疗。

(2)如果患者感觉肢体肿胀明显,出现了手部苍白或青紫、手指发麻、桡动脉搏动消失等情况,有发生骨筋膜间隔区综合征的可能(图 11-9),更要赶紧就医,及时处理。

三、具体操作

1. 早期的急救处理　现场急救的目的是止血,减少创面的进一步污染,防止加重损伤和迅速转送。现场急救可以用消毒敷料或清洁布类包裹伤口,再用绷带或宽布加压包扎即可止血,一般不用止血带。包扎后应悬吊抬高患肢,迅速运送医院。

2. 早期彻底清创　清创的目的是清除异物,彻底切除被污染和遭严重破坏失去活力的组织,使污染伤口变为清洁伤口,避免感染,达到一期愈合。手部创口应争取在伤后 6～8 h 内进行清创。清创越早,感染机会越少,疗效越好。超过 12 h,即使比较清洁的创口,也可能发生感染。

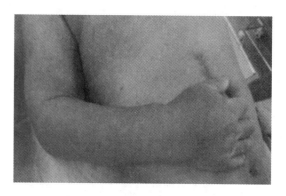

图 11-9　骨筋膜间隔区综合征

3. 深部组织损伤的处理　在清创的同时修复深部组织,可以获得较好的疗效。污染严重,外伤超过 12 h 以上,或修复技术有困难者,仅作清创和闭合伤口,不修复深部组织。肌腱和神经损伤,可待创口一期愈合后,再做二期修复。但骨折和脱位在任何情况下,均必须立即复位固定,为软组织修复和功能恢复创造有利条件。影响手部血液循环的血管损伤亦应立即修复。

4. 早期闭合伤口　手部伤口一般采用单纯缝合。若距受伤的时间较长,发生感染的可能性较大者,清创后不宜缝合伤口,应敞开后用生理盐水纱布湿敷,观察 3～5 天。若创口仍有坏死组织,则应再次清创,做延期缝合或植皮术。但观察时间不宜超过 5 天,以免肉芽组织生长过度,影响治疗的效果。

5. 术后处理

(1)制动体位:患肢一般制动在功能位,但神经、肌腱和血管修复后固定的位置应以修复的组织无张力为原则。

(2)制动时间:依修复组织的性质而定。血管吻合后制动 2 周;肌腱缝合后制动 3～4 周;神经修复后根据有无张力固定 4～6 周;关节脱位为 3 周;骨折为 4～6 周。

(3)制动范围:制动范围因手术不同而异,原则是制动范围越小越好,鼓励活动非制动关节。

(4)手部伤口术后 10～14 天拆线,带蒂皮瓣移植术后 3～4 周断蒂。

6. 流程图　急救措施流程图如图 11-10 所示。

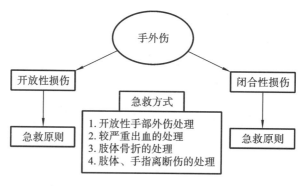

图 11-10　急救措施流程图

第四节 手的功能恢复

手是人的第二张脸，又是劳动的器官；因此手是一件艺术品，又是一部活动的机械。而手外伤的修复需要一名艺术家——手外科医生，又需要一名保养顾问——手康复的理疗师和治疗师。手部外伤如果治疗不及时不得当，受损伤的组织可能继续遭到破坏，会进一步恶化手的功能，有时所造成的残废程度及范围，甚至远超原发损伤。因此，对于手部损伤，除及时正确进行初期外科处理以外，还应充分发挥患者的主观能动作用，积极长期地进行手的功能锻炼，多使用患手。此外，可使用理疗、弹性夹板等辅助治疗，争取最大限度地恢复手的功能。

1. 功能锻炼 分为主动及被动锻炼两种形式，应从早期开始，有计划地进行。在石膏固定期间以主动锻炼为主，积极活动未固定的手指及上肢各关节；固定部位亦可作肌肉静力收缩练习。去除固定后，仍以主动活动为主，并逐渐进行关节的被动活动。此外，积极使用患手是最好的功能锻炼，在日常生活及工作中应尽量使用患手（图 11-11）。

2. 体育疗法与职业疗法 理疗是应用电疗、光疗、磁疗、热疗、冷疗、水疗及超声波疗法等人工物理因子，减轻手部炎症、疼痛、水肿和痉挛的治疗方法。理疗能促进手部血液循环、消除水肿和软化瘢痕，但不能代替功能锻炼。体疗是在医生的指导下，对患手做适当的按摩和活动，并利用各种器械练习关节活动，以及职业上所需的操作活动。理疗与体疗如互相配合，则收效更好。

3. 应用支具治疗 手部支具是手外科治疗的重要组成部分，被广泛地应用于临床，其主要应用于保持不稳定的肢体于功能位。按其功能可分为固定性（静止性）和功能性（动力性）两类。佩戴各种弹簧夹板，利用弹簧或橡皮筋的弹性持续牵引，以帮助关节做主动和被动活动，预防或纠正关节、肌腱和肌肉的粘连与挛缩（图 11-12）。

4. 作业治疗 针对伤手的功能障碍，从日常生活活动（ADL）、手工操作劳动或文体活动中选出一些针对性强、能恢复伤手功能和技巧的作业，让伤者参与到适应性活动之中，并按指定的要求进行训练，逐步恢复伤手的功能（图 11-13）。

5. 感觉训练 术后康复中感觉训练已经引起了人们的足够重视。修复的神经如经耐心的训练，可以缩短恢复的时间。训练内容根据患者损伤的程度分为防御感觉训练和识别感觉训练两大类。

6. 心理治疗 手外伤多为意外伤害，患者毫无心理准备，加上伤处的疼痛、出血、功能障碍及对住院环境和医务人员的陌生感，均可使患者产生恐惧、焦虑和紧张的心理。手外伤患者临床治愈后，手功能的恢复仍是一个艰苦而漫长的过程。因此有必要对手外伤患者进行全程的心理疏导和治疗，促进患者尽快适应现实情况，增强和维持患者的自尊心和自我价值。

Note

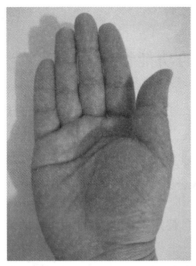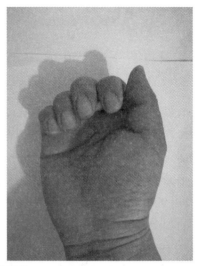

(a)弯曲手指

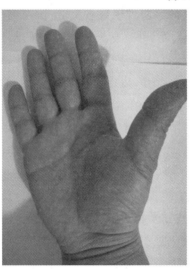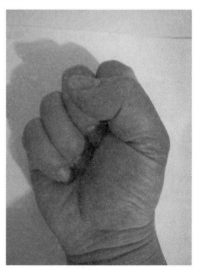

(b)握拳

图 11-11　手的功能锻炼

注:(a)除拇指外,其他四指尽量并齐,慢慢弯曲手指,指尖与指根齐平,
重复多次;(b)五指尽可能分开,放松,慢慢地握拳,重复多次。

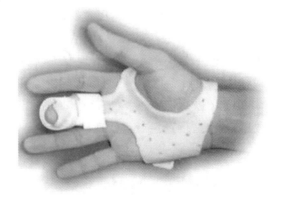

图 11-12　应用支具治疗手外伤

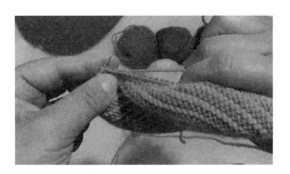

图 11-13 作业治疗手外伤

 医学思政金句

1. 凡大医治病,必当安神定志,无欲无求。

——唐·孙思邈

2. 凡曲转,如手腕脚凹手指之类,要转动……时时为之方可。

——唐·蔺道人

3. 人民健康是社会文明进步的基础,是民族昌盛和国家富强的重要标志,也是广大人民群众的共同追求。党的十八大以来,党中央把维护人民健康摆在更加突出的位置,召开全国卫生与健康大会,确立新时代卫生与健康工作方针,印发《"健康中国 2030"规划纲要》,发出建设健康中国的号召,明确了建设健康中国的大政方针和行动纲领,人民健康状况和基本医疗卫生服务的公平性可及性持续改善。

——习近平

能力检测

1. 手外伤后创口出血,在转送途中,首先采用的止血方法是(　　)。

A. 手压法　　　　　　　　　B. 患肢抬高　　　　　　　　　C. 缚止血带

D. 局部加压包扎　　　　　　E. 钳夹止血

2. 单纯指深屈肌腱断裂后,临床可发生(　　)。

A. 手指过伸畸形　　　　　　　　　　B. 手指出现锤状指

C. 手指的伸、屈功能丧失　　　　　　D. 手指屈曲功能丧失

E. 手指远位指间关节屈曲功能丧失

3. 手的肌腱断裂后,出现的体征是(　　)。

A. 手指被动活动丧失　　　　　　　　B. 局部出现剧烈的疼痛

C. 出现手的成角畸形　　　　　　　　D. 手的休息位发生改变

E. 出现侧方摆动

4. 手外伤清创术应争取在伤后多长时间内进行?(　　)

A. 6~8 h　　　　B. 9~12 h　　　　C. 12~16 h　　　　D. 1 天　　　　E. 36 h

5. 手外伤早期的临床处理不包括(　　)。

A. 止血　　　　　　　　　　B. 清创　　　　　　　　　　C. 闭合创口

Note

D. 运动锻炼　　　　　　　　　　　E. 注射破伤风抗毒血清

6. 右食指外伤时,固定患指中节指骨,让患者屈曲远侧指间关节,若不能活动,则为(　　)。

A. 指浅屈肌腱损伤　　　　　　　　　B. 指深屈肌腱损伤

C. 食指固有伸肌腱损伤　　　　　　　D. 指总伸肌腱损伤

E. 指总神经损伤

(董银平)

第十二章　颈腰疾病

第一节　颈　椎　病

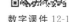

数字课件 12-1

🕂 学习目标

掌握：颈椎病的分型、临床表现、治疗原则。

熟悉：软组织型、神经根型、椎动脉型、脊髓型颈椎病的临床处理，尤其是卧床休息、牵引、物理治疗、枕头使用、手法和预后。

了解：注射疗法。

16 世纪 Vesalius 对椎间盘解剖结构的认识，奠定了颈椎病的病理解剖基础。1817 年 James Parkinson 神经根型颈椎病病例是近代对颈椎病症状最早的记载，很遗憾他将其诊断成了风湿病。

1824 年 Ollivier 发现椎间盘突出导致了慢性脊髓受压，认识到颈椎间盘退变可产生相应的临床症状。1838 年 Key 在 Ollivier 的基础上认识到后纵韧带的增厚也会带来脊髓受压的症状。Rokitansky(1844)、Virchow(1857)、Lushka(1858)、Leyden (1875)详细进行了颈椎解剖描述，绘制出相应综合征的临床表现示意图。

1892 年 10 月 24 日，世界脊柱外科学里程碑出现的时刻，Horsely 为一位 20 岁的建筑工人进行了第 6 颈椎椎板减压术，术中发现椎体增生骨质压迫脊髓；术后第 10 天疼痛明显缓解，肌力明显恢复；术后 8 个月可下地行走；术后约 1 年术前症状消失。这是世界首例颈椎椎板切除术，为脊柱外科手术奠定了基础。

之后，对颈椎病的认识日趋全面，到 20 世纪 50 年代，对颈椎病的定义、分型都有了科学的理解。

一、定义

颈椎病是指颈椎间盘退行性改变及其周围组织继发的病理改变累及神经根、脊髓、椎动脉、交感神经，导致的临床症状和体征。

仅有颈椎退行性改变，但无临床表现者称为颈椎退行性改变。中医学中颈椎病相关症状、体征散见于项强、痹病、痿病、眩晕等疾病。

二、病因与应用解剖

1. 病因　颈椎病的病因分为内因、外因和继发因素。

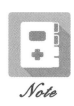

Note

（1）内因：颈部先天性畸形、椎管狭窄、肥胖、糖尿病。

（2）外因：颈部损伤、风寒湿侵袭，姿势不良等。

（3）继发因素：颈椎骨关节退行性改变、椎间盘突出、关节囊松弛、韧带增厚、骨化等。

2. 应用解剖　颈椎共 7 块，椎体间有 5 个关节相连，即椎体间关节、两侧钩椎关节（此为假关节）和两侧关节突关节；此外有 3 个韧带连接，即后纵韧带、黄韧带、项韧带。这 7 个连接的退行性改变导致了神经受压、疼痛刺激，是颈椎病的主要病理基础。其中 $C_5 \sim C_6$ 椎间关节活动量最大，较先发生退行性改变。

（1）因为第 1、2 颈椎间无椎间盘，所以颈椎有 6 个椎间盘，盘的前缘较后缘高，可维持颈椎的生理前凸，颈椎曲度变直、反弓等都可能引起疼痛、头晕等临床症状。成人的椎间盘除纤维环的周缘部外，无血管和神经，其营养主要由椎体内血管经软骨板弥散而来，脆弱的营养供应容易导致颈椎间盘退行性改变，椎间隙变窄，引起疼痛等临床症状。

（2）颈椎椎体上部侧后缘向上隆起形成钩椎关节（Luschka 关节），为颈椎特有。钩椎关节增生退变压迫后方的颈神经根，可引起疼痛、麻木等临床症状；压迫侧后方的椎动脉可出现两种表现：①椎动脉壁上有丰富的交感神经纤维，压迫可引发交感型颈椎病的临床症状。②压迫椎动脉，可继发颅内缺血，此外颈椎曲度反弓等节段不稳改变，也可压迫椎动脉继发颅内缺血。

（3）关节突关节构成椎间孔的后壁，下颈椎（$C_5 \sim C_6$、$C_6 \sim C_7$）的关节突关节承受压力大，容易骨质增生，压迫相邻神经和前方椎动脉出现相应临床症状。

（4）颈椎椎管横断面呈三角形，而脊髓多呈卵圆形，所以颈髓前、后方的结构退行性改变都容易导致压迫，这是脊髓型颈椎病的主要病理基础。颈髓前、后方压迫时，前方椎间盘突出、后纵韧带增厚，后方黄韧带增厚、椎板肥大。其中后纵韧带在颈段较宽，中部厚而坚实，其退行性改变、钙化较胸、腰段多，所以后纵韧带增厚是脊髓受压的重要原因。

（5）颈椎棘突上方的棘上韧带（项韧带）特别坚强，可限制颈椎前屈，过度前屈（如伏案、看手机）的劳损导致项韧带退变钙化，可引起韧带及周围，尤其是附着点的疼痛。当颈椎节段性不稳定时，该节段的项韧带负担增加导致钙化，所以影像学上的项韧带钙化可提示相应的节段不稳。

三、分型

颈椎病分型使用较多的是按受累靶器官进行分型，分别为软组织型、神经根型、椎动脉型、脊髓型、交感神经型 5 型，合并 2 种或 2 种以上为混合型。此外，颈椎前方骨质增生压迫食管形成食管型。

四、临床表现

颈椎病诊断须具备 3 个条件：有典型症状和（或）体征；影像学可以找到压迫部位；症状和体征与影像学对应。

1. 软组织型（颈型）　落枕、姿势不当、劳累、受凉后出现，颈项强直、酸、胀、疼痛，主要体征斜方肌压痛阳性，其他可出现压痛阳性部位：颈椎旁肌、$T_1 \sim T_7$ 旁肌、胸锁乳头肌、冈上肌、冈下肌。急性期颈椎活动绝对受限。侧位 X 线片：正常或生理曲度改变或轻度椎间隙狭窄，少有骨赘形成。

2. 神经根型　$C_5 \sim C_6$、$C_6 \sim C_7$ 好发，具有沿受累神经根走行和支配区分布的症状（麻木、疼痛）和体征；椎间孔挤压试验和（或）臂丛牵拉试验（＋）；核磁、CT 显示压迫与临床表现基本相符合（表 12-1）。

表 12-1　神经根型颈椎病常见症状和体征

受压神经	痛觉减退部位	肌力减弱	腱反射变化
C_5	肩部前臂外侧	三角肌	—
C_6	拇指	肱二头肌	肱二头肌腱反射减弱或消失
C_7 或 C_8	中、小指	肱三头肌、握力，手内在肌萎缩	肱三头肌腱反射减弱或消失

鉴别诊断：颈椎外病变所致的疼痛，如胸廓出口综合征、网球肘、腕管综合征、肘管综合征、肩周炎、肱二头肌长头腱鞘炎等。

3. 椎动脉型　椎动脉受压或刺激导致椎基底动脉供血不足的临床表现如下：①前庭症状：颈性眩晕、记忆力减退。②猝倒。③偏头痛：多为颈部旋转诱发、单侧，颞部居多。④迷路症状：耳鸣、耳聋。⑤精神症状：精神抑郁、健忘、失眠、多梦。

旋颈试验（＋），颈部运动试验（＋）；侧位 X 线片显示节段性不稳定，钩椎关节增生致椎间孔减小（CT 亦可观察）。经颅彩色多普勒（TCD）、DSA、MRA 可探查基底动脉血流、椎动脉颅内血流，推测椎动脉供血不足。

鉴别诊断：耳源性眩晕（如美尼耳氏综合征）、眼源性眩晕（如青光眼）、脑源性眩晕（如腔隙性脑梗死、脑部肿瘤等）、血管源性眩晕（如高血压病、嗜铬细胞瘤等）、糖尿病、神经官能症、过度劳累、长期睡眠不足。

4. 脊髓型　出现颈脊髓损害的临床表现，如感觉、运动、反射障碍，尤其是双下肢肌力减弱。主要体征：肱二头肌腱反射、三头肌腱反射、桡骨膜反射、跟腱早期活跃，后期减弱或消失。病理征：Hoffmann sign 阳性率最高，髌阵挛、踝阵挛、Babinski sign 次之。屈颈试验（＋）。

影像学显示颈椎退行性改变导致的椎管狭窄，核磁、CT 显示颈髓压迫与临床表现相符合。

鉴别诊断：进行性肌萎缩性脊髓侧索硬化症、脊髓肿瘤、脊髓损伤、继发性粘连性蛛网膜炎、多发性末梢神经炎等。

5. 交感型　目前缺乏客观诊断指标。出现交感神经功能紊乱的临床表现，如头痛、头昏、耳鸣、面部疼痛、面部潮红、咽部异物感、恶心、视物模糊、胸闷、心慌等。$C_1 \sim C_2$ 颈神经受压可致紧张性头痛。影像学显示颈椎节段性不稳定。部分症状不典型患者，如行星状神经节结封闭或颈椎高位硬膜外封闭后，症状有缓解，有助诊断。

6. 查体

（1）颈椎活动范围：如表 12-2 所示。

表 12-2　颈椎活动范围

活动	正常范围	诱发症状体征与原理
旋转	$60°\sim80°$（单侧）	肌紧张：肌张力增高 弥散性疼痛：软组织受刺激 局限性疼痛：关节受刺激
屈曲	$35°\sim45°$	关节刺激缓解：关节突关节间隙增大 牵拉感和疼痛：颈椎伸肌与斜方肌在内的颈背肩部肌肉拉伸 肩峰、肩胛区疼痛（牵扯痛）：关节突关节间隙、椎间孔减小，关节受刺激

Note

续表

活动	正常范围	诱发症状体征与原理
后伸	35°～45°	枕骨下区疼痛:枕骨下肌群劳损 颈前区疼痛:颈前肌群劳损
侧弯	45°	同侧疼痛:关节受刺激 对侧疼痛或紧张:肌肉劳伤或肌张力增加 肩峰、肩胛区疼痛(牵扯痛):关节突关节间隙、椎间孔减小,关节受刺激 臂、手相应神经支配皮节疼痛、麻木:神经根刺激 侧弯受限:关节囊纤维化或退行性关节病

(2)椎间孔挤压试验:患者坐位,颈椎侧弯,医生用手向下轻压患者头部,出现臂、手相应神经支配皮节疼痛、麻木为神经根刺激;出现肩峰、肩胛区牵扯痛为关节突关节受刺激。严重患者颈椎侧弯即可出现上述症状。

五、治疗

颈椎病的治疗分为保守治疗和手术治疗。治疗原则:除脊髓型外,皆以保守治疗为主,其中软组织型注意纠正不良姿势,神经根型牵引的疗效明显;椎动脉型和交感神经型如有颈性眩晕、猝倒可考虑手术;脊髓型亦可先保守治疗,若效果不佳应尽早手术,重者禁用牵引、手法;混合型脊髓受压严重者需手术治疗。

本病治疗应阶梯化:①改变生活习惯;②药物、手法、物理、牵引、支具治疗;③微创手术;④开放手术;⑤术后康复。以上步骤可依据患者的症状、体征、心理状态个体化组合,不必完全施用。

(一)改变生活习惯

颈部保暖、正确的睡姿、合适的枕头床垫、正确的伏案姿势、适度的功能锻炼都可以有效缓解颈部紧张和劳损。

发作期或首次发作时要卧床休息,重者可卧床2～3周,可使颈肌放松,减轻因肌肉痉挛、头部重量对椎间盘的压迫;合理制动,有利于组织充血、水肿等炎症消退,尤其是椎间盘突出部位的消肿。

枕头可有效维持颈椎的生理曲度,高度一般以患者拳头的1.5倍高为宜。枕头过高,仰卧时颈部过屈,颈椎后方的肌肉和韧带过度牵拉易疲劳;同时硬膜囊后壁受到牵张,颈髓前移,容易受压。枕头过低,仰卧时颈部过伸,前凸加大,颈椎前方肌肉和前纵韧带牵拉易疲劳;同时,椎管后方的黄韧带形成皱褶突入椎管,脊髓压力增加,容易受压。

(二)药物、手法、物理、牵引、支具治疗

1. 药物 采用中西医配合治疗,西药主要应用消炎镇痛、扩张血管、脱水、营养神经等药物,中医辨证论治对本病的治疗较有特色,介绍如下。

(1)软组织型(颈型):多为风寒型,可用舒筋汤加减。

(2)神经根型(痹病型):风寒型可用桂枝附子汤加减,虚寒型可用黄芪桂枝五物汤加减。

(3)椎动脉型(眩晕型):肝阳上亢型可用天麻钩藤饮加减,气血亏虚型可用归脾汤加减,痰湿中阻型可用温胆汤加减,瘀血阻络型可用桃红四物汤加减。

（4）脊髓型颈椎病（痿病型）：肝肾亏损证可用虎潜丸加减，脉络瘀阻证可用圣愈汤合补阳还五汤加减；急性期多可对应湿阻阳遏证型，用通阳利湿法，通阳利湿方加减。

（5）此外，依据辨证的针灸、中药外治法（如中药热熨、熏蒸、塌渍等）亦有良好疗效，中药外治法所用药物可参考内治药物。

2. 手法　颈椎病类型不同，手法差异较大，行手法前对病情应全面了解，尤其要仔细阅读影像学资料。手法要适当，忌粗暴，尤其行拔伸、扳法时要由有经验的医师操作。

（1）推拿理筋

①原理：通过舒筋活血、通络止痛的手法放松项、背、肩部紧张痉挛的肌肉。神经根型要包括患侧上肢，椎动脉型和交感型要包括头部。

②手法：拿捏、弹拨、推法、点法、按法、摩法、揉法、擦法。

（2）关节松动术

①原理：松动关节。

②手法：先理筋放松肌肉，然后牵引颈椎，最后旋转颈椎。

理筋放松肌肉后患者去枕仰卧位，颈部在床沿，助手双手按压患者双肩，固定使之不动。术者坐于床头，一手托患者头部，拇指放在患侧颈枕部，其余四指放在对侧，另一手把持下颌，缓慢向上牵引颈椎 15～20 s，休息 5 s，重复 2～3 次（图 12-1）。然后向健侧旋转，接近限度时适当加力再旋转 5°～10°，感知关节弹响后，行对侧颈椎旋转。

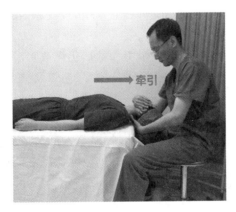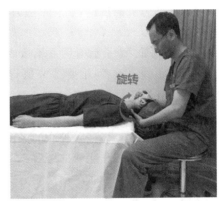

图 12-1　牵引和旋转颈椎

3. 物理治疗　根据患者临床表现、病程等个体化选用低中频电疗、药物离子导入、高频电疗、光疗、热疗、蜡疗、磁疗等，作用如下。

（1）急性期：消减神经根及周围组织水肿，缓解神经根压迫和炎症刺激，改善神经血供营养，镇静止痛。

（2）慢性期：延缓颈椎及附件（如椎体、关节突关节、后纵韧带、黄韧带等）的退行性改变，促进神经功能（感觉、运功）恢复，减轻神经根粘连，预防复发。

4. 牵引治疗　牵引有助于肌肉放松，缓解颈部肌肉痉挛、疼痛；牵伸挛缩的关节囊和韧带；改善或恢复颈椎的正常生理曲度；使椎间孔增大，缓解对神经根的压迫，拉大椎间隙，缓解椎间盘内压力；调整关节突关节的细微异常改变，使滑膜的嵌顿或关节突关节的错位得到复位。

颈椎牵引三要素分别为牵引的角度、重量、时间，这三要素决定着牵引的疗效。

（1）牵引方式：枕颌带牵引，有坐位牵引和卧位牵引两种体位，坐位较方便，卧位牵引较稳定，且肌肉更容易放松。

Note

（2）角度：根据颈椎病变部位及颈椎曲度选择，一般以颈椎前倾 10°～20°较合适。颈椎前倾角小，牵引力作用于上颈椎，随前倾角加大，力的位置下移。所以病变在上颈段（C_1～C_4），牵引角度宜采用 0°～10°；病变在下颈段（C_5～T_1），角度稍前倾，可在 15°～30°之间，同时注意结合患者舒适来调整角度。前倾 8°～10°，可牵开嵌顿的小关节，伸展在横突孔中扭曲的椎动脉，改善椎基底动脉缺血状况，使头晕、头痛等症状缓解。中立位（正常颈椎前凸位）牵引可较好放松颈部肌肉，椎动脉型、脊髓型（脊髓轻度受压者）有颈椎曲度变直、反弓、成角伴肌肉紧张者，可尝试中立位牵引。颈椎前屈 10°～30°可使牵引力与颈椎的横截面垂直，颈椎间隙、椎间孔增大，前屈 24°时达到颈椎生理曲度变直而不出现反弓的平衡点，可有效缓解颈肩部疼痛等症状。颈椎后伸位牵引，会使椎间关节面间隙增大、椎间隙减少，可能对椎体序列不稳、脊髓型、椎动脉型患者有不良影响。

（3）重量：间歇牵引的重量以自身体重的 15%～20%，连续牵引应适当减轻。初始重量可从 2 kg～3 kg 开始，以后逐渐增加，可依据患者年龄、身体状况、牵引时间、牵引方式等调整牵引重量。

（4）时间：有连续牵引、间歇牵引两种方式。连续牵引较易操作，初次牵引可从 5 min 开始，以患者无不适为度，逐渐增加，以 15～40 min 为宜，急性期患者最长不超过 20 min，1～2 次/日，10～15 日/疗程。

（5）注意事项：充分考虑个体差异，年老体弱者宜牵引重量宜轻，时间宜短；牵引过程中注意观察、询问患者的反应，如有不适或症状加重者应立即停止牵引，查找原因并调整治疗方案。

（6）牵引禁忌证：牵引后有明显不适或症状加重，调整牵引参数后仍无改善者；脊髓受压明显、节段不稳严重者；椎骨关节退行性改变严重、椎管明显狭窄、韧带及关节囊钙化骨化严重者；发病急性期患者。

5. 矫形支具应用　常用的有颈围、颈托，主要用于固定和保护颈椎，防止颈椎过伸、过屈、过度转动，避免造成脊髓、神经的进一步受损，减轻脊髓水肿，减轻椎间关节创伤性反应，有助于组织的修复和症状的缓解，可应用于各型颈椎病急性期或症状严重的患者。避免长期过度使用，以免颈肌废用性无力、颈椎活动度不良。

（三）微创手术

微创手术包括颈椎内镜手术、经皮介入技术（如髓核溶解、经皮切吸、经皮激光椎间盘汽化减压术、射频消融等技术）。

目前颈椎内镜手术在微创领域发展很快，可较大范围替代开放手术，分为前路和后路手术。前路将工作套管从椎间盘进入，摘除突出的椎间盘；后路咬除部分侧块内侧上下椎板，进行减压，或摘除神经根腹侧致压物。

（四）开放手术

一般可分为前路和后路手术。

1. 适应证

（1）经合理的保守治疗，半年以上无效，或反复发作，并影响正常生活或工作，而且同意手术治疗。

（2）神经根性剧烈疼痛，保守治疗 2 周以上仍无明显缓解。

（3）上肢肌肉，尤其是手内在肌无力、萎缩，经保守治疗 4～6 周后仍有发展趋势。

（4）脊髓型颈椎病脊髓长期受压，保守疗效常不佳，容易引起肢体不同程度的残疾。因此一旦确诊，应及时手术。但受压轻，病程短，症状轻的者也可保守治疗，定期随诊，一

旦病情加重,及时手术。

2. 禁忌证 禁忌证常为相对的,老年体弱不能耐受手术者,或伴有高血压、糖尿病、结核病、慢性肝炎及心、肾功能不全者不宜手术治疗。

（五）术后康复

主要为充分休息,给损伤以修复的时间,其他参见前文相关内容,酌情选用。

（六）预后

软组织型颈椎病的预后较好。神经根型颈椎病的预后:单纯髓核轻度突出者,若治疗及时,大多可痊愈;髓核突出重、突出物与周围组织粘连、病程长者,多残留一定后遗症;钩椎关节增生者,早期及时治疗,恢复满意;多节段椎体退行性病变,骨质增生广泛者,预后较差。脊髓型颈椎病的预后:单纯椎间盘突出致硬膜囊受压者,经保守治疗恢复满意;椎间盘突出致颈髓受压者,预后较差;椎管矢状径明显减小、骨质增生、后纵韧带钙化者,预后较差。椎动脉型颈椎病多因椎体序列不稳所致,保守治疗预后较好。不同类型颈椎病的病因和预后见表 12-3。

表 12-3 不同类型颈椎病的病因和预后

类 型	病 因	预 后
软组织型		较好
神经根型	单纯髓核轻度突出者	较好
	病程长,髓核突出重,突出物与周围组织有粘连者	多残留后遗症
	钩椎关节增生	较好
	多节段椎体退变,骨质增生广泛者	较差
椎动脉型		较好
脊髓型	单纯椎间盘突出,硬膜囊受压	较好
	椎间盘突出,颈髓受压	较差
	椎管矢状径明显减小、骨质增生、后纵韧带钙化者	较差

能 力 检 测

1. 颈椎病分型主要有（   ）。

A. 软组织型 B. 神经根型 C. 椎动脉型 D. 脊髓型 E. 交感型

2. 下列叙述颈椎牵引的角度不正确的是（   ）。

A. 颈椎生理曲度消失、反弓的患者,前屈 $0° \sim 15°$ 位牵引

B. 颈椎中、下段颈椎病变$(C_5 \sim T_1)$牵引角度宜大,前屈 $15° \sim 25°$ 位牵引

C. 椎动脉型和脊髓型(脊髓轻度受压)中立位牵引$(0°)$

D. 神经根型前屈位牵引$(15° \sim 25°)$

E. 颈椎上段颈椎病变$(C_1 \sim C_4)$中立位牵引$(0°)$

3～5 题共用题干:

患者,女,教师。左侧颈部疼痛伴左上肢麻木,颈部旋转时症状加重。无低热、盗汗、

参考答案 12-1

Note

消瘦等症状。查体:颈椎活动受限,椎间孔挤压试验(＋),臂丛牵拉试验(＋)。

3. 该患者首先考虑的诊断是(　　　)。

A. 颈椎间盘突出　　　　　　B. 颈椎病　　　　　　　　C. 颈肌劳损

D. 颈部结核　　　　　　　　E. 左肩周炎

4. 如有右上肢皮肤麻木,肱三头肌肌力下降,肱三头肌腱反射减弱,病变的节段应考虑(　　　)。

A. $C_3 \sim C_4$　　　B. $C_4 \sim C_5$　　　C. $C_5 \sim C_6$　　　D. $C_6 \sim C_7$　　　E. $C_7 \sim T_1$

5. 为进一步明确诊断,首选检查是(　　　)。

A. CT 检查　　　　　　　　B. 核磁检查　　　　　　　C. X 线检查

D. 颈动脉彩超检查　　　　　E. 经颅多普勒检查

数字课件 12-2

第二节　腰椎间盘突出症

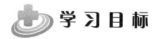 学习目标

掌握:治疗原则。

熟悉:概述、分型、临床表现、临床处理,尤其是卧床休息、腰椎牵引、物理治疗、康复治疗方法、手法。

了解:手法原理、注射疗法。

知识链接

腰腿痛是一个古老的疾病。腰腿痛发病时,感觉好像有人在背后猛然踹了一脚,回头看却没人,德语中将其形容为"魔鬼的一脚"。我国《黄帝内经》中腰痛的手法治疗,至今仍对临床有一定指导意义。

20 世纪初,有学者逐步认识到腰腿痛与腰椎管内神经受累相关,但一度认为手术取出的椎间盘组织是"腰椎管内生软骨瘤",真正认识清楚还有一段有趣的故事。

患者,男,25 岁,1930 年春天滑雪扭伤腰部后,出现腰及左下肢后侧疼痛,卧床休息后缓解。1932 年 1 月又因滑雪症状复发,同年 6 月被主治医师 Barr 推荐给麻省总医院的神经外科专家 Mixter。Mixter 对患者进行手术成功取出了压迫左侧 S_1 神经根的占位性病变。术后一个半月,Barr 和 Mixter 偶遇,两人都感觉内生软骨瘤的诊断与患者伤后立即出现并很快发展的症状不相符。于是他们将手术取出物送病理学检查,发现所谓的"内生软骨瘤"原来是椎间盘纤维环和髓核。通过持续研究,他们首先提出腰椎间盘突出症这一概念,成功解释了困惑人类数千年的腰腿痛问题,开创了 20 世纪三、四十年代人类对椎间盘病变认识的"椎间盘时代"。在这些认识的基础上,医学工作者不断发展腰椎间盘突出症的诊疗手段,更大限度解决患者的病痛。

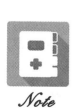

Note

一、定义

腰椎间盘的物质错位超过正常椎间盘边界范围,压迫神经(神经根或硬膜囊),导致疼痛、无力、肌节麻痹或皮节感觉分布异常的一种疾病,是临床最常见的腰腿痛疾患之一。

二、应用解剖

腰椎是脊柱运动的枢纽,腰椎间盘和上下关节突关节组成三关节复合体,是决定腰椎稳定的骨性结构。一般认为,腰椎间盘的退行性改变最早,在腰椎退变中起主导作用,后方上下关节突关节退变继发于腰椎间盘退变,而后三者退变互为因果。

椎间盘组成:椎间盘由髓核、纤维环、终板三部分组成(图 12-2)。

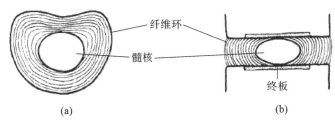

图 12-2　椎间盘组成

椎间盘主要功能如下。

1. 承受负荷　椎间盘与上下相邻的椎体组成脊椎的负重关节,其中纤维环像一个"箍",箍着髓核,由于椎体的压力,髓核内有很大的压力,使得椎间盘可以承受更多的负荷,有缓冲震荡的作用(图 12-3)。

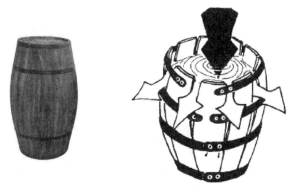

图 12-3　椎间盘承受负荷示意图

2. 轴承活动　腰椎间盘连接着上下两个椎体,是脊柱活动的枢纽。腰椎间盘里的髓核象轴承里的滚珠一样,形成滚珠轴承,生理负荷下,腰椎前屈和背伸时椎体在髓核上滚动。由于人类日常生活中腰椎前屈的动作居多,所以相邻椎体容易挤压髓核后移,压迫纤维环后侧导致破裂或部分破裂,形成膨出、突出、脱出等影像学表现(图 12-4)。

3. 稳定脊柱　纤维环的纤维穿入椎体骨质中,连接了纤维环和相邻椎体,起到稳定脊柱的作用。

三、病因病机

(1)职业特性:本病有明显的职业特性,在搬举重物、腰椎垂直震动和扭转、长期弯腰

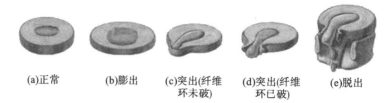

(a)正常　(b)膨出　(c)突出(纤维环未破)　(d)突出(纤维环已破)　(e)脱出

图 12-4　腰椎间盘不同状态影像示意图

的职业中发病率高。腰椎承受垂直震动较多的职业如汽车司机,腰椎间盘长期受到震荡颠簸,导致椎间盘退变最终突出。长期弯腰尤其是蹲、坐,髓核长期被挤向纤维环后侧,再加上腰椎间盘后方纤维环较薄弱,所以好发突出。

(2)性别:由于从事重体力劳动者多为男性,所以男性发病率高于女性,需要注意的是,本病主发病与受力有关,女性从事劳动同样容易发病。

(3)腰椎结构异常:脊柱侧弯畸形、腰骶移行椎、关节突关节变异等生物力学结构的异常与本病发病有相关性。

(4)吸烟:原因可能有二。其一,吸烟引发咳嗽,咳嗽时腹肌、背肌猛然收缩,腹内压骤增使椎间盘内压升高;其二,吸烟加速了椎间盘及周围结构的退变。

(5)年龄:随着年龄的增加,椎间盘开始退变,40岁以后椎间盘开始纤维化,又开始相对稳定。本病患者多见于20~50岁,椎间盘退变与年龄存在相关性。

(6)本病还与寒冷、心理状况、酗酒、妊娠、医源性损伤等因素存在相关性。

从以上的病因可以归纳出本病主要发病机理:主要是腰椎间盘受到力的作用。这个力可以是突然的暴力(寸劲儿),也可以是长期缓慢微小的力的累积,也就是我们通常讲的劳损。

同样是受力的原理,本病好发于20~40岁青壮年,男性多于女性。

本病的发病率 $L_4 \sim L_5 > L_5 \sim S_1 > L_3 \sim L_4$,因为腰椎生理弯曲中 $L_4 \sim L_5$ 的曲度最大,$L_5 \sim S_1$ 次之,而 $L_3 \sim L_4$ 就相对平缓了,$L_4 \sim L_5$、$L_5 \sim S_1$ 突出占90%以上,随年龄增大,$L_3 \sim L_4$、$L_2 \sim L_3$ 发病率增加(图 12-5)。

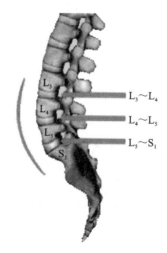

图 12-5　腰椎生理弯曲示意图

本病发病时腰椎间盘受力后向后压迫神经根或硬膜囊,导致疼痛、无力、肌节麻痹或皮节感觉分布异常等一系列症状和体征。

四、分型

根据髓核突出的位置、程度、方向、退变的程度及与神经根（硬膜囊）的关系、影像学检查等,有不同的分型,分型的不同与研究目的有关,正确运用分型,可以帮助医师选择治疗方法,尤其是手术方案。下面介绍病理分型、突出物在椎管横断面位置的分型。

1. 病理分型 分别为退变型、膨出型、突出型、脱出后韧带型、脱出后纵韧带后型、游离型。前 3 型为纤维环未破裂型或部分破裂型,约占 77%;后 3 型为纤维环破裂型,约占 23%。

以上几种椎间盘退行性改变在形态上的严重程度,与临床症状、体征并不一定完全相符,临床症状、体征的严重与否主要与两点有关,分别为压迫神经的严重程度、炎症的轻重。

2. 突出物在椎管横断面位置的分型 分别为中央型、后外侧型、椎间孔内型（外侧型）和椎间孔外型（极外侧型）。前 2 型约占 85%,后 2 型多发于 $L_3 \sim L_4$、$L_4 \sim L_5$ 水平。中央型分为 3 度:中央Ⅰ度,突出居中偏一侧,伸展过中线 2 mm;中央Ⅱ度,突出居中偏一侧,伸展过中线 4 mm;中央Ⅲ度,突出居中,向两侧延伸。

五、临床表现

1. 症状

（1）疼痛:腰腿疼是最早的症状,劳累、受凉、咳嗽或喷嚏（腹压增加）可诱发或加重,早期常为痛觉过敏,重者出现感觉迟钝或麻木。由于本病 $L_4 \sim L_5$、$L_5 \sim S_1$ 发病率高,所以坐骨神经（L_4、L_5、$S_1 \sim S_3$）痛多见,典型表现为一侧下腰部向臀部、大腿后方、小腿外侧直到足部的放射痛,少数为双侧。

（2）麻木:由于本体感觉、触觉纤维受压引起,按受压神经支配区分布,有少数患者因腰交感神经受刺激,出现自觉下肢发凉、无汗、下肢水肿。

（3）马尾神经综合征:多由腰椎间盘中央型巨大突出压迫引马尾神经引起。主要症状多为马鞍区感觉障碍（麻木等）、括约肌失调（大、小便障碍）、双侧神经根痛、男性阳痿等,重者还会出现大小便失禁、双下肢不完全性瘫痪。

马尾神经综合征的症状和体征常不足以诊断,往往症状严重时才确诊,此时即使手术,神经损伤的康复也很困难。相关指南推荐怀疑该综合征者,应尽快做 MRI 检查,一经确诊,建议行急诊手术。

2. 体征

（1）减痛步态（跛行）:患者尽量缩短患肢支撑期,重心迅速从患侧移向健侧下肢,患侧常足尖着地,避免足跟着地震动疼痛、坐骨神经被拉紧。

（2）压痛:①发病节段的棘上韧带、棘间韧带、棘旁软组织劳损,出现压痛（＋）。②受压神经支配区出现压痛点,如臀、腘窝正中、小腿后侧等。

（3）腰椎曲度:机体为避免神经受压自我调节,出现腰椎曲度变直、侧凸、腰骶角改变,患者越年轻,调节能力越强,曲度改变越明显。

（4）腰椎活动范围:前屈 75°～90°,后伸 30°,左右侧弯 20°～35°,旋转度（一侧）30°。本病患者几乎都有不同程度的腰椎活动受限,前屈受限最显著,因为前屈会使髓核向后移位并压迫神经根或硬膜囊。

（5）直腿抬高试验:患者仰卧位,医师一手下压膝关节,一手上抬患者足跟,使者下肢伸直,缓慢被动抬高患者下肢,下肢与床面 30°～70°之间出现大腿后侧或下肢痛（L_5、S_1

305

神经支配区疼痛)是阳性。原理:本试验可以使 L_5、S_1 神经根在椎管和椎间孔内滑动 3~4 mm,滑动的神经根会摩擦突出的椎间盘产生疼痛。

知识链接

目前存在着关于直腿抬高试验的误解。

(1)误解1:无论抬高角度如何,只要出现下肢疼痛即为阳性。

当抬高小于 30°时,神经根在椎管内基本不产生紧张,下肢抬高大于 70°时,神经根在椎管内已牵拉至最大程度,不再继续变形,此时患者不适多为下肢肌肉韧带紧张产生的不适。

(2)误解2:只要有椎间盘压迫,就会阳性。

本试验在伴有神经根炎症的急性腰椎间盘突出症阳性率高,而慢性的腰椎间盘突出症或腰椎管狭窄症阳性率较低,相关文献提示神经根有炎症损伤时的牵拉滑动更容易导致疼痛。

(3)误解3:所有的腰椎间盘突出都会阳性。

本试验可以使 L_5、S_1 神经根滑动,对其他的神经根受压应采取与之相应的检查,如 L_2、L_3、L_4 的压迫应查股神经牵拉试验。

(6)股神经牵拉试验:患者俯卧位,医师一手向上推膝,一手握踝关节,使患者屈膝 90°,髋关节被动过伸,大腿前侧或腹股沟区疼痛即为阳性。病情严重时患者俯卧即可牵拉股神经产生疼痛。

3. 临床表现　症状和体征大体遵循 1 条主线,即椎间盘压迫神经,导致神经支配区相应的症候群出现(图 12-6,表 12-4)。

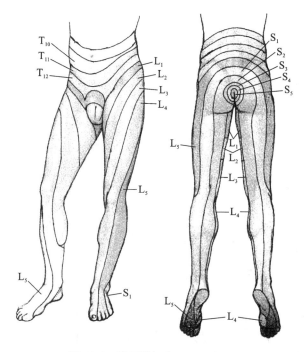

图 12-6　受压神经支配区示意图

表 12-4　受压神经和对应症状、体征

受压神经	感觉异常(痛、麻)	肌力减弱 (或肌肉萎缩)	张力试验	腱反射
L_4	大腿前侧 小腿前内侧 足内侧	股四头肌 肌力减弱、肌肉萎缩	股神经 牵拉试验(+)	膝腱反射减弱或 消失(L_3、L_4 受压)
L_5	小腿前外侧 足背前内侧 足底	伸踇肌肌力减弱	直腿抬高试验(+)	—
S_1	小腿后外侧 足背外侧	踝跖屈和立位 单腿跷足跟力减弱	直腿抬高试验(+)	跟腱反射 减弱或消失
马尾神经	马鞍区	肛门括约肌张力	—	肛门反射 减弱或消失

4. 检查

(1) MRI:可清晰地显示出椎管形态、髓核突出的解剖位置和硬膜囊神经根受压的情况。T_2 加权图像对椎间盘退变的诊断较佳。

具体表现:①突出物与原髓核在几个相邻矢状层面上都能显示分离。②突出物超过椎体后缘,重者向上、下游离。③突出物的顶端缺乏纤维环的线条状信号区,与硬膜及其外侧脂肪界限不清。④突出物如钙化,信号强度明显减低。

(2) CT:与 MRI 对比,优势在于清晰显示骨性、钙化结构,三维重建。

具体 CT 征象:①突出物征象:突出的椎间盘超出椎体边缘,与椎间盘密度相同或稍低于椎间盘的密度。当突出较小且有后缘韧带包裹时,软组织块影与椎间盘影相连续;当突出较大时,在椎间盘平面以外的层面上也可显示软组织密度影;当突出穿破后纵韧带时,与椎间盘失去连续性,除了在一个层面移动外,还可上下移动。②伴发征象:黄韧带增厚、椎体后缘骨赘形成、上下关节突关节增生、中央椎管及侧隐窝狭窄。③压迫征象:硬膜囊、神经根受压变形、移位、湮没。

(3) X 线摄片检查:腰椎平片检查操作简便、价格低廉,患者容易接受。其最大优点如下:正位片可显示腰椎侧凸,椎间隙变窄或左右不等,患侧间隙较宽;侧位片可显示腰椎前凸消失,甚至反张后凸,椎间隙前后等宽或前窄后宽,椎体可见休默(Schmorl)结节等改变,或有椎体缘唇样增生等退行性改变。

有腰椎间盘突出症病史和查体阳性的患者,MRI 是最合适的无创影像学检查。若患者 MRI 检查有禁忌,或查 MRI 后无法判断结果,则 CT 为次选检查。X 线平片的显示必须与临床的体征定位相符合才有意义,以排除骨病引起的腰骶神经痛,如结核、肿瘤等。

(4) 肌电图检查:根据异常肌电图的分布范围可判定受损的神经根及其对肌肉的影响。

(5) CT、MRI 检查:必要时可加以造影,CT、MRI 的检查临床诊疗意义重大。

Note

六、治疗

治疗原则:椎间盘纤维环未破裂型或部分破裂型,以非手术治疗为主。椎间盘纤维破裂型,以手术治疗为主。建议采用序贯治疗:改变生活习惯、功能锻炼(运动疗法)→卧床休息辅以药物、手法、物理、牵引治疗、经皮阻滞疗法→经皮介入技术→非融合手术→融合手术→术后康复。下面着重介绍运动疗法、卧床休息、牵引、物理治疗、经皮阻滞疗法、中医治疗、手法。

1. 改变生活习惯、功能锻炼(运动疗法)　生活中正确的运动习惯和姿势可从根本上预防本病发作,也可在发作期用以治疗。本病患者适度应用运动疗法,可提高腰背肌张力,纠正异常力线,防止肌肉萎缩,增加肌强度和耐力,增强韧带弹性,纠正上下关节突关节功能紊乱,恢复关节的活动度,维持脊柱正常形态。

2. 卧床休息　绝对卧床以 4～7 日为宜。时间过长,可造成废用性肌萎缩、心血管疾病和骨质疏松等。平板床上铺褥垫为宜,既不会导致脊柱侧弯,又可增加腰背部接触面积,使脊柱充分放松。

3. 牵引　牵引虽为有效方法,但应严格掌握适应证,重量、时间要依据突出节段、程度而定。腰椎牵引时首次牵引重量一般为体重的 25%。

(1) 慢速牵引:慢速牵引包括自体牵引(重力牵引)、骨盆牵引、双下肢皮牵引等方法,适用于腰椎间盘突出症、腰椎退行性变引起的腰腿痛、急性腰扭伤、腰椎退行性骨关节炎等。其作用缓慢,施加的重量小且可根据患者感觉调整,所以牵引时比较舒适,不良反应比快速牵引少,但牵引时间长,胸腹部压迫重,呼吸受限,老年人特别是有心肺疾病者慎用,另外重量过大可造成神经根刺激或损害。

(2) 快速牵引:适用于腰椎间盘突出症、腰椎退行性骨关节炎、腰椎序列不稳、早期强直性脊柱炎等。禁忌证:重度腰椎间盘突出、腰脊柱结核和肿瘤、腰椎关节结核、马尾肿瘤、急性化脓性脊柱炎、椎弓崩裂、骨质疏松症(重度)、孕妇、腰椎畸形、较严重的高血压、心脏病及有出血倾向的患者。另外,后纵韧带钙化、椎间盘突出钙化、腰椎间盘髓核摘除术后者慎用。

(3) 牵引方法:①中医"人工拉压复位"法最典型。牵引重量为体重的 2～3 倍,持续时间 1～3 s,每次重复 3 次。②多方位牵引床(三维牵引),牵引距离 45～60 mm,屈曲 $10°～15°$,旋转角度 $13°～16°$,保持时间 1 s,每次重复 2～4 次,再次牵引,一般间隔 5～7 天。

4. 物理治疗　适用于各类型的腰椎间盘突出症的患者,可镇痛、消炎、促进组织再生、兴奋神经肌肉、松解粘连,促进腰部及患肢功能的恢复。

常用物理治疗包括超短波、直流电药物离子导入、干扰电、低频调制的中频电、红外线、蜡疗、水疗等。

5. 经皮阻滞疗法　常用的药物有维生素 B_1、维生素 B_{12}、利多卡因、地塞米松或甲泼尼龙、生理盐水。①经硬脊膜外激素类注射:根性神经痛镇痛效佳,可采用 1 次阻滞或留置导管镇痛泵阻滞。可以选用椎板间、椎间孔、骶管裂孔等入路,其中经骶管裂孔者适用于下腰椎 $L_4～L_5$ 和 $L_5～S_1$ 突出。②椎旁阻滞:针对神经干阻滞,应用较少。

6. 中医治疗　辨证施治可有较好效果。

(1) 寒湿型:代表方为甘姜苓术汤加减。

(2) 湿阻阳遏型:代表方为四妙丸加减,或通阳利湿方。

(3) 瘀血型:代表方为身痛逐瘀汤加减。

（4）肾阴虚:代表方为左归丸加减。

（5）肾阳虚:代表方为右归丸加减。

（6）辨证选用针灸、针刀、拔罐,可以止痛镇静、抗炎消肿、调整肌肉和韧带功能。

7. 手法

（1）Mckenzie 法:治疗原则为功能不良综合征出现力学变形时用屈曲或伸展原则。椎间盘后方移位,若伸展使疼痛向心化或减轻,用伸展原则;椎间盘前方移位,若屈曲使疼痛向心化或减轻,用屈曲原则;神经根粘连用屈曲原则。

（2）Maitland 法:有多种技术。常用技术如下:双侧腰痛者用脊柱中央后前按压;有椎间关节僵直者用脊柱中央后前按压并左、右侧屈;椎间盘突出、椎体前移者用脊柱中央前后按压;深部肌肉痉挛者用单侧脊柱外侧后前按压;单侧腰痛者用横向推棘突,从不痛侧推向痛侧;腰痛伴有一侧下肢痛用旋转手法或纵向运动;屈曲运动对肌肉痉挛有一定作用。

（3）中医脊柱推扳法:脊柱推扳法可调理关节间隙。本手法要有节奏地缓慢进行,避免暴力,中央型椎间盘突出症不适用本法。

①理筋手法:按法、摩法、推压法,缓解腰臀部肌肉痉挛、放松肌肉。②脊柱推扳法:患者侧卧面向医生,在上的下肢屈曲,在下的下肢伸直,医生一肘推患者肩部向前,另一肘同时推髂部向后,使腰部扭转到最大限度,两肘同时加大力量斜扳,感到关节"咔嗒"弹响后,换体位作另一侧（图 12-7）。

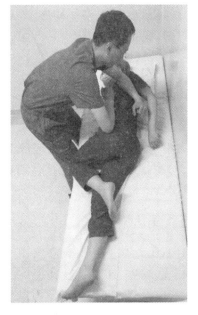

图 12-7　脊柱推扳法

能 力 检 测

参考答案 12-2

1. 椎间孔由（　　　）。

A. 相邻椎骨的上、下切迹围成　　　　　B. 椎弓根和椎弓板围成

C. 椎体和椎弓围成　　　　　D. 所有横突孔连接而成

E. 所有椎孔连接而成

2. 腰椎间盘承受压力最大的体位是（　　　）。

A. 坐位　　　　B. 站立　　　　C. 行走　　　　D. 仰卧　　　　E. 侧卧

3. 腰椎间盘突出症早期基本的治疗方法是（　　　）。

A. 完全卧床休息　　　　　B. 止痛药

C. 推拿按摩　　　　　D. 理疗

E. 脊肌锻炼

4. 腰椎牵引诱发疼痛时,应该（　　　）。

A. 暂停牵引,查明原因再确定是否继续牵引　　　　B. 禁止牵引

C. 继续牵引,让患者逐步适应　　　　D. 口服镇痛药物,继续牵引

E. 局部注射消炎镇痛药物,继续牵引

Note

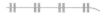

数字课件 12-3

第三节　腰椎峡部崩裂及腰椎滑脱

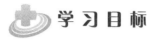

掌握：临床表现、临床处理，尤其是治疗原则、康复治疗。
了解：概述、应用解剖、病因病机。

一、概述

腰椎峡部崩裂是指位于上下关节突之间的椎弓峡部缺损，又称峡部不连，好发于21～30 岁、41～50 岁。

腰椎滑脱分为真性滑脱、假性滑脱。真性滑脱是指腰椎双侧峡部崩裂伴随椎体、椎弓根、上关节突相对于下位椎体前移；假性滑脱是指无峡部崩裂，由于脊柱退行性改变（如椎间盘退行性改变、关节突关节炎）发生的椎体向前或向后移动，又称腰椎序列不稳。

二、病因病机

目前认为椎弓峡部崩裂的病因有两种，分别为先天性和损伤性。

1. 先天性　生长过程中发生某种障碍，导致左右椎弓骨化中心与椎体骨化中心没有融合，形成椎弓峡部崩裂。

2. 损伤性　多数学者认为，应力性或创伤性骨折导致峡部崩裂，即长时间或累积外力或暴力是病因，受力多，损伤可能性大，所以会出现多数滑脱发生在 L_5，其次是 L_4，两者合并占 90% 以上，再次是 L_3 的情况，因此从事重体力劳动者如运动员本病常见。

三、分型

目前常采用的 Wiltse(1969 年)将腰椎滑脱分成不同的级别和类型。

1. 1 型　先天性滑脱，特征是骶骨小关节发育不良，椎体发生滑移。

2. 2 型　峡部崩裂性滑脱，由峡部应力性骨折引起。

3. 3 型　退变性滑脱，由小关节退变造成的节段性脊柱不稳。

4. 4 型　创伤性滑脱，由急性创伤造成的小关节骨折或峡部骨折造成。

5. 5 型　病理性，由骨骼疾病造成的小关节不稳。

四、临床表现

患者在早期多无症状、体征，多在外伤、劳累、运动后出现。一般较轻，对日常生活、工作影响小。呈间歇性发作，站立、行走、弯腰或过度负重时加重，休息后缓解或消失。

1. 症状

（1）腰骶部或椎旁的深部疼痛：下腰痛或下肢酸痛沉重症状，多为钝痛，由牵拉劳损导致。劳累后逐渐出现，或扭伤后持续存在。腰椎背伸或旋转可加重，卧床休息缓解。极少数患者可发生严重的尾骨处疼痛。

Note

（2）压迫的责任神经支配区的疼痛、麻木、乏力等症状：受累神经呈同节段性，如 L_5 滑脱则 L_5 神经根受累重，可有坐骨神经痛，多为下肢酸痛沉重，疼痛较轻，一般不会有腰椎间盘突出症的严重疼痛。

2. 体征 腰椎前凸增加，臀部后凸，腰椎触诊棘突有台阶感，腰椎活动受限。腘绳肌紧张，峡部崩裂处压痛，尤其是 $L_5 \sim S_1$ 节段。压迫的责任神经支配区的放射痛或麻木，严重者马尾神经受牵拉或挤压而出现膀胱或直肠括约肌障碍、鞍区麻木等，可出现直腿抬高试验（＋），膝、跟腱反射减弱或消失。Phalen-Dickson 征（＋），Stork 试验（＋）（图 12-8）。

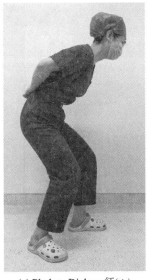 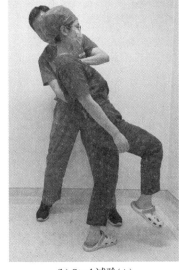

(a) Phalen–Dickson征(＋)　　(b) Stork试验(＋)

图 12-8　Phalen-Dickson 征和 Stork 试验

知识链接

1. Phalen-Dickson 征（屈膝屈髋步态）　腰椎滑脱患者为维持身体矢状面平衡，行走时屈髋、屈膝的一种特有步态。

2. Stork 试验（单腿站立腰椎过伸试验）　患者单腿站立，保持身体平衡的同时，医师帮患者腰部过伸，出现疼痛为阳性。然后另一条腿重复本试验。本试验对损伤性峡部崩裂敏感。

3. 影像学检查

（1）X 线检查：腰椎左、右斜位片，正位可见峡部崩裂。在斜位片上椎弓及其附件投影形似苏格兰狗，狗嘴为同侧横突，狗耳为同侧上关节突，狗眼为椎弓根断面，狗前足为下关节突，狗体为椎板，峡部裂时似狗颈戴项链（项链征）。部分患者侧位片椎弓根可见由后上斜向前下方的裂隙，椎体前移越大，裂隙越清楚，边缘带有硬化征象。

腰椎滑脱分度选用 Meyerding 测量法：腰椎侧位像，将滑脱椎的下位椎体上面纵分为 4 等份，滑脱椎体前移≤1/4 为 Ⅰ 度，1/4＜前移≤1/2 为 Ⅱ 度，1/2＜前移≤3/4 为 Ⅲ 度，前移＞3/4 为 Ⅳ 度。

（2）CT：由于平片对峡部缺损阳性率不高，可从 CT 的矢状位、轴位、斜位或三维重建上峡部崩裂情况（图 12-9）。

Note

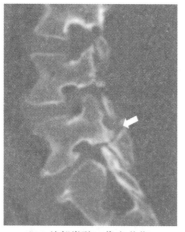

(a)L₅峡部崩裂CT像(矢状位)

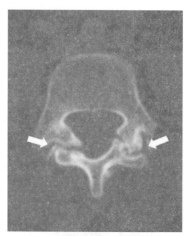

(b)L₅峡部崩裂CT像(轴位)

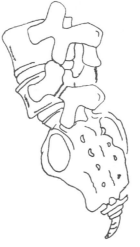

(c)L₅峡部崩裂示意图

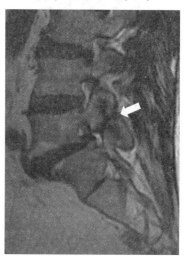

(d)L₅峡部崩裂CT像(斜位)

图 12-9　L₅ 峡部崩裂影像

应用单光子发射计算机断层扫描（SPECT）检查，摄取增加则提示峡部骨折正在愈合。

损伤性峡部崩裂：首选 SPFCT，次选 CT，最后 X 线片。

（3）MRI 扫描：可观察硬膜囊及神经根的受压程度，帮助判断损伤的新旧。

五、鉴别诊断

假性滑脱，又称脊柱序列不稳、退行性脊柱滑脱。50～60 岁的老年女性多发，L_4、L_5 多见，滑移一般不超 30％。主要原因是由于椎间盘退行性变、上下关节突关节紊乱、韧带松弛、椎间隙失稳、椎间隙变窄等；多有慢性腰痛病史，腰部酸胀、沉重、乏力，长时间行走加重，站立或下蹲缓解，有时。若伴有神经根受压，疼痛可放射至臀部、大腿后部、小腿，有灼痛、麻木等感觉，重者下肢皮肤浅感觉减弱，肌肉萎缩，肌力、腱反射减弱。

六、治疗原则

腰椎滑脱Ⅰ度、Ⅱ度可保守治疗，Ⅲ度、Ⅳ度应手术治疗。

（1）手术指征：①持续性腰背疼痛，经保守治疗不缓解；②伴有持续性神经根压迫症状、椎管狭窄症状,影像学证实有明显椎管狭窄;③Ⅲ度、Ⅳ度滑脱。

(2)手术治疗原则是复位、减压、内固定、植骨融合。①复位是指采用手术松解配合器械的方法,使滑脱的椎体恢复原来正常的位置;②减压主要指椎板切除、神经根管扩大等方法,解除神经根、马尾神经的压迫;③内固定是指用适当的内固定方法,使复位的椎体维持正常的位置,防止滑脱复发或腰椎不稳定,术后内固定维持短期的腰椎稳定性;④植骨融合提供长期的稳定性。目前多用椎弓根螺钉固定系统达到上述目的,一些患者根据情况可单独或者同时采用椎间融合器的方法,增强术后腰椎稳定性,提高植骨融合率。

七、康复治疗

很多患者本身无症状,于查体摄 X 线片时发现,此类患者及症状轻微者,无须处理,可嘱其在重体力劳动时带腰围等防护,加强腰背肌、腹部肌肉锻炼,增强腰椎稳定性,延缓滑脱发展。仅有腰痛的患者,多数保守治疗可以有效缓解症状。其治疗内容包括卧床休息;应用药物如消炎镇痛药物、中药辨证论治等;应用腰部理疗如直流电药物离子导入、低频调制的中频电、超短波、红外线、磁疗、蜡疗等;行手法治疗须慎重,尤其禁用大力度的旋扳手法;可佩戴腰部支具纠正腰椎前凸,时间不宜过长,避免引起废用性肌萎缩。

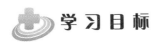 能 力 检 测

1. 腰椎峡部裂最常见的是(　　　)。
A. $L_1 \sim L_2$ 　　　　B. $L_2 \sim L_3$ 　　　　C. $L_3 \sim L_4$ 　　　　D. $L_4 \sim L_5$ 　　　　E. $L_5 \sim S_1$
2. 关于腰椎小关节病的治疗原则,下列描述不正确的是(　　　)。
A. 腰椎滑脱Ⅰ度、Ⅱ度首选保守治疗
B. 腰椎滑脱Ⅲ度、Ⅳ度应手术治疗
C. 手术治疗原则是复位、减压、内固定、植骨融合
D. 腰椎滑脱不一定都选非手术治疗
E. Ⅲ度、Ⅳ度滑脱不是手术指征
3. 关于腰椎小关节病的康复治疗,下列描述不正确的是(　　　)。
A. 腰椎真性滑脱一经发现就应积极治疗
B. 腰椎真性滑脱仅有腰痛,保守治疗效果佳
C. 腰椎真性滑脱手术治疗原则是:复位、减压、内固定、植骨融合
D. 腰椎真性滑脱不一定都选非手术治疗
E. 腰椎真性滑脱禁用大力度旋扳手法

第四节　腰椎小关节病

学 习 目 标

掌握:治疗原则、概述、临床表现、临床处理,尤其是物理治疗、手法。

参考答案 12-3

数字课件 12-4

Note

熟悉:常用治疗方法。

了解:注射疗法。

一、概述

因腰椎上下关节突关节退变引起的一系列临床症状,称为腰椎小关节病,属于腰椎退行性骨关节炎范畴。

在中医学中本病相关症状体征散见于腰痛、痹病、痿病等疾病。脊柱退行性骨关节炎多见于 50 岁以上的重体力劳动者,男性多于女性,好发部位为腰椎,主要因腰椎负荷重、活动度较大。本病以上下关节突关节增生变性为主要特征,临床上以下腰痛为主要症状。

二、应用解剖与病因病机

本病在临床上较常见,主要因为腰椎上下关节突关节面呈弧状,腰椎做伸屈及侧向运动时,关节面负荷大,易产生退变,这点与颈椎、胸椎差别大。病变早期表现为椎节松动,然后累及软骨面、软骨下骨。同时关节囊退变,松弛不稳,在受压、旋转时,易致撕裂、出血,瘢痕形成,失去原有的弹性,发生关节半脱位,关节的承载能力减弱,关节面周围出现骨赘,使关节面加大。松动、骨赘均可累及神经根。关节囊最后纤维化,形成僵直。同时,椎间盘也出现退行性改变,腰椎运动节段的活动度明显受限。

关节突关节的退变可分为 3 种类型:①创伤:关节囊炎性变,可致关节内压增高,引起疼痛。滑膜炎侵蚀关节软骨,关节软骨发生退变,软骨下骨小梁纤维不断骨折、愈合,松质骨的硬度增高,不能有效吸收应力。②退变:早期的椎间盘退变导致椎间隙变窄,上下关节靠拢,关节面之间摩擦增加;另一方面,由于椎间盘的承载能力下降,使关节突关节所承受的压力增加,退行性改变加速,关节面粗糙、硬化。软骨无神经支配,对疼痛不敏感,所以此阶段疼痛并不明显。③姿势改变:腰椎曲度改变后,腰椎后伸,关节突关节表面应力增高。上述三种类型相互联系,无明显界限,可同时作为致病因素存在。

三、临床表现

1. 关节及周围的疼痛、压痛、活动痛和关节活动受限　关节及周围的疼痛(腰痛)为本病主要临床表现,多呈持续性钝痛,活动时加剧,小关节处有固定的压痛点。患者最初感到关节发紧,过度运动出现疼痛,休息后缓解,从一个姿势变为另一个姿势时(如起床、从坐到站),疼痛明显,活动一段时间后疼痛减轻,但继续活动至过度后,又会出现关节疼痛及活动受限。后期疼痛渐呈持续性,常出现夜间痛,休息亦不能迅速缓解,导致肌肉保护性痉挛,加重关节活动受限,同时关节骨质增生亦可限制关节活动。

2. 晨僵和黏着感　晨僵提示存在滑膜炎,但比类风湿关节炎时间短,短于 30 min。黏着感指关节静止一段时间后,开始活动时感到僵硬沉重,如黏住一般,活动后缓解。

3. 关节活动弹响　可能与软骨缺失和关节面欠光整导致的关节嵌顿有关,中医扳法出现关节关节松动的弹响后常有疼痛、僵硬减轻。

4. 神经压迫的症状和体征

(1) 神经根性疼痛、麻木:滑膜病理性渗出等炎性刺激神经根出现神经根性疼痛;增生的骨质导致椎间孔或侧隐窝的空间减小,压迫神经根(多为 L_5、S_1 神经根)出现根性疼痛。长时间的压迫可导致受压神经支配区麻木、无力。

（2）腰椎管狭窄症：关节突关节内聚，导致椎管容积减少，压迫硬膜囊，导致椎管狭窄，出现间歇性跛行，甚至下肢肌力下降等表现。

四、影像学检查

1. X 线片　早期上下关节突关节间隙狭窄、松动；继而在关节突起处增生，形成骨刺；后期该关节增生，周边有明显骨赘形成，导致椎间孔变窄。

2. CT　较 X 线片更易显示上下关节突关节狭窄、骨赘，可清晰了解病变程度，三维重建病变与椎管、椎间管的关系。

3. MRI　对骨质增生的显示不如 X 线片和 CT，但可以清晰地显示出神经根、硬膜囊受压的范围和程度，且可反映脊髓损伤后的病理变化，对软骨破坏（如椎体终板炎）、韧带病变、滑囊炎、滑膜病变等敏感，提高了本病的早期诊断率。对于腰椎损伤、肿瘤的鉴别诊断具有重要意义。

五、治疗原则

早期以保守治疗为主，包括患处保护制动、腰肌功能锻炼、阻滞疗法、物理治疗等。有神经压迫症状，经保守治疗无效者，可行脊柱内镜下小关节部分切除及神经根管扩大减压术。

六、治疗方法

本病治疗应阶梯化，即功能锻炼与改变生活习惯→药物、手法、物理、注射等疗法→微创手术→开放手术→术后康复。以上步骤可依据患者的症状和体征、心理状态个性化组合，不必按部就班。

1. 功能锻炼与改变生活习惯　后期加强腰、腹肌肌力训练，增加关节稳定性。运动疗法有较好效果，包括肌肉力量练习、提高耐力的训练、本体感觉和平衡训练。运动疗法可维持或改善关节活动范围，增加肌力，改善患者本体感觉和平衡，提高关节稳定性，从而间接地减轻关节负荷，改善患者运动能力。同时，在工作、生活、锻炼中注意正确姿势，避免关节损伤（图 12-10）。

2. 药物、手法、物理、注射等疗法

（1）药物治疗：采用中西医配合治疗，西药主要应用消炎镇痛、扩张血管、脱水、营养神经等药物，中医辨证论治对本病的治疗较有特色，介绍如下。

①寒湿型：代表方为甘姜苓术汤加减。

②湿阻阳遏型：代表方为四妙丸加减，或通阳利湿方。

③瘀血型：代表方为身痛逐瘀汤加减。

④肾虚型：代表方为右归丸（肾阳虚）、左归丸（肾阴虚）加减。

（2）手法：

①松弛肌肉：患者取俯卧位，治疗师采用拍、揉、分推、按等手法作用腰骶部和双下肢 10 min。

②循经点穴：点揉足太阳膀胱经穴，如三焦俞、大肠俞、委中、环跳、承山等约 10 min。

③腰椎及骨盆的后伸扳法：患者俯卧位，治疗师一手扳提健侧大腿使其后伸，一手施以按法约 3 min，再做另一侧。

④侧位斜扳法：纠正上下关节突关节错位。

（3）物理治疗：中频电疗、直流电药物离子导入、红外线、超短波等。急性期超短波宜用无热量，以减轻关节滑膜水肿，缓解疼痛。

（4）注射疗法：

上下关节突关节囊阻滞：俯卧位，用 6 cm 长针头经皮肤垂直进针，C 形臂透视或彩超引导穿刺针到上关节突尖部，当感知针尖触及软骨样阻力时，提示已达关节囊，稍退针 2～3 mm，在其周围注射 0.5％利多卡因、地塞米松混合液 5mL（图 12-11）。

3. 微创手术　目前腰椎内镜手术在微创领域发展很快，可较大范围替代开放手术，分为椎间孔入路和椎板间入路。目的是清除神经致压物，扩大椎管容积，进行减压。

4. 开放手术　减压融合手术。其优点是脊髓获得直接减压、植骨块融合后腰椎获得永久性稳定。

5. 术后康复　主要为充分休息，给损伤以修复的时间，可参考腰椎间盘突出症康复疗法，酌情选用。

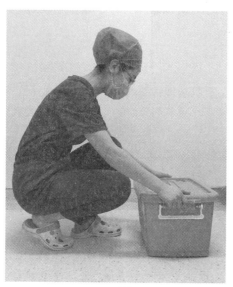
(a)正确

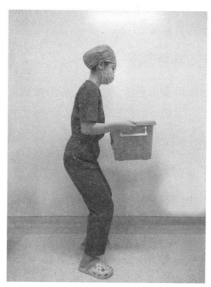
(b)正确

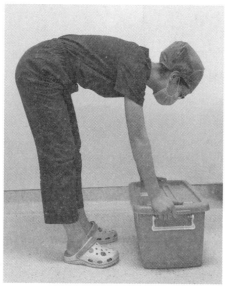
(c)错误

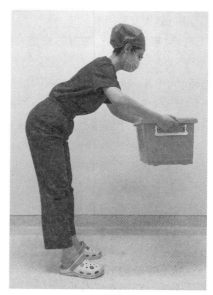
(d)错误

图 12-10　腰部活动时的正确和错误姿势示范图

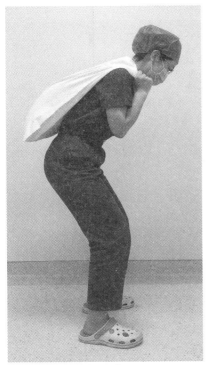

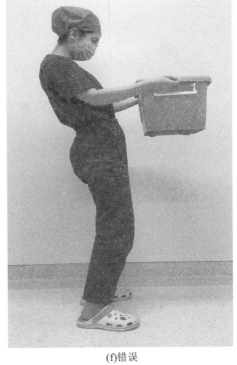

(e)正确   (f)错误

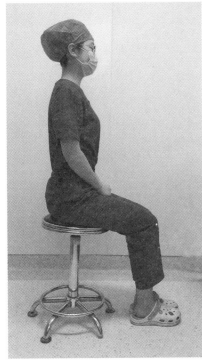

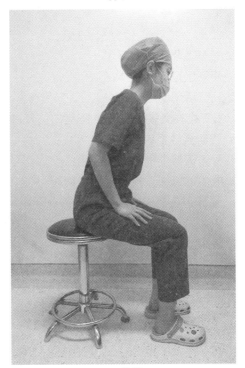

(g)正确   (h)错误

续图 12-10

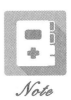

Note

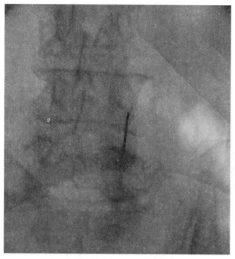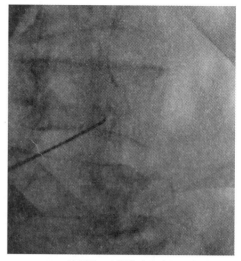

(a)X线腰椎正位片(宏观定位)　　　　　　　　(b)X线腰椎15°斜位片(局部调针)

图 12-11　X 线腰椎摄片

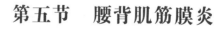 能 力 检 测

1. 腰椎小关节病主要临床表现为(　　　)。

A.关节及周围的疼痛 　　　　　　　　　　　　B.晨僵

C.神经压迫的症状体征 　　　　　　　　　　　D.关节活动弹响

E.关节活动受限

2. CT 检查测量椎管的横径是(　　　),矢状径是(　　　)。

A.两侧椎弓根内缘间距 　　　　　　　　　　　B.两侧小关节内缘间距

C.两侧黄韧带中份内缘间距 　　　　　　　　　D.椎体后缘至棘突基底部间距

E.椎体下后缘至椎弓根后缘间距

3. 腰椎小关节病的物理治疗都有哪些?(　　　)

A.中频电疗 　　　　　　　　B.直流电药物离子导入 　　　　　　C.红外线

D.超短波 　　　　　　　　　E.注射疗法

第五节　腰背肌筋膜炎

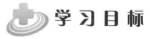 学 习 目 标

掌握:概述、临床表现、临床处理。

一、概述

1. 定义 腰背肌筋膜炎是指因寒冷、潮湿、慢性劳损而使腰背部肌筋膜和肌组织发生水肿、渗出、纤维性变,而出现的一系列临床症状,又称腰背肌筋膜疼痛综合征、腰背肌纤维组织炎。肌筋膜炎亦可发生在颈、肩、四肢等活动频繁的肌肉群。

2. 病因病机与应用解剖 筋膜分为浅筋膜和深筋膜,包于肌肉和肌腱表层,背部深筋膜浅层很薄,覆盖在斜方肌、背阔肌表面,而深层发达称为腰背筋膜。

病因可归纳为以下三点。

(1)损伤:本病的痛点多在肌肉的起始点,说明肌肉收缩时产生的力传至筋膜的起始部,机械性损伤诱发无菌性炎症,久之出现条索性硬结(肌筋膜)和慢性疼痛。本病的损伤可分为暴力、慢性劳损两种。①暴力:当肌肉、筋膜的应力点处于超负荷状态时,突然的扭转、屈伸易发生组织损伤。②慢性劳损:腰背部肌肉、筋膜受损后发生纤维化改变,软组织处于高张力状态。此时微小的力就可导致撕裂性损伤,反复的撕裂使纤维样组织增多、收缩,挤压局部的毛细血管和末梢神经出现症状。

(2)寒冷、潮湿:寒冷可以使腰背部肌肉血管收缩,缺血、水肿引起局部纤维浆液渗出。潮湿可使皮肤代谢功能失调,使皮下及筋膜处血流减缓而引起微血管的充血,淤血渗出增加,最终形成纤维织炎。野外作业者或煤矿工人是易感人群。

(3)其他:如病毒感染、风湿病的肌肉变态反应、精神紧张等。

二、临床表现

1. 病史 多数患者有长期在特殊姿势下工作的慢性损伤,少数患者有急性受伤史。

2. 疼痛 是本病的主诉,多为腰骶部酸痛、钝痛疼痛,晨起、风寒湿侵袭、劳累加重,日间、休息、受热缓解。患者常有姿势不正的表现。

3. 压痛 腰背部压痛广泛,查体发现最痛点可提示受损结构。按压该点,疼痛向邻近部位扩散,此为末梢神经卡压征。有时在压痛点可触及大小不等($1\sim5\ mm^2$)的肌筋膜结节。

4. 背肌牵拉试验 俯卧位,患者双手抓床头,医师双手握患者踝部,分别牵拉下肢,腰背部疼痛为阳性。

5. 下肢无累及神经表现 直腿抬高试验(一),X线平片无能解释临床表现的改变。

三、临床处理

治疗主要目的是缓解疼痛,常用的方法有推拿、理疗、拔罐、针灸、注射等治疗。患处保暖、关节活动度训练、局部肌肉的肌力训练可有效预防本病复发。

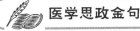 **医学思政金句**

1. 上以疗君亲之疾,下以救贫贱之厄,中以保生长全,以养其身。

——东汉·张仲景

Note

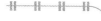

参考答案 12-5

2. 凡锉脊骨,不可用手整顿,须用软绳从脚吊起,坠下身直,其骨使自归窠。未直则未归窠,须要坠下,待其骨直归窠。然后用大桑皮一片,放在背皮上,杉树皮两三片,安在桑皮上,用软物 缠夹定,莫令屈,用药治之。

——元·危亦林

3. 把健康"守门人"制度建立起来,是满足人民群众看病就医需求的治本之策,也是一条重要国际经验。这项制度是对现有医疗卫生服务模式、就医理念、就医秩序的深刻调整,是一项基础性、长远性、系统性的制度设计。

——习近平

🏥 能 力 检 测

1. 腰背肌筋膜炎的病因有哪些?(　　)

A. 暴力损伤　　　　　　　B. 慢性劳损　　　　　　　C. 风寒湿邪

D. 病毒感染　　　　　　　E. 风湿病的肌肉变态反应

2. 关于腰背肌筋膜炎的临床表现,不正确的是(　　)。

A. 多有长期慢性损伤病史　　　　　　B. 本病主诉是疼痛

C. 在压痛点可触及肌筋膜结节　　　　D. 本病背肌牵拉试验(＋)

E. 直腿抬高试验(＋)

3. 下列关于腰背肌筋膜炎的临床处理,不正确的是(　　)。

A. 治疗主要目的是缓解疼痛

B. 治疗方法有推拿、理疗、拔罐、针灸、注射

C. 保暖、关节活动度训练可预防本病复发

D. 局部肌肉的肌力训练可预防本病复发

E. 急性期应加强锻炼

(王　鹏　张　闯)

第十三章 骨 病

第一节 类风湿性关节炎

数字课件 13-1

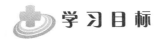学习目标

掌握:类风湿性关节炎的诊断要点、康复治疗。

熟悉:类风湿性关节炎的概述及诊断方法。

了解:诊疗流程。

 案 例 引 导

王某,女,45岁,2015年5月8日初诊,对称性小关节肿痛1年半,晨僵,舌淡红,苔薄白,脉紧,查血沉 100 mm/h,类风湿因子 330.6,C反应蛋白 43.39,处方:中药每日1剂,水煎服,甲氨蝶呤每周服 7.5 mg,来氟米特 10 mg,日服1次;2011年2月28日复查,查血沉 40 mm/h,类风湿因子 232.6,C反应蛋白 4,继用上药治疗观察;2011年3月17日复查类风湿因子 205.22,血沉 23 mm/h,继用上药治疗。问题:

1. 该患者诊断为何病?

2. 本病如何进行康复治疗?

一、概述

类风湿关节炎是一种以对称性多关节炎症为主的慢性全身性自身免疫性疾病,遍及全球,女性多发于男性。特点是呈对称性肿胀、有压痛,常变现为掌指关节起病,早期具有游走性,晚期出现关节僵硬、畸形、功能受损。

二、病因病机

类风湿性关节炎的病因至今尚不明确,主要有遗传因素、自身免疫因素感染因素等。类风湿性关节炎的患者病情发展从短暂的单一关节炎到多关节炎均可病变,病变关节以

Note

手掌的指间关节、掌指关节、最为多见,也可造成肩、肘、腕、膝、踝等关节病变,并且活动受限。髋关节病变少见。

三、临床表现

类风湿性关节炎的临床表现以关节病变为主,病变关节从四肢远端的小关节开始,起病多为 1~2 个关节受累,逐渐发展为对称性多关节炎,主要表现如下。

1. 早期表现 早期全身症状为低热、疲倦、肌肉酸痛、纳呆、消瘦、贫血等。

2. 关节表现

(1) 晨僵:患者早晨起床,出现关节僵硬,活动严重受限,严重时全身僵硬,起床活动一段时间后症状可缓解或消失称为晨僵。95% 以上的患者会出现此症状,是病变的早期阶段。

(2) 关节疼痛:类风湿性关节炎最早也是最突出的症状。初期为游走性疼痛,发现关节肿胀后,疼痛开始固定,逐渐增加疼痛关节,以后疼痛逐渐发展呈多发性、对称性。

(3) 关节肿胀:多数患者发病后关节腔积液增多,关节周围软组织炎性改,从而引起关节近端梭形肿胀。

(4) 关节畸形:类风湿性关节炎的晚期表现。关节产生某种特殊畸形,并随之带来活动受限,如鹅颈畸形、扣眼畸形、鳍形手等(图 13-1)。

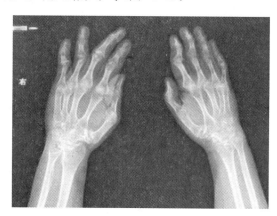

图 13-1 鹅颈畸形

(5) 活动障碍:为类风湿性关节炎的常见体征,分 4 级。

①1 级:能正常完成日常各项活动。

②2 级:一般日常活动。

③3 级:一般日常活动,工作时受限。

④4 级:日常生活自理与工作能力受限。

3. 关节外表现

(1) 皮下结节:5%~20% 的患者会出现皮下结节,最常见为尺骨鹰嘴处,呈圆形或卵圆形,质地坚硬,一般无触痛,多可推动。

(2) 类风湿性血管炎:主要为血管的炎性改变,管腔狭窄,血管闭塞,往往有严重的全身表现(如高热、贫血、肝脾肿大、白细胞升高甚至全身衰竭等)和关节表现。

(3) 其他全身病变:结节性肺病、神经末梢神经损害、颈椎半脱位、脊髓压迫症状等。

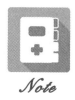

四、辅助检查

1. 血象　轻至中度正细胞低色素贫血，白细胞正常，有时可见血小板和嗜酸性粒细胞增多。

2. 炎性标志物　血沉增快可以反映炎症的活动性。

3. 自身抗体　常见 IgG、IgA、IgM 及 IgE 型 RF，IgE 型 RF 在类风湿性关节炎患者中阳性率约 75%，许多风湿性疾病、感染性疾病和一些非感染性疾病亦可出现 RF 阳性。

4. 影像学检查　类风湿性关节炎的 X 线表现，可因受累关节、病变程度和病程的不同阶段有较大差异（图 13-2），目前一般分为四期，即骨质疏松期、关节破坏期、严重破坏期及强直期。CT 对软组织的分辨能力远高于常规 X 线检查，且有助于早期发现骨侵蚀病变，MRI 对显示关节渗出的敏感性以及以此判断疗效方面优于其他影像学检查，还可显示关节内软骨、肌腱、韧带、滑囊和脊髓等改变。

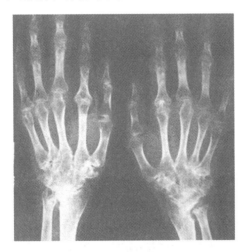

图 13-2　关节畸形

五、诊断标准

目前通常采用美国风湿协会 1987 年的诊断标准。

(1) 晨僵至少 1 h(≥6 周)。

(2) 3 个或 3 个以上关节肿胀(≥6 周)。

(3) 腕、掌指关节或近端指间关节肿胀(≥6 周)。

(4) 对称性关节肿胀(≥6 周)。

(5) 皮下结节。

(6) 手的 X 线片改变。

(7) 类风湿因子阳性。

符合上述 7 项指标为典型类风湿关节炎，符合四项指标为肯定的类风湿关节炎，符合 3 项为可能类风湿关节炎，符合 2 项及 2 项以上为可疑类风湿关节炎。

六、康复评定

1. 关节活动度的评定　关节活动度的测量是类风湿关节炎功能评定的重要方面。

2. 肌力的评定　用 MMT 检查患者的肌力是有争议的，建议用等速测试来评价患者肢体大关节的肌肉力量，还需特别关注患者手的握力和手指的捏力。

3. 手功能的评价 包括手的抓握功能和非抓握功能两方面。抓握功能有钩手握、柱状握和精细拿捏三种类型;非抓握功能是指那些将手静态地保持在或伸展或屈曲的位置上的功能,如折衣报、抚平床单等,可用 JeBsen 手功能检查法等。

4. 日常生活活动能力评定

(1) 一级:完全胜任每天的任何活动。

(2) 二级:可以从事正常活动,但有关节活动受限及疼痛。

(3) 三级:仅能自理生活或从事少量职业活动。

(4) 四级:卧床不起或乘轮椅,不能自理生活。

5. 步态能力的评定 下肢关节受累的患者会出现异常步态,如疼痛步态、肌无力步态、挛缩步态等。

6. 心理状况的评定 一般采用焦虑自评量表(SAS)和抑郁自评量表(SDS)。

七、康复治疗

1. 饮食 本病为长期慢性消耗性疾病,多有蛋白质和维生素不足,应多吃蛋白和维生素丰富的饮食,疾病后期会产生全身性骨质疏松,应补充维生素 D 和钙剂。

2. 药物治疗 常用药物为非甾体类抗炎药(NSAIDS)、抗风湿药、糖皮质激素等。

3. 手术治疗 因为手术疗法不断成熟,疗效也不断提高,常见手术包括滑膜切除术、关节清理术、截骨术、关节融合术、关节切除成形术、人工关节置换术等。

4. 物理疗法 常有局部热敷、热水浴、矿泉浴、泥疗、激光疗法、磁疗、超短波电疗、短波疗法、直流电药物离子导入、红外线、紫外线、蜡疗、超声疗法等。物理疗法具有巩固药物疗效、减轻关节肿痛、防止肌肉痉挛和挛缩、改善关节功能的作用,是一种不可缺少的治疗手段。

5. 功能训练 康复训练可增强患者的肌力和有氧能力,减轻关节疼痛和炎性反应,改善肢体功能。维持和改善关节活动性是指对每一个受累关节做被动的或非常轻柔的辅助主动运动,并应在控制疼痛和无抗阻的情况下缓慢地进行。训练最好在晨僵已消退,并用药物或温热疗法缓解疼痛后维持和增加肌力,常用等长训练法、等张训练法、等速训练法。急性期最好用等长收缩肌力增强训练维持和改善耐力;应小心把握治疗的强度,如果患者对训练过于积极,可能会导致相反的结果,加重关节的破坏。一般认为中等负荷的运动对关节炎患者是安全可靠的。当患者的一般情况改善时,还应做一些全面的体育锻炼,散步和游泳是较好的训练项目。

数字课件 13-2

第二节 强直性脊柱炎

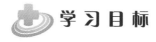
学习目标

掌握:强直性脊柱炎的诊断要点、康复治疗。

熟悉:强直性脊柱炎的概述及诊断方法。

了解:诊疗流程。

Note

案 例 引 导

于某,男,25岁,学生,近日因腰骶部疼痛反复发作一年余,加重2周而就诊。一年前无明显诱因出现腰骶部疼痛,以晨起前为甚,起床活动后症状减轻或消失,由于不影响学习和生活,而未引起注意。近2周前上述症状加重,并出现双膝关节肿痛,活动受限,夜间翻身困难,晨僵明显,持续时间大于1 h,阴雨天时疼痛加重,伴有腰膝酸软,体倦乏力,夜间盗汗,无低热颧红,纳差,二便调,舌质暗红,苔薄白腻,脉沉细滑。骶髂关节压迫试验、骶髂关节定位试验、髂嵴推压试验均阳性。实验室检查:HLA-B27阳性,ESR 36 mm/h,RF(一)。腰椎正侧位片及双侧骶髂关节正位片示:腰椎无异常,双侧骶髂关节间隙无变化,骶髂关节骨质密度增高,边缘模糊,局部有虫蚀样改变。问题:

1. 该患者诊断为何病?
2. 本病如何进行康复治疗?

一、概述

强直性脊柱炎(AS)是一种慢性自身性疾病,主要侵犯脊柱,并累及骶髂关节和周围关节的疾病。发病者多为16岁以后男性,20～30岁多见,男女之比为10∶1,和遗传有关。

二、病因病机

1. 遗传　遗传因素在强直性脊柱炎的发病中具有重要作用。

2. 感染　近年来研究提示强直性脊柱炎发病率可能与感染相关。

3. 自身免疫　如免疫系统疾病。

4. 其他　内分泌、代谢障碍和变态反应等被疑为发病因素。

三、临床表现

1. 骨骼系统症状　AS可侵犯滑膜性关节、软骨性关节、韧带、肌腱本身及其在骨的附着部,从而引起相应部位的临床症状。

(1)骶髂关节:最早为骶髂关节炎,后发展至腰骶部、胸椎及颈椎。下腰痛和僵硬常累及臀部、大腿,但无神经系统体征。下腰痛可从一侧转至另一侧,直腿抬高试验阴性。直接按压骶髂关节或将其伸展,可引起疼痛。有时只有骶髂关节炎的X线征象而无症状和体征。

(2)腰椎:下腰痛及活动受限多是腰椎受累和骶髂关节炎所致。早期为弥漫性肌肉疼痛,以后集中于腰骶椎部。腰部前屈、后伸、侧弯和旋转均受限。腰椎棘突压痛,腰背椎旁肌肉痉挛。后期有腰背肌萎缩。

(3)胸廓胸椎:腰椎受累后波及胸椎,可有胸背痛、前胸和侧胸痛,胸部扩张受限。胸痛为吸气性,可因咳嗽、喷嚏加重。主要为肋椎关节、肋骨肋软骨连接处、胸骨柄关节和胸锁关节受累。胸廓扩张度较正常人降低50%以上。

(4)颈椎:早期可为颈椎炎,由胸腰椎病变上行而来。可发生颈-胸后凸畸形,头部固定于前屈位。颈后伸、侧弯、旋转可受限。可有颈椎部疼痛,沿顶部向头部放射,神经根痛可放射至头和臂。有颈部肌肉痉挛,最后肌肉萎缩。个别患者症状始自颈椎,逐渐向下波及胸椎和腰椎,称 Bechterew 病。

(5) 周围关节:周围关节受累率为肩和髋 40%、膝 15 %、踝 10 %、腕和足各 5 %,极少累及手。肩和髋关节活动受限较疼痛突出,早期滑膜炎期,就出现活动受限,随着病变进展,出现软骨退行性改变,关节周围结构纤维化,关节强直。

2. 非骨骼系统症状 AS 作为一种全身性慢性炎症性疾病,除了累及脊柱、外周关节和肌腱/韧带附着点外,还可累及其他器官。

(1) 心脏病变:脊柱炎较重合并有全身和周围关节病患者,心脏病变常见,主要表现为主动脉瓣闭锁不全、心脏扩大和房室传导阻滞,并可发生阿—斯综合征。

(2) 眼部病变:结膜炎和虹膜炎的发病率可达 25%,眼部侵犯在周围关节病变者较常见。病程越长,发生虹膜炎的机会越多。

四、诊断标准

1. 诊断强直性脊柱炎的纽约标准(1984 年) 临床标准如下。

(1) 下腰部疼痛至少持续 3 个月,活动后减轻,休息后不消失。

(2) 腰椎活动受限(矢状面与额状面)。

(3) 扩胸度较同年龄与性别的正常人减小。

至少 1 条临床标准 + 3 级以上单侧骶髂关节炎或双侧 2 级骶髂关节炎肯定 AS。

2. ESSG 分类标准(欧洲脊柱关节病研究组 2002 年)

(1) 炎性背痛或外周滑膜炎(不对称或下肢为主)加上以下条款中的一项即可诊断。

(2) 肌腱端炎(足跟)。

(3) 阳性家族史。

(4) 银屑病。

(5) 克罗恩病,溃疡性结肠炎。

(6) 关节炎前 1 个月内有尿道炎/宫颈炎或急性腹泻。

(7) 臀部痛(左右臀区交替痛)。

(8) 骶髂关节炎。

五、影像学检查及实验室检查

影像学检查是诊断及随访 AS 必不可少的方法。X 线平片、CT、MRI 及超声检查各有其优缺点。根据文献报道,目前用于早期 AS 诊断的影像学检查手段主要是 MRI。

1. X 线检查 X 线检查对 AS 的诊断意义极为重要,98%～100%病例早期有骶髂关节的 X 线改变,是本病诊断的重要依据(图 13-3)。

2. 全身 MRI 全身(包括整个中轴骨、肩关节和骨盆)MRI 检查可以有效评估早期 AS 患者(可疑或确诊)炎症病变的发生部位、分布。根据 Baraliakos 等研究,与颈椎和腰椎相比较,脊柱关节炎在胸椎更为常见。经采用 STIR 序列发现,颈椎、胸椎及腰椎的 Modic type Ⅰ 改变分别为 26%,74%,24%。其中 T_7～T_8 最常受累。

3. 实验室检查 强直性脊柱炎的实验室检查包括血小板计数(PLT)、白细胞(WBC)及中性粒细胞计(GRAN)、血沉、C 反应蛋白(CRP)和免疫球蛋白 IgG、IgM、IgA 等。血小板计数、血沉、C 反应蛋白、IgA 均可出现升高的改变,可作为强直性脊柱炎活动性评价的指标。

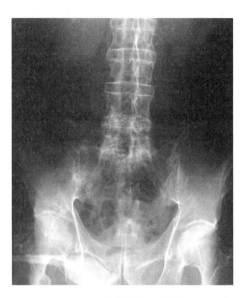

图 13-3　骶髂关节 X 线表现

六、康复治疗

AS 尚无根治方法,但是患者若能及时诊断及合理治疗,可以达到控制症状并改善预后,应通过非药物、药物和手术等综合治疗,缓解疼痛和发僵,控制或减轻炎症,保持良好的姿势,防止脊柱或关节变形,必要时矫正畸形关节,以达到改善和提高患者生活质量的目的。

1. 物理治疗

(1) 对患者及其家属进行疾病知识的教育是整个治疗计划中不可缺少的一部分,有助于患者主动参与治疗并与医师的合作,长期计划还应包括患者的社会心理和康复的需要。

(2) 劝导患者要谨慎而不间断地进行体育锻炼,以取得和维持脊柱关节的最好位置,增强椎旁肌肉和增加肺活量,其重要性不亚于药物治疗。

(3) 站立时应尽量保持挺胸、收腹和双眼平视前方的姿势。坐位也应保持胸部直立。应睡硬板床,多取仰卧位,避免促进屈曲畸形的体位。枕头要矮,一旦出现上胸或颈椎受累应停用枕头。

(4) 减少或避免引起持续性疼痛的体力活动。定期测量身高。保持身高记录是防止不易发现的早期脊柱弯曲的一个好措施。

(5) 炎性关节或其他软组织的疼痛选择必要的物理治疗。

2. 药物治疗

(1) 非甾体抗炎药:这一类药物可迅速改善患者腰髋背部疼痛和发僵,减轻关节肿胀和疼痛及增加活动范围,无论早期或晚期 AS 患者的症状治疗都是首选。

(2) 糖皮质激素:临床上常简称为激素。少数病例即使用大剂量抗炎药也不能控制症状时,甲泼尼龙治疗,连续 3 天,可暂时缓解疼痛。不得长期使用以免带来不良反应。

3. 运动治疗

(1) 扩胸运动:强直性脊柱炎患者伸展上胸、肩部肌肉以维持或改善胸、背姿态,双足与肩等宽,面对墙角而站,双手平肩支撑两面墙上,行深呼吸;双肩向前并伸展头及上背,坚持 5 s,如此重复 5~6 次。

（2）床上伸展运动：早晨醒来以后，采取仰卧位，双臂上伸过头，向手指、脚趾两个方向伸展，伸展满意后，放松；伸展双腿，足跟下伸，足背向膝方向屈，直至感到舒适后放松。

（3）腹部运动：这也是强直性脊柱炎的日常康复训练方法之一。强直性脊柱炎患者通过伸张腹部肌肉，改善肌力并保躯干平直姿势，仰卧位，屈膝，双足着地，双臂置身旁；头及双肩一起慢慢抬高，以至双手触膝；坚持 5 s，如此重复 5～6 次。

（4）猫背运动：患者在平软的床铺上趴跪如猫状，低头尽量放松，同时拱背如弓形，直至拉伸不动为止；回复原位后，塌背仰头抬臀，如此重复 5～6 次。

（5）转体运动：强直性脊柱炎患者可取坐位，曲臂平举，双手交叉，转体向右，目视右肘；坚持 5 s 后复原。反之转体向左，目视左肘。每侧重复 5～6 次。

（6）转颈运动：强直性脊柱炎患者取坐位，双足着地，头向左转或向右转。并注视同侧肩部，再复原，每侧重复 5～6 次。

4. 疗效评价 1995 年成立了一个国际的 AS 评价工作组，旨在筛选、提出和验证各个评价标准中的各个条款，以建立一个全面的国际统一的 AS 评价标准，初步提出物理治疗应主要从 4 个方面进行疗效评价。

（1）疼痛：采用 VAS 估计近 1 周的夜间疼痛和总的疼痛情况（不论昼夜）。

（2）脊柱活动度：包括胸廓活动度、SCHOBER 试验等。

（3）脊柱僵硬：最近 1 周脊柱的晨僵时间。

（4）患者总体评价：最近 1 周 VAS 估计。

数字课件 13-3

第三节 特发性脊柱侧弯

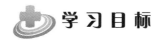
学 习 目 标

掌握：特发性脊柱侧弯的诊断要点、康复治疗。
熟悉：特发性脊柱侧弯的概述及临床表现。
了解：诊疗流程。

案 例 引 导

患者，男性，建筑民工，40 岁，失手从高处坠落，臀部着地摔伤。急送医院就诊。CT 检查见第 11 胸椎压缩骨折，脊髓受压。局部明显压痛，双下肢瘫痪，感觉丧失。诊断：胸腰段脊柱脊髓损伤。问题：

1. 该患者损伤的是第 11 胸椎，该区的脊柱有什么特点？
2. 该患者可能损伤哪个脊髓节段？
3. 该患者的最佳治疗方案是什么？

Note

一、概述

脊柱侧弯（又称脊柱侧凸），是指脊柱的一个或数个节段向侧方弯曲伴有椎体旋转的三维脊柱畸形。

二、病因病机

1. 先天性脊柱侧凸 由于先天性脊椎发育不全，如出现先天性半脊椎、楔形椎体、椎弓及其附属结构的发育不完全，均可引起脊柱侧弯。此畸形多好发与胸腰段或腰骶段，侧凸出现较早，发展迅速，一般 2~4 岁的患儿就可以出现较显著的畸形。另一类型是脊椎并无畸形，患者无其他疾病，一家兄弟姊妹数人或父母均有同样的表现，有明显家族史。此种类型侧凸出现较晚，一般 12~13 岁始发现，发展也较缓慢，侧凸部位多局限于胸腰段，畸形不严重。

2. 后天性脊柱侧凸

（1）姿态性脊柱侧凸：往往由某种不正确姿势引起，常在学龄期儿童发现。这类脊柱侧凸畸形并不严重、当患者平卧或用双手拉住单杠悬吊时。畸形可自动消失。

（2）神经病理性脊柱侧凸：由于脊髓灰质炎、神经纤维瘤病、脊髓空洞症、大脑性瘫痪等使肌肉的张力不平衡所致。患者发病年龄愈小，侧凸畸形也愈严重。

（3）胸部病理性脊柱侧凸：幼年患化脓性或结核性胸膜炎，患例胸膜过度增厚并发生挛缩；或在儿童期施行胸廓成形术，扰乱了脊椎在发育期间的平衡，均可引起脊柱侧凸。

（4）营养不良性脊柱侧凸：由于维生素 D 缺乏而产生佝偻病的小儿亦可出现脊柱侧凸。

（5）原因未明的脊柱侧凸：约 85% 的脊柱侧凸病因不明。

三、临床表现

（1）正常人在直立时，脊柱有 4 个生理性的弯曲，即颈椎、腰椎向前凸，胸椎、骶椎向后凸，并没有侧方弯曲。若有部分脊椎持久地偏离身体的中线，使脊柱向侧方弯曲成弧形或"S"形，即称为脊柱侧凸因疾病而发生侧凸时，生理性弯曲亦随之发生改变，使人体的生理功能受到影响，因此，脊柱侧凸是一种病理性弯曲（图 13-4）。

（2）较明显的患儿，可发现两侧肩胛有高低，不在同一个平面，女孩双乳发育不对称，左侧的乳房往往较大；一侧后背隆起；腰部一侧有皱褶；一侧髋部比另一侧高；两侧下肢不等长等。女孩在穿裙子时可以有两侧裙摆不对称的现象。

（3）背部不对称：体格检查可发现脊柱侧弯，呈"S"形、背部的一侧局限性隆起。由于脊柱的侧凸，严重者可以引起胸背部或腰背部明显的不对称，并可有剃刀背和胸廓畸形。轻者可以通过前屈试验加以检查，该试验是诊断特发性脊柱侧凸的重要方法，受检者站立，双手平齐向前弯腰，检查者在前方观察其背部两侧是否对称，如果有脊柱侧凸，则背部两侧不对称。

（4）背痛：就诊的患者约 23% 有背部疼痛。而多数患者除了背部畸形可以没有其他临床症状。严重畸形则可引起内脏功能紊乱，如心、肺发育不良，肺活量低，当活动时常感气促、心悸、胸闷等。

（5）在胃肠系统，可有消化不良，食欲不振等；在神经系统，可有脊髓、神经根受压等症状。因此，严重脊柱侧弯者，由于主要内脏功能障碍，可出现全身发育不良、躯体瘦小、肢体麻木、体力脆弱等。在中年以后可出现局部疼痛，或肋骨对髂骨翼的挤压痛。

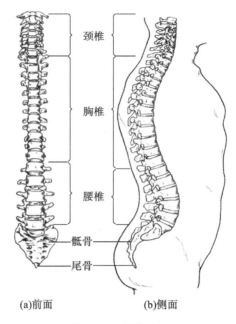

(a)前面　　　　　　(b)侧面

图 13-4　脊柱侧凹

四、诊断与评价

对原发性侧弯的诊断和评价,应从病史、物理检查、影像学检查、实验室检查和肺功能检查。

1. 病史　一般病史、手术史和背部疼痛史、畸形出现史、发展史和心肺功能状况、治疗史、性发育史、母亲的孕育史、家族史。

2. 物理检查　一般检查包括身高、体重、坐高、肢长等、躯体形态总体观察,观察双侧肩锁关节以了解肩部对称性、观察髂前或髂后上棘以了解髋部对称性、观察腰凹是否对称。

3. 代偿度检查　将铅垂线自 C_7 棘突垂下,观察其和臀沟的偏移程度可了解躯干的代偿度。脊柱畸形的检查除直立观察外,需进行前屈试验以了解畸形具体情况。

4. Cobb 法　通过正位 X 线,先确定侧凸的上终椎及下终椎,在主弯上端其上、下终板线向凹侧倾斜度最大者为上终椎,主弯下端者为下终椎。在上终椎椎体上缘及下终椎椎体下缘各划一平线,对此两横线各作一垂直线,这两条垂线的交角即为 Cobb 角,用量角器可测出其具体度数。

5. 体格检查

(1)站立位:正常人直立时从枕骨隆突至臀裂在一条垂线上,各棘突也位于这一条垂线上,胸廓两侧对称,两肩等高,两髂嵴连线与地平面平行。侧弯患者,应记录侧弯最大的棘突偏离垂线的距离以及臀裂偏离垂线的距离,并注意方向。

(2)前屈位:令患者两足并拢,两膝伸直,两上肢自然下垂,两手对合一起,以防肩部旋转,脊柱向前屈曲 90°。检查者从患者身后观察侧弯畸形,用器械量处侧弯隆起处高于对侧的距离(Adam 弯腰实验)。

(3)侧屈位:令患者作左右侧屈活动,观察侧弯弧线的变化,反向侧屈时侧弯消失者为继发性侧弯,不变或稍减小者为原发性侧弯。

（4）牵引位：助手用双手把住患者头颅下颌两侧乳突向上举起，或令患者两手上举作引体向上，观察侧弯的变化。经牵引后侧弯矫正度大者，治疗效果好。

五、影像学检查

X线检查可以诊断畸形的部位、大小和柔软度，以及患者的骨成熟度。标准的X线片应包括直立位的后前位和侧位，以及仰卧位的侧向屈曲位。X线片脊柱呈"S"形，中间称原发性侧弯，其弯度最大；在其上、下方可见相对较小的反向的代偿性侧弯。原发性侧弯椎间隙左右不等宽，椎体向凹侧倾斜及向凸侧移位，脊柱有不同程度旋转，晚期出现骨性关节炎改变。

六、康复治疗

1. 强直性脊柱炎康复锻炼目的　强直性脊柱炎正确的康复锻炼可以保持未受累的脊椎和关节的活动功能，维持正确的生理姿势，防止脊柱、关节畸形的发生，是受损关节功能恢复的主要方法。

（1）加大脊柱及四肢关节的活动度和灵活性，预防或延缓畸形的发生。

（2）增强腰背肌、肩带肌等肌肉的力量，发挥肌肉关节的代偿功能，改善受累关节的活动，缓解病情；防止或减轻肢体因废用导致肌肉萎缩，维持骨密度和强度，防止骨质疏松。

（3）充分发挥膈肌和肋间肌对胸廓呼吸功能的代偿作用，同时加强训练胸式呼吸可防止和改善肋椎关节的活动功能。

2. 强直性脊柱炎康复锻炼方法

（1）仰卧抱膝法：动作要领为，患者仰卧于床上，患肢屈髋、屈膝、双手叉指合掌抱住胫骨近端前方，把患肢向胸前用力拉近，持续1 min，重复上述动作，双腿交替进行，每次运动3～5个，每天3～5次，次数逐渐增加，屈髋力量及幅度逐渐大加。

（2）扶物下蹲法：动作要领为，双手前伸，扶住固定物，身体直立，身体与固定物半臂距离，双足分开与肩等宽，或尽量分开双足，慢慢下蹲，蹲下3～5 min后再站起。每次1～3个，每日5次。

（3）蹬空屈伸法：动作要领为，患者仰卧于床上，双手置于体侧，或扶于床边，躯体与上肢不动，双下肢交替屈髋屈膝，小腿悬于空中，像蹬自行车行驶一样的运动3～5 min，次数逐渐增加。

（4）直腿抬高法：动作要领为，患者仰卧于床上，双手置于体侧，或扶于床边，躯体与上肢不动，患肢伸直屈髋向上抬起，小腿悬于空中。缓慢抬起，缓慢放下，双腿交替进行，每次运动3～5个，每天3～5次，次数逐渐增加。

（5）4字下压法：动作要领为，患者仰卧于床上或坐于床上，左患肢伸直，右患肢屈膝、屈髋、外展，足部搭于左腿膝盖上端或下端，用右手下压右膝关节。每次要求缓慢下压，每个持续1 min，反复上述动作，双腿交替进行，每次运动3～5个，每日3～5次。次数逐渐增加，力量及幅度逐渐大加，禁忌快速下压及用力大，以免拉伤软组织。

数字课件 13-4

第四节　骨质疏松症

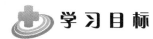

掌握:骨质疏松的诊断要点、康复治疗。
熟悉:骨质疏松的概述及其他诊疗方法。
了解:诊疗流程。

案 例 引 导

75岁的刘大妈是一名骨质疏松症患者,一年多来的三次骨折令她吃尽了苦头。首先是轻轻一碰手腕便骨折,接下来往椅子上一坐居然髋部也骨折,后来打喷嚏莫名其妙就造成了脊椎骨折,长期的骨折让她变成了"陶瓷人"。

问题:

1. 刘大妈最可能的诊断是何病?
2. 本病应如何进行康复治疗?

一、概述

骨质疏松症(osteoporosis syndrome)主要表现为骨总量低下或骨组织量减少、骨骼变得异常脆弱、容易发生骨折的全身性骨病。

二、分型

1. 原发性骨质疏松症　指生理性改变造成的骨骼功能退化,从而引起骨质疏松包括退行性性特发性两种,常见绝经期(Ⅰ型)、老年性(Ⅱ型)、特发性青少年(Ⅲ型)。

2. 继发性骨质疏松症　指由任何影响骨代谢的疾病和(或)药物导致的骨质疏松。

三、临床表现

1. 疼痛　最常见腰背疼痛、周身骨骼疼痛,负荷增加时疼痛加重或活动受限,严重时翻身、起坐及行走有困难。

2. 身长缩短、驼背　多在疼痛后出现。脊椎椎体前缘负重量加大,容易出现压缩变形,形成驼背,随着年龄增加,驼背生理曲度加大,每个椎体缩短 2 mm 左右,身长平均缩短 3～6 cm。

3. 骨折　多在轻微震动之后发生,常见于胸椎、髋骨、股骨近端、桡骨远端等,脊柱压缩性骨折最为常见。

4. 呼吸功能下降　因胸椎和腰椎压缩性骨折,脊椎后突,胸廓畸形,使肺活量和最大

Note

换气量显著减少,使患者产生胸闷、气短、呼吸困难等症状。

四、康复评定

1. 一般检查

(1)疼痛评定:常使用简式疼痛问卷(MPQ)和SF-MPQ,1~11项对疼痛感觉程度进行评估,12~15项对疼痛情感状况进行评估(表13-1)。每个描述程度分为0代表无痛,1代表轻度,2代表中度,3代表重度。同时标准疼痛问卷里的现在疼痛状况和视觉模拟评分也用于对总体疼痛状况进行评估。

表 13-1　疼痛问卷

Ⅰ.疼痛分级指数(pain rating index,PRI)的评定

疼痛性质	疼痛程度			
	无	轻	中	重
A.感觉项				
跳痛	0	1	2	3
刺痛	0	1	2	3
刀割痛	0	1	2	3
锐痛	0	1	2	3
痉挛牵扯痛	0	1	2	3
绞痛	0	1	2	3
热灼痛	0	1	2	3
持续固定痛	0	1	2	3
胀痛	0	1	2	3
触痛	0	1	2	3
撕裂痛	0	1	2	3
B.情感项				
软弱无力	0	1	2	3
厌烦	0	1	2	3
害怕	0	1	2	3
受罪、惩罚感	0	1	2	3
A.感觉项总分_____		B.情感项总分_____		

Ⅱ.视觉模拟定级(visual analogus scale,VAS)评定法

无痛(0)|_____|剧痛(100)

Ⅲ.现有痛强度(present pain intensity,PPI)评定分级

0 —无痛;	1 — 轻度不适;
2 —不适;	3 — 难受;
4 —可怕的痛;	5 — 极为痛苦

(2)肌力评定:常使用徒手肌力检查法(MMT)(表13-2)。

表 13-2 MMT 分级法

级 别	英文简写	特 征
5	N	能对抗与正常相应肌肉相同的阻力,且能做全范围的活动
5^-	N^-	能对抗与 5 级相同的阻力,但活动范围在 50%~100%之间
4^+	G^+	在活动的初、中期能对抗的阻力与 4 级相同,但在末期能对抗 5 级阻力
4	G	能对抗阻力,且能完成全范围的活动,但阻力达不到 5 级水平
4^-	G^-	能对抗的阻力与 4 级同,但活动范围在 50%~100%之间
3^+	F^+	情况与 3 级相仿,但在运动末期能对抗一定的阻力
3	F	能对抗重力运动,且能完成全范围的活动,但不能对抗任何阻力
3^-	F^-	能对抗重力运动,但活动范围在 50%~100%之间
2^+	P^+	能对抗重力运动,但活动范围小于 50%
2	P	不能抗重力,但在消除重力影响后能做全范围运动
2^-	P^-	消除重力影响时能活动,但活动范围在 50%~100%之间
1	T	触诊能发现有肌肉收缩,但不引起任何关节运动
0	Z	无任何肌肉收缩

(3)关节活动度评定:使用量角器测量关节全范围运动(表 13-3)。

表 13-3 各关节运动功能

肩	0°~75°屈曲/外展	近端指间关节	0°~90°屈
	0°~45°内旋	髋	0°~30°屈曲
腕	0°~20°伸		0°~30°伸直旋转
	0~20°屈	膝	0°~60°屈
前臂	0~60°旋前	踝	5°~15°背伸/跖屈
	0~60°旋后	颈	0°~30°屈/伸/侧弯
掌指	0°~70°屈		0°~45°旋转

(4)平衡评定:常用 Berg 平衡量表(表 13-4)。

表 13-4 Berg 平衡量表评定方法及评分标准

检查项目	完 成 情 况	评分
1.从坐位站起	不用手扶能够独立地站起并保持稳定	4
	用手扶着能够独立地站起	3
	若干次尝试后自己用手扶着站起	2
	需要他人少量的帮助才能站起或保持稳定	1
	需要他人中等或最大量的帮助才能站起或保持稳定	0

续表

检查项目	完成情况	评分
2.无支持站立	能够安全站立 2 min	4
	在监护下能够站立 2 min	3
	在无支持的条件下能够站立 30 s	2
	需要若干次尝试才能无支持地站立达 30 s	1
	无帮助时不能站立 30 s	0
3.无靠背坐位，但双脚着地或放在一个凳子上	能够安全地保持坐位 2 min	4
	在监护下能够保持坐位 2 min	3
	能坐 30 s	2
	能坐 10 s	1
	没有靠背支持,不能坐 10 s	0
4.从站立位坐下	最小量用手帮助安全地坐下	4
	借助于双手能够控制身体的下降	3
	用小腿的后部顶住椅子来控制身体的下降	2
	独立地坐,但不能控制身体的下降	1
	需要他人帮助坐下	0
5.转移	稍用手扶着就能够安全地转移	4
	绝对需要用手扶着才能够安全地转移	3
	需要口头提示或监护才能够转移	2
	需要一个人的帮助	1
	为了安全,需要两个人的帮助或监护	0
6.无支持闭目站立	能够安全地站立 10 s	4
	监护下能够安全地站立 10 s	3
	能站 3 s	2
	闭眼不能达 3 s,但站立稳定	1
	为了不摔倒而需要两个人的帮助	0
7.双脚并拢无支持站立	能够独立地将双脚并拢并安全站立 1 min	4
	能够独立地将双脚并拢并在监视下站立 1 min	3
	能够独立地将双脚并拢,但不能保持 30 s	2
	需要别人帮助将双脚并拢,但能够双脚并拢站立 15 s	1
	需要别人帮助将双脚并拢,双脚并拢站立不能保持 15 s	0

续表

检查项目	完成情况	评分
8.站立位时上肢向前伸展并向前移动	能够向前伸出>25 cm	4
	能够安全地向前伸出>12 cm	3
	能够安全地向前伸出>5 cm	2
	上肢可以向前伸出,但需要监护	1
	在向前伸展时失去平衡或需要外部支持	0
9.站立位时从地面捡起物品	能够轻易地且安全地将地面物品(如鞋)捡起	4
	能够将地面物品(如鞋)捡起,但需要监护	3
	伸手向下达2~5 cm且独立地保持平衡,但不能将地面物品(如鞋)捡起	2
	试着做伸手向下捡物品的动作时需要监护,但仍不能将地面物品(如鞋)捡起	1
	不能试着做伸手向下捡物品(如鞋)的动作,或需要帮助,免于失去平衡或摔倒	0
10.站立位转身向后看	能从左右侧向后看,身体转移良好	4
	仅从一侧向后看,另一侧身体转移较差	3
	仅能转向侧面,但身体的平衡可以维持	2
	转身时需要监护	1
	需要帮助以防失去平衡或摔倒	0
11.转身360°	在4 s的时间内,安全地转身360°	4
	在4 s的时间内,仅能从一个方向安全地转身360°	3
	能够安全地转身360°,但动作缓慢	2
	需要密切监护或口头提示	1
	转身时需要帮助	0
12.无支持站立时将一只脚放在台阶或凳子上	能够安全且独立地站立,在20 s的时间内完成8次	4
	能够独立地站立,完成8次>20 s	3
	无需辅助具在监护下能够完成4次	2
	需要少量帮助能够完成>2次	1
	需要帮助以防止摔倒或完全不能做	0
13.一脚在前的无支持站立	能够独立地将双脚一前一后地排列(无距离)并保持30 s	4
	能够独立地将一只脚放在另一只脚的前方(有距离)并保持30 s	3
	能够独立地迈一小步并保持30 s	2
	向前迈步需要帮助,但能保持15 s	1
	迈步或站立时失去平衡	0

Note

续表

检 查 项 目	完 成 情 况	评分
14.单腿站立	能够独立抬腿并保持＞10 s	4
	能够独立抬腿并保持5～10 s	3
	能够独立抬腿并保持≥3 s	2
	试图抬腿,不能保持3 s,但可维持独立站立	1
	不能抬腿或需要帮助以防摔倒	0
总分(56分)		
检查者签名		

注:①共有14个项目,所需时间20 min完成,满分56分,评定结果,取低分。总分低于40分表明有危险会摔倒。

②上肢达水平伸展位,检查者将软尺放在指尖末端,不要触软尺子。测量的距离是被检查者身体从垂直位到最大前倾位时手指向前移动的距离。如可能,要求被检查者伸出双臂以避免躯干的旋转。

③评定工具包括秒表、软尺、椅子、小板凳和台阶。

　　(5)日常生活活动能力评定:常使用Barthel指数法(表13-5)。

表 13-5　Barthel 指数评分标准

项目		分类和评分
大便	0 分	失禁;或无失禁,但有昏迷
	5 分	偶尔失禁(每周≤1次),或在需要帮助下使用灌肠剂或栓剂,或需要辅助器具
	10 分	能控制;如需要,能使用灌肠剂或栓剂
小便	0 分	失禁;或需由他人导尿;或无失禁,但有昏迷
	5 分	偶尔失禁(每24 h≤1次,每周＞1次),或需要器具帮助
	10 分	能控制;如果需要,能使用集尿器或其他用具,并清洗;如无需帮助,自行导尿,并清洗导尿管,视为能控制
修饰(个人卫生)	0 分	依赖或需要帮助
	5 分	自理:在提供器具的情况下,可能独立完成洗脸、梳头、刷牙、剃须(如需用电则应会用插头)
如厕	0 分	依赖
	5 分	需部分帮助:指在穿衣脱裤,使用卫生纸擦净会阴,保持平衡或便后清洁时需要帮助
	10 分	自理:指能独立地进出厕所,使用厕所或便盆,并能穿脱衣裤、使用卫生纸,擦净会阴和冲洗排泄物,或倒掉并清洗便盆
进食	0 分	依赖
	5 分	需部分帮助:指能吃任何正常食物,但在切割、搅拌食物或夹菜、盛饭时需要帮助,或较长时间才能完成
	10 分	自理:指能使用任何必要的装置,在适当的时间内独立完成包括夹菜、盛饭在内的进食过程

续表

项目		分类和评分
转移	0分	依赖:不能坐起,需2人以上帮助,或用提升机
	5分	需大量帮助:能坐,需2人或1个强壮且动作熟练的人帮助或指导
	10分	需小量帮助:为保安全,需1人搀扶或语言指导、监督
	15分	自理:指能独立地从床上转移到椅子上并返回。能独立地从轮椅到床,再从床回到轮椅,包括从床上坐起,刹住轮椅,抬起脚踏板
平地步行	0分	依赖:不能步行
	5分	需大量帮助:如果不能行走,能使用轮椅行走45 m,并能向各方向移动以及进出厕所
	10分	需小量帮助:指在1人帮助下行走45 m以上,帮助可以是体力或语言指导、监督;如坐轮椅,必须是无需帮助,能使用轮椅行走45 m以上,并能拐弯;任何帮助都应由未经特殊训练者提供
	15分	自理:指能在家中或病房周围水平路面上独自行走45 m以上,可以用辅助装置,但不包括带轮的助行器
穿着	0分	依赖
	5分	需要帮助:指在适当的时间内至少做完一半的工作
	10分	自理:指在无人指导的情况下能独立穿脱适合自己身体的各类衣裤,包括穿鞋、系鞋带、扣、解纽扣、开关拉链、穿脱矫形器和各类护具等
上下楼梯	0分	依赖:不能上、下楼梯
	5分	需要帮助:在体力帮助或语言指导和监督下上、下一层楼
	10分	自理(包括使用辅助器):指能独立地上、下一层楼,可以使用扶手或用手杖、腋仗等辅助用具
洗澡(池浴、盆浴或淋浴)	0分	依赖或需要帮助
	5分	自理:指无需指导和他人帮助能安全进出浴池,并完成洗澡全过程
评出分数后,可以按下列标准判断患者ADL独立程度		
ADL独立程度		>60分,良,虽有轻度残疾,但生活基本自理
		40~60分,中度残疾,生活需要帮助(40分以上者康复治疗效益最大)
		20~40分,重度残疾,生活依赖明显,需要很大帮助
		<20分,完全残疾,生活完全依赖
		100分,表示患者不需要照顾,ADL可以自理,但并不意味着能独立生活,其可能不能烹饪、料理家务和与他人接触

2. 自我筛查工具(OSTA)　OSTA 指数=(体重-年龄)×0.2。

表 13-6　OSTA 指数评定标准

风险级别	OSTA 指数
低	>-1

续表

风险级别	OSTA 指数
中	$-1\sim-4$
高	<-4
$(50\,kg-60y)\times0.2=-2$ 中风险	
$(50\,kg-70y)\times0.2=-4$ 中风险	
$(50\,kg-80y)\times0.2=-6$ 高风险	
$(60\,kg-80y)\times0.2=-4$ 中风险	

3. 骨密度评定　最佳定量指标骨密度(BMD)测量(双能 X 线吸收测定法 DXA 法)。

4. 生化检查　骨形成指标检查,骨重吸收指标检查血、尿骨矿成分的检测。

5. X 线检查　X 线检查是对骨质疏松及各种骨折诊断定性定位较好的一种方法(图 13-5)。

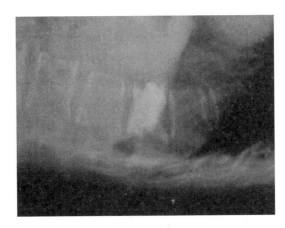

图 13-5　骨质疏松症 X 线检查

五、康复治疗

1. 康复目标　缓解疼痛,预防骨折,防止废用性综合征的产生,恢复机体功能,提高日常生活活动质量。

2. 康复方法

(1)运动治疗:运动治疗可调节全身代谢情况,利用肌肉收缩、改善骨组织的血液循环,改善骨小梁的排列,如踏步、慢跑等。

①运动方式:主要有耐力训练、抗阻训练、平衡协调性训练。运动前先预备拉伸,时间为 $5\sim10$ min,然后选择骨质疏松局部肌肉相关的运动,一般选择运动体操,功率自行车时间 $20\sim40$ min,老年患者可采取每日慢跑 $1\sim2$ km,结束后,放松肌肉 $5\sim10$ min。

②强度频率:根据患者年龄和身体状况,低强度循序渐进,每周 $2\sim5$ 次,不敢疲劳为度。

③禁忌证:严重心律失常、心肌梗死、严重股性关节疾病等。

(2)作业疗法:有目的性地进行日常生活能力训练。

(3)物理因子疗法:低频、中频电疗法是治疗骨质疏松患者疼痛的首选方法。

(4)药物治疗:抑制骨吸收药物、促进骨形成药物、促进骨矿化药物。

Note

（5）矫形器及辅助器具的使用:治疗过程中使用合适的辅助器具可减轻关节疼痛和患者心理压力,改善患者生活质量。

（6）饮食疗法:合理安排饮食,多使用维生素蛋白质高的食物,避免同时食用高钙高脂食物。

（7）其他:心理治疗、外科治疗、病因治疗。

 医学思政金句

1. 医道中西各有所长,中言气脉,西言实验。然言气脉者理大微妙,常人难识,故常失之虚;言实验者专求质而气则离矣,故常失其本,则二者又各有所偏矣。

——毛泽东

2. 发展壮大医疗卫生队伍,把工作重点放在农村和社区。重视心理健康和精神卫生。促进中医药传承创新发展。创新医防协同、医防融合机制,健全公共卫生体系,提高重大疫情早发现能力,加强重大疫情防控救治体系和应急能力建设,有效遏制重大传染性疾病传播。

——习近平

3. 选择医学可能是偶然,但你一旦选择了,就必须用一生的忠诚和热情去对待它。

——钟南山

（尹　亮）

参 考 文 献

CANKAOWENXIAN

[1] 黄桂成,王拥军.中医伤科学[M].北京:中国中医药出版社,2016.

[2] 金晓东.中医伤科学[M].北京:人民卫生出版社,2005.

[3] 黄贤樟,王小亮.中医骨伤科学应试练习[M].广州:广东科技出版社,2004.

[4] 张绍岚,何小花.疾病康复[M].北京:人民卫生出版社,2017.

[5] 陆延仁.骨科康复医学[M].北京:人民卫生出版社,2007.

[6] 陈百成,张静.骨关节炎[M].北京:人民卫生出版社,2014.

[7] 孙权.康复功能评定[M].北京:人民卫生出版社.2014.

[8] 冷向阳.骨伤科学基础[M].北京:人民卫生出版社.2012.

[9] 刘晨.康复医学与治疗技术[M].北京:人民卫生出版社.2016.

[10] 冯传汉.临床骨科学[M].北京:人民卫生出版社,2004.

[11] 陈孝平.外科学[M].北京:人民卫生出版社,2013.

[12] 杨述华.骨科学教程[M]北京.人民卫生出版社,2014.

[13] Frederick M. Azar,James H. Beaty,S. Terry Canale.坎贝尔骨科手术学
      [M].13 版.唐佩福,王岩,卢世璧,译.北京:人民军医出版社,2018.

[14] 吴孟超,吴在德.黄家驷外科学[M].7 版.北京:人民卫生出版社,2008.

[15] 莫善华.中医正骨[M].3 版.北京:人民卫生出版社,2014.

[16] 于长隆.骨科康复学[M].北京:人民卫生出版社,2010.

[17] 张晓阳.骨科术后康复指南[M].北京:人民军医出版社,2010.

[18] 陈波、汤波.中医骨伤科学[M].北京:科学技术文献出版社,2015.

[19] 方家选.中医骨伤科学[M].北京:人民卫生出版社,2010.

[20] 胥少汀,葛宝丰,徐印坎.实用骨科学[M].北京:人民军医出版社,2012.

[21] 涂国卿.中医筋伤[M].北京:人民卫生出版社,2014.

[22] 中华医学会骨伤科分会.骨关节炎诊治指南(2007 年版)[J].中华骨科杂志,
      2007,27(10):793-796.

[23] 中华人民共和国卫生部医政司.中国康复医学诊疗规范[M].北京:华夏出版
      社,1999.

[24] 胥少汀.实用骨科学[M].北京:人民军医出版社,2007.

[25] 杜克,王守志.骨科护理学[M].北京:人民卫生出版社,2002.

[26] 张震宇.实用骨科围手术期康复护理[M].哈尔滨:黑龙江科学技术出版
      社,2001.

[27] 张先龙,曾炳芳.微创人工髋/膝关节置换术[M].上海:上海科学技术出版
      社,2008.

[28] 娄玉钤.风湿病诊断治疗学[M].郑州:郑州大学出版社,2003.

［29］ 吴在德,吴肇汉.外科学［M］.北京:人民卫生出版社,2013.

［30］ 戴闽.实用骨科治疗与康复［M］.北京:人民卫生出版社,2007.

［31］ 侯树勋.现代创伤骨科学［M］.北京:人民军医出版社,2002.

［32］ 张长杰.肌肉骨骼康复学［M］.北京:人民卫生出版社,2008.

［33］ 全国卫生专业技术资格考试用书编写专家委员会.2018 全国卫生专业技术资格考试指导・康复医学与治疗技术［M］.北京:人民卫生出版社,2017.

［34］ 燕铁斌.2018 全国卫生专业技术资格考试指导・康复医学与治疗技术精选习题集［M］.北京:人民卫生出版社,2017.

［35］ 燕铁斌.2018 全国卫生专业技术资格考试指导・康复医学与治疗技术模拟试卷［M］.北京:人民卫生出版社,2017.

［36］ 胡有谷,陈伯华.腰椎间盘突出症［M］.北京:人民卫生出版社,2011.

［37］ David A. wong, EnsorTransfeldt.麦氏腰背痛［M］.谭军,郝定均,译.北京:人民军医出版社,2009.

［38］ D. Scott Kreiner,Steven W. Hwang,John E. Easa,et al. An evidence-based clinical guideline for the diagnosis and treatment of lumbar disc herniation with radiculopathy［J］. The Spine Journal ,2014,14(1):180-191.

［39］ 王振宇.人体断面与影像解剖学［M］.北京:人民卫生出版社,2010.

［40］ 白人驹,徐克.医学影像学［M］.北京:人民卫生出版社,2013.

［41］ 钟俊,彭昊.骨科康复技巧［M］.北京:人民军医出版社,2013.

［42］ 容可,李小六.常见骨伤康复与评定［M］.北京:人民军医出版社,2014.

［43］ S. Brent Brotzman,Robert C. Manske,Kay Daugherty.临床骨科康复学［M］.洪毅,蒋协远,曲铁兵,译.北京:人民军医出版社,2015.